Alimentos funcionais

Dra. Jocelem Salgado

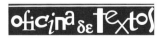

Copyright © 2017 Oficina de Textos

Grafia atualizada conforme o Acordo Ortográfico da Língua Portuguesa de 1990, em vigor no Brasil desde 2009.

Conselho editorial   Arthur Pinto Chaves; Cylon Gonçalves da Silva; Doris C. C. K. Kowaltowski; José Galizia Tundisi; Luis Enrique Sánchez; Paulo Helene; Rozely Ferreira dos Santos; Teresa Gallotti Florenzano

Capa e Projeto gráfico   Malu Vallim
Diagramação   Alexandre Babadobulos
Preparação de figuras   Letícia Schneiater e Vinícius Araujo
Preparação de texto   Beatriz Rocha Garcia
Revisão de texto   Hélio Hideki Iraha
Impressão e acabamento   Bartira Gráfica e Editora Eireli

Dados Internacionais de Catalogação na Publicação (CIP)
(Câmara Brasileira do Livro, SP, Brasil)

Salgado, Jocelem
  Alimentos funcionais / Jocelem Salgado. --
1. ed. -- São Paulo : Oficina de Textos, 2017.

  ISBN: 978-85-7975-286-5

  1. Alimentos funcionais 2. Doenças - Prevenção
3. Nutrição 4. Saúde - Promoção I. Título.

17-09218   CDD-613.2

Índices para catálogo sistemático:
1. Alimentos funcionais : Nutrição aplicada 613.2

Todos os direitos reservados à Oficina de Textos
Rua Cubatão, 798
CEP 04013-003   São Paulo-SP – Brasil
tel. (11) 3085 7933
www.ofitexto.com.br
atend@ofitexto.com.br

apresentações

O livro *Alimentos funcionais* oferece ao leitor uma perspectiva muito moderna e bem organizada das substâncias bioativas, suas fontes, absorção e efeitos na saúde.

A abordagem é separada por classes de substâncias bioativas, o que torna a leitura bastante focada na compreensão dos mecanismos inerentes às suas propriedades fisiológicas.

A abordagem realizada permite a compreensão da conexão entre alguns dos problemas mais prementes relacionados às doenças modernas e como os alimentos funcionais podem ser aliados na sua prevenção e na diminuição de alguns dos seus efeitos mais pronunciados.

O capítulo inicial, sobre perspectivas e tendências da área de alimentos funcionais, faz uma abordagem completa e precisa do quadro atual, apresentando as tendências mundiais na área de alimentação e como os alimentos funcionais se inserem nesse contexto.

Os capítulos seguintes se dedicam a um detalhamento maior a respeito de cada classe de substância bioativa presente nos alimentos funcionais, explicando o seu mecanismo de ação de maneira objetiva e didática.

As classes das substâncias bioativas – flavonoides, limonoides, carotenoides, compostos organossulfurosos, lignanas, alimentos probióticos e simbióticos e ácidos graxos essenciais – são tratadas de maneira integrada, com conceitos atuais da área de Ciência de Alimentos e Nutrição.

A autora, Profa. Dra. Jocelem Salgado, com toda a sua experiência na área, presenteia-nos com um livro preciso e completo sobre alimentos funcionais, o que torna a leitura imperdível para os profissionais que trabalham na área de Alimentos!

Boa leitura!

Prof. Dr. Mário Roberto Maróstica Junior
Professor Associado
Departamento de Alimentos e Nutrição
Faculdade de Engenharia de Alimentos
Universidade Estadual de Campinas

Quando, na intensa velocidade da evolução científica e tecnológica que atualmente vivenciamos e testemunhamos, nos silenciamos e deixamos solta a nossa imaginação, surge diante de nós a figura do homem primitivo assistindo, perplexo, ao aparecimento de toda espécie de alimento. Fosse de origem vegetal ou animal, era dele que obtinha seu sustento, sem noção alguma de como esse alimento se formava em suas fontes e de como se degradava em suas entranhas. Ao longo de milênios, poucas tentativas, ou quase nenhuma, foram feitas para procurar esclarecer esse fenômeno, baseadas principalmente em observações não experimentais. No mundo antigo, Hipócrates, considerado o "pai da medicina ocidental", foi o revolucionário de então ao estabelecer que, "em vez de uma punição dos deuses, as causas da maioria das doenças seriam fatores climáticos e alimentares e hábitos cotidianos". É a Hipócrates atribuída a frase "faça do alimento o seu medicamento", na qual a Autora deste precioso Manual inspirou-se para dar título a um de seus excelentes livros, publicado há algum tempo.

Os anos se alongaram e no século XVIII, quase ao mesmo tempo que Antoine Laurent Lavoisier estabelecia as bases da Química moderna, os experimentos de René-Antoine Reaumur e Lazzaro Spallanzani abordaram a questão da transformação dos alimentos pelo suco gástrico, com resultados surpreendentes para aquela época. A transformação dos alimentos nesse meio seria realizada por *substâncias específicas*. Suas observações lançaram as bases para que, no século XIX, se preconizasse que essas substâncias seriam enzimas e Justus von Liebig defendesse o conceito de que as enzimas seriam "meras substâncias químicas, porém dotadas de alta atividade catalisadora".

Quase no final da segunda metade do século XIX, os irmãos Eduard Buchner e Hans Ernst August Buchner utilizaram um método caseiro para conservar extratos de células de levedura: mantê-las em presença de alta concentração de açúcar. Para surpresa de ambos, o extrato livre de células de levedura fermentou o açúcar, confirmando que no interior das células realmente existiam substâncias capazes de catalisar reações químicas. Em seguida, foi estabelecida definitivamente a natureza química das enzimas: proteínas capazes de agir como catalisadores de reações químicas que acontecem dentro das células. Nascia então a Enzimologia e, com ela, as bases da Bioquímica como a conhecemos hoje. E maravilha das maravilhas da Biologia: para se formar estruturalmente, as células precisam de substâncias químicas, as quais, para atuar bioquimicamente, necessitam da estrutura celular! O Prêmio Nobel de Química foi outorgado a Eduard Buchner em 1907 "por suas pesquisas bioquímicas e sua descoberta da fermentação livre de células".

Estava aberto o caminho para estudos mais detalhados sobre o trajeto gastrointestinal dos alimentos, não só a degradação daqueles que são ingeridos, mas também a assimilação dos produtos resultantes dessa degradação. Cientificou-se então que toda a cadeia metabólica depende da ação de enzimas. Como consequência de incessantes pesquisas, o conceito de metabolismo bioquímico celular foi estabelecido: proteínas, carboidratos, lipídeos, vitaminas, pigmentos, alcaloides, esteróis, fitoesteróis, carotenoides, flavonoides, lignanas, ácidos graxos essenciais e tantas outras substâncias químicas presentes nos alimentos e discutidas neste Manual são ingeridas e degradadas (catabolismo), e seus produtos, reassimilados (anabolismo) pelas células do corpo animal, aí exercendo sua função específica. Reações bioquímicas essas que estão na base da manifestação da vida! E suas unidades são responsáveis pela *dinâmica funcional dos alimentos* dos quais fazem parte.

As técnicas científicas desenvolvidas nas últimas décadas, e principalmente a interpretação dos resultados obtidos experimentalmente, têm demonstrado quão importante é o conhecimento da nutrição humana, tema que tem sido sempre o foco das pesquisas desenvolvidas pela Autora em seus laboratórios na Esalq. Não se duvida hoje que a manutenção de uma vida saudável inicia-se quando o ser está sendo gestado no útero da mãe e prossegue incessantemente ao longo de toda sua vida. E as perspectivas de uma vida longa estão continuadamente sendo vislumbradas!

Esse conhecimento está apresentado de modo quase exaustivo neste verdadeiro *vade mecum* de nutrição. "Quase" porque, apesar de ser um texto repleto de informações científicas sobre o atual *estado da arte* da funcionalidade dos alimentos, novos conhecimentos, como se sabe, sempre estão à espreita. E é justamente isso que torna este um livro de referência essencial para estudantes e profissionais da nutrição humana, na medida em que integra e interpreta não somente os resultados já encontrados na vasta literatura pertinente citada, mas também aqueles obtidos pela Autora.

Uma apresentação tem o objetivo não somente de apresentar e motivar, mas também de aplaudir e estimular. Merecem aplausos todos aqueles que, como a Professora Jocelem Salgado, se dedicam ao exaustivo trabalho de elaborar alentada obra didática como esta. Este é o objetivo de todo Professor: não somente "transmitir", mas, como no caso presente, contribuir para que seus alunos e leitores ampliem e aprofundem seus conhecimentos em temas tão complexos e importantes como os alimentos funcionais, auxiliando no desenvolvimento do pensamento científico dos estudiosos que neste texto se debruçarem.

Piracicaba, no dia do Professor – 15 de outubro de 2017

Otto J. Crocomo
Professor Titular de Bioquímica Aposentado
Professor Emérito – Esalq-USP

1. Perspectivas e tendências, 8
    1.1 Transição demográfica, epidemiológica e nutricional 11
    1.2 Tendências alimentares 14
    1.3 Alimentos funcionais 22
    1.4 O mercado de alimentos funcionais 30
    1.5 Tendências e perspectivas para os alimentos funcionais 32
    1.6 Os consumidores e os alimentos funcionais 35
    1.7 Considerações finais 36
2. Soja, 38
    2.1 Histórico da soja 40
    2.2 Produção e consumo 41
    2.3 Valor nutricional 42
    2.4 Fitoestrógenos 45
    2.5 Isoflavonas 47
    2.6 Saponinas 50
    2.7 Soja: interação fármaco × nutriente 51
    2.8 Benefícios da soja à saúde 51
    2.9 Considerações finais 56
3. Flavonoides, 58
    3.1 Química e síntese 60
    3.2 Fontes 64
    3.3 Ingestão 71
    3.4 Absorção 72
    3.5 Efeitos benéficos à saúde 74
    3.6 Processamento de alimentos 80
    3.7 Interação entre flavonoides e medicamentos 81
    3.8 Considerações finais 82
4. Limonoides, 84
    4.1 Química e síntese 86
    4.2 Fontes 89
    4.3 Metabolismo 90
    4.4 Benefícios à saúde 92
    4.5 Obesidade 94
    4.6 Doenças cardiovasculares 95
    4.7 Efeitos do processamento 96
    4.8 Considerações finais 96
5. Carotenoides, 100
    5.1 Química 102
    5.2 Classificação 104
    5.3 Fontes 104
    5.4 Metabolismo 108
    5.5 Biodisponibilidade 110
    5.6 Importância dos carotenoides 111
    5.7 Provitamina A 112
    5.8 Carotenoides como agentes antioxidantes 114
    5.9 Câncer 115
    5.10 Degeneração macular relacionada à idade e catarata 116

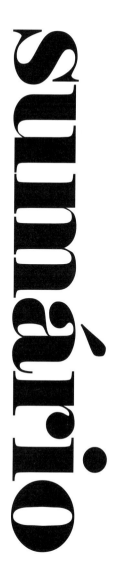

    5.11   Doenças cardiovasculares 118
    5.12   Considerações finais 118
6.   Compostos organossulfurosos: alho e cebola, 122
    6.1   Componentes nutricionais e bioativos 125
    6.2   Biossíntese dos compostos organossulfurosos 126
    6.3   Estrutura química e características 128
    6.4   Metabolismo do alho 129
    6.5   Problemas relacionados ao consumo de alho e cebola 131
    6.6   Efeito do processamento 133
    6.7   Família *Allium* × prevenção de doenças 135
    6.8   Considerações finais 152
7.   Glicosinolatos, 154
    7.1   Química e biossíntese 157
    7.2   Produtos de hidrólise 158
    7.3   Metabolismo 160
    7.4   Efeitos de cozimento e armazenamento 160
    7.5   Efeitos benéficos à saúde: proteção
           contra a carcinogênese 163
    7.6   Câncer de pulmão 168
    7.7   Câncer de cólon 168
    7.8   Câncer de próstata 169
    7.9   Câncer de mama 169
    7.10   Câncer pancreático 170
    7.11   Considerações finais 170
8.   Lignanas, 174
    8.1   Química 176
    8.2   Metabolismo e biodisponibilidade 178
    8.3   Fonte 180
    8.4   Benefícios à saúde 183
    8.5   Considerações finais 193
9.   Alimentos probióticos, prebióticos e simbióticos, 196
    9.1   Probióticos 198
    9.2   Prebióticos 209
    9.3   Simbióticos 215
    9.4   Considerações finais 215
10. Ácidos graxos essenciais, 218
    10.1   Química 220
    10.2   Fontes de ômega-3 221
    10.3   Relação ômega-6:ômega-3 223
    10.4   Benefícios à saúde 223
    10.5   Mecanismos de ação 228
    10.6   Doses recomendadas 229
    10.7   Potenciais efeitos adversos 230
    10.8   Efeito do processamento 231
    10.9   Considerações finais 232

Referências bibliográficas, 234

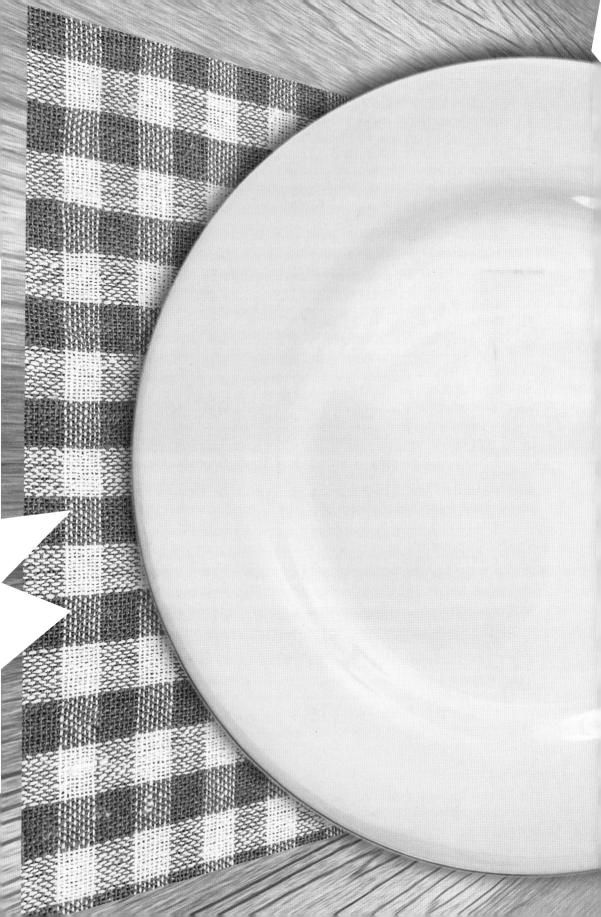

perspectivas e tendências

Jocelem Mastrodi Salgado e Kelin Schwarz

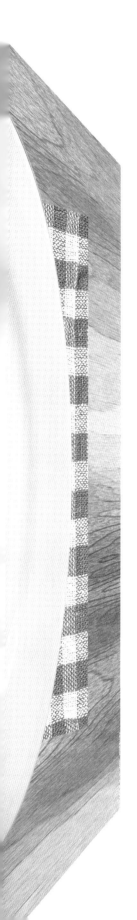

A população mundial vem passando por processos de transição demográfica, epidemiológica e nutricional. Esses processos têm modificado o perfil das enfermidades, fazendo surgir um novo cenário epidemiológico.

No Brasil não foi diferente. Nos últimos 50 anos, o país passou por importantes transformações no processo saúde/doença. São observadas alterações na qualidade e na quantidade da alimentação, associadas a mudanças no estilo de vida e nas condições econômicas, sociais e demográficas, as quais repercutiram negativamente na saúde da população. As doenças infecciosas e parasitárias, que sempre foram um problema em países menos desenvolvidos, deixaram de ser a causa principal de morte a partir dos anos 1960, sendo substituídas pelas doenças crônicas não transmissíveis, como diabetes, hipertensão arterial, doenças cardiovasculares e cânceres. Dados relativos a diferentes tipos de câncer no Brasil revelam que o número de óbitos causados por essa doença dobrou nos últimos dez anos em comparação com a década de 1980. São quase 150 mil mortes por ano desde 2001 até 2011. Atrelado a isso, os avanços na medicina permitiram maior expectativa de vida, embora a qualidade de vida na velhice não tenha melhorado.

Hábitos alimentares adequados, como o consumo de alimentos pobres em gorduras saturadas e ricos em fibras presentes em frutas, legumes, verduras e cereais integrais, juntamente com um estilo de vida saudável (exercícios físicos regulares, ausência de fumo e moderação na ingestão de álcool), passam a ser peça-chave na diminuição do risco de doenças e na promoção de qualidade de vida, desde a infância até o envelhecimento.

Nos últimos anos, as exigências dos consumidores em relação aos alimentos mudaram consideravelmente. Cada vez mais, eles acreditam que os alimentos contribuem para a saúde, destinando-se não apenas para satisfazer a fome e fornecer os nutrientes necessários para o ser humano, mas também para evitar doenças relacionadas à nutrição e melhorar o bem-estar físico e mental.

Segundo a Organização Mundial da Saúde (OMS) e a Organização para Agricultura e Alimentação (FAO), os padrões alimentares, juntamente com os hábitos de vida, constituem fatores modificáveis de extrema importância para a diminuição do risco de doenças cardíacas, câncer, diabetes tipo 2, obesidade, osteoporose e doença periodontal.

Uma alternativa de grande impacto no combate às doenças e que vem conquistando espaço são os alimentos funcionais. Com nutrientes capazes de fornecer algo além da nutrição básica, os alimentos funcionais têm desempenho terapêutico específico à saúde. Pode-se atribuir o crescimento da demanda desses alimentos ao aumento dos gastos com cuidados com a saúde, ao aumento da expectativa de vida e ao desejo de pessoas idosas de melhorar a qualidade de vida.

Nesse novo cenário, em que boa parte das mortes é causada por maus hábitos, tornou-se fundamental o investimento na qualidade da alimentação funcional, pois ela pode proporcionar uma melhor qualidade de vida e, consequentemente, um melhor envelhecimento da população, minimizando os problemas de saúde.

Sendo assim, novas tendências alimentares justificam o desenvolvimento de alimentos funcionais, devido aos hábitos adquiridos pelas pessoas, que tendem a alimentar-se de maneira pouco balanceada e pobre em nutrientes essenciais ao organismo.

1.1 Transição demográfica, epidemiológica e nutricional

O crescente interesse da indústria pelos alimentos funcionais está relacionado diretamente às atuais necessidades de combater os problemas de saúde vividos pela população mundial. O declínio das taxas de nascimento e o aumento da expectativa de vida em várias partes do mundo têm levado ao envelhecimento da população. Esse aumento de expectativa de vida, no entanto, não está sendo acompanhado por um aumento similar na expectativa de saúde no decorrer da vida. O mundo tem convivido com diferentes doenças causadas principalmente por excesso de trabalho, falta de tempo para atividades extras, vícios como cigarro e alcoolismo, má alimentação, ausência da prática de atividades físicas, entre outras razões. Isso tem levado a sérias consequências, entre elas, gastos excessivos com saúde pública. Até o século passado, a maior parte das mortes era provocada por doenças como pneumonia, tuberculose e diarreia. Com as mudanças de hábito de vida, a melhoria do saneamento básico e o maior acesso da população a medicamentos, essas doenças deixaram de ser as grandes causas de morte neste último século, sendo substituídas por doenças cardíacas, câncer, AVC, Aids e até suicídio. Trata-se de uma transição epidemiológica.

As transições observadas no perfil da população de países como o Brasil são relativamente recentes, com cerca de 50 a 100 anos. No início do século XX, a expectativa de vida no Brasil não ultrapassava 33,5 anos e, em 2009, atingiu mais de 73 anos (76,5 para as mulheres e 69 para os homens). A proporção de idosos subiu de 9,1% em 1999 para 11,3% em 2009, compondo um contingente acima de 22 milhões de pessoas e superando a população de idosos de vários países europeus, como França, Inglaterra e Itália, de acordo com estimativas das Nações Unidas. Enquanto crescem as proporções de idosos no quadro demográfico, diminui o número de crianças. As de 0 a 4 anos contabilizavam, nessa época, 7,2%, e o contingente daquelas entre 0 e 9 anos recuou de 30,206 milhões em 2007 para 29,392 milhões em 2009. A diminuição da mortalidade e a fertilidade em declínio conduzem a uma redução relativa na proporção de crianças e a um aumento da porcentagem de pessoas idosas na população. A quota mundial de pessoas idosas (com 60 anos ou mais) aumentou de 9,2% em 1990 para 11,7% em 2013, e vai continuar a crescer, possivelmente atingindo 21,1% em 2050 (United Nations, 2013).

O Brasil apresentava, até as décadas de 1950 e 1960, características demográficas que o classificavam como um país de população jovem (Kalache; Veras; Ramos, 1987). No entanto, essa dinâmica se alterou nos últimos anos. A população brasileira com mais de 60 anos cresceu significativamente nos últimos anos, e as estimativas indicam que esse grupo tende a crescer ainda mais. É possível notar que esse grupo etário pode duplicar em termos absolutos no período de 2000 a 2030, ao passar de 8,1 milhões para 18,7 milhões de pessoas. De acordo com as projeções, em 2030, o número de idosos já superará o de crianças, e, em 2050, os idosos corresponderão a 29,8% da população.

A transição nutricional caracteriza-se pela redução nas prevalências dos *deficit* nutricionais e pelo aumento expressivo de sobrepeso e obesidade. Houve alterações nos padrões dietéticos e nutricionais da população brasileira pertencente a todos os estratos sociais e faixas etárias. Alguns aspectos tentam explicar esse fenômeno, entre eles a transição demográfica: passou-se de uma população rural (66% nos anos 1950) para uma condição de país predominantemente urbano (80% das pessoas estão atualmente radicadas nos centros urbanos); outro episódio importante é a inserção da mulher no mercado de trabalho, principalmente na década de 1970, ocasionando uma família economicamente dependente da participação da renda da mulher para o seu sustento. Com isso, perdeu-se a figura da mulher "dona do lar" e a qualidade da alimentação se transformou, uma vez que a mulher não dispunha mais de tanto tempo para preparar as refeições. Dessa forma, há uma preferência crescente por alimentos industrializados e até mesmo pela realização das refeições fora do lar, principalmente em restaurantes, pensões e *fast-foods*. Como consequência, observou-se um aumento do consumo de ácidos graxos saturados, açúcares, refrigerantes, álcool, produtos industrializados com excesso de ácidos graxos "trans", carnes, leite e derivados ricos em gorduras, além de guloseimas como doces, chocolates, balas etc. Em contrapartida, foi constatada uma redução considerável no consumo de carboidratos complexos, frutas, verduras e legumes. Esse fato gera um quadro de excesso calórico, pela elevada ingestão de macronutrientes (carboidratos, proteínas e lipídeos), e de deficiência de micronutrientes (vitaminas e minerais).

Esse quadro de transições demográficas e nutricionais corroborou a transição epidemiológica. As principais doenças da atualidade são listadas e explicadas a seguir.

- *Obesidade*: pode ser descrita como uma doença crônica, multifatorial, na qual as pessoas apresentam excesso de gordura corporal. As causas para essa doença podem estar relacionadas à ingestão alimentar excessiva e pouco saudável, ao sedentarismo, a fatores genéticos, metabólicos, socioculturais ou psicossociais (OMS, 2000). De acordo com os últimos estudos, 2,1 bilhões de pessoas no mundo são obesas ou estão acima do peso (Global Burden of Disease, s.d.), o que representa cerca de 30% da população mundial. A OMS afirma ainda que a obesidade é a causa de morte de 2,8 milhões de pessoas todos os anos, sendo o continente americano o que mais sofre com essa situação. Os Estados Unidos são o país com o maior número de obesos em todo o mundo, e os tratamentos para a obesidade custam ao governo 8% dos gastos com saúde pública. No Brasil, o montante da população que desenvolve essa doença aumenta a cada ano. Acredita-se que 40% a 50% da população brasileira esteja acima do peso e que 11% esteja obesa. Para agravar a situação, o excesso de peso geralmente é acompanhado de várias outras doenças, como diabetes *mellitus* tipo 2, doenças cardiovasculares, câncer de mama e de cólon e pressão alta.
- *Diabetes*: é caracterizado por alterações metabólicas decorrentes da deficiência relativa ou absoluta de insulina, levando à hiperglicemia. Essa deficiência altera o metabolismo de carboidratos, proteínas, lipídeos, água e minerais, e, a médio e longo prazo, pode causar complicações como doenças cardiovasculares, problemas renais, impotência e deficiência visual (Silverstein et al., 2005; Ikeda; Moraes; Mesquita, 2010; OMS, 2016). Um em cada 11 adultos no mundo tem diabetes; no Brasil, a Sociedade Brasileira de Diabetes estima que mais de 14,3 milhões de pessoas apresentem essa doença crônica (International Diabetes Federation, 2015). O diabetes tipo 2 é o mais comum.
- *Doenças intestinais*: as doenças que mais acometem o intestino são diverticulite, constipação, hemorroidas, inflamação e intolerância

à lactose. O custo do tratamento de doenças do sistema digestório é bastante elevado e pode chegar a mais de US$ 90 bilhões por ano nos Estados Unidos, causando mais de 125 mil óbitos anuais, incluindo mortes por câncer (Ikeda; Moraes; Mesquita, 2010).

- *Doenças bucais*: são muitas vezes silenciosas e estão entre as afecções mais comuns que acometem as populações (Tonetti; Van Dyke, 2013). Nos Estados Unidos, os gastos públicos com serviços dentários chegam a US$ 60 bilhões por ano. As doenças mais comuns envolvendo a saúde bucal são cáries, doenças periodontais, redução do fluxo salivar, infecções e câncer oral (Ikeda; Moraes; Mesquita, 2010; Tonetti; Van Dyke, 2013).
- *Doenças cardiovasculares*: representam um importante problema de saúde pública, pois são as principais causas de morte tanto em países desenvolvidos quanto em países em desenvolvimento. Cerca de um terço das mortes em todo o mundo são causadas por essas doenças (OMS, 2016). Em estimativa de 2015, só no Brasil, aproximadamente 345 mil pessoas morrem todos os anos devido a doenças cardiovasculares, como infarto, acidente vascular encefálico e insuficiência cardíaca (SBC, 2016).
- *Doenças do sistema nervoso*: mais do que nunca, essas doenças têm acometido a população. Pode ser um simples estresse, que atinge milhares de pessoas em todo o mundo, principalmente nos grandes centros urbanos, ou até mesmo depressão, que vem atingindo principalmente mulheres em idade madura (Ikeda; Moraes; Mesquita, 2010). Mas, com o envelhecimento da população, tem-se observado, além dessas doenças, cada vez mais casos de Alzheimer (o tipo mais comum de demência) e Parkinson, entre outras (NIA, 2016).

1.2 Tendências alimentares

No Brasil e no mundo, as sociedades sofreram grandes modificações nos padrões de consumo em todos os sentidos, não apenas na alimentação. As modificações alimentares estão atreladas ao aumento do poder de compra da população, ao maior acesso à informação, ao aumento da escolaridade, à modificação na estrutura das famílias e ao envelhecimento da população, fatores que influenciam diretamente as percepções e as escolhas em relação ao alimento a ser consumido (Moratoya et al., 2013).

Consumidores cada vez mais informados passaram também a ser mais exigentes em relação aos produtos que ingerem. De acordo com o relatório divulgado pelo Euromonitor (2014), as tendências de consumo em 2014 estavam baseadas em:

- *Gastos por impulso*: os consumidores demandavam conveniência no momento da compra; assim, opções de pagamento rápidas e que atraíssem o interesse do consumidor poderiam diminuir o tempo entre o interesse por um produto e a decisão de comprá-lo. A comunicação com o público via redes sociais também era uma forma de facilitar a compra por impulsividade. Para impulsionar esse tipo de compra, o meio mais comum era a venda de ideais por parte de empresas, como o ideal de liberdade.
- *Alimentação saudável*: os consumidores estavam cada vez mais conscientes de que uma alimentação saudável não apenas previne o aumento do peso corporal, mas também melhora a qualidade e a expectativa de vida. Essa tendência já aparecia em muitas empresas que passaram a se dedicar à venda de alimentos que causam menos prejuízos à saúde. Até mesmo algumas redes de *fast-food* tentaram convencer seus consumidores a trocar as gorduras saturadas por legumes e vegetais. A tendência era o aumento do consumo de alimentos com redução de sal, açúcar e gordura, assim como alimentos *sem*: *sem glúten* e *sem lactose*.
- *Consciência social e ambiental*: os consumidores passaram a demonstrar maior consciência sobre o que levavam para suas casas. Eles queriam saber onde e como os produtos que compravam eram feitos, e havia cada vez mais consumidores priorizando o consumo de produtos orgânicos e sem aditivos. Nesse sentido, as empresas também demonstraram sua preocupação com a responsabilidade social para não perder seus clientes, e se envolveram em iniciativas em prol do meio ambiente e do consumo sustentável. Além disso, ressalta-se que esse comportamento do consumidor não era exclusividade de países desenvolvidos.
- *Importância do ambiente comunitário*: tinha-se o que pode ser chamado de *renascimento do consumo voltado para o ambiente familiar e comunitário*, que voltava o consumo para a ideia de autenticidade, comunidade e pertencimento de um produto, assim como para a consciência ambiental. Diante desse cenário, saíram ganhando as empresas que investiram em serviços exclusivos e que remetiam ao caseiro.
- *Frustrações com o trabalho e a rotina*: os consumidores pareciam buscar soluções de consumo capazes de atenuar o desequilíbrio entre suas

vidas pessoal e profissional. Parecia haver o desejo entre os consumidores de levar uma vida mais simples, mas não de menor consumo; havia uma vontade de optar por produtos que garantissem maior conveniência.

- *Gosto pelo luxo*: consumidores com alto poder aquisitivo provavelmente manteriam seus padrões de compra, enquanto consumidores com menor poder aquisitivo mostrariam seu interesse em incluir artigos de luxo em suas compras, já que isso expressaria uma *ascensão social* para eles.
- *Democratização do consumo*: com a internet tão popular e de fácil acesso, as empresas que buscavam consumidores deveriam estar atentas à reação de seu público para poder fidelizá-lo.
- *Consumo pós-crise*: os consumidores tenderiam a gastar menos em shopping centers, a confiar no crédito, e teriam propensão ao consumo colaborativo como reflexo da crise.
- *Universalidade dos aplicativos*: no ano de 2014 houve uma inundação de aplicativos voltados para as mais diferentes experiências de consumo. Os aplicativos podem revelar os interesses de consumo e de comportamento dos consumidores e também permitir a fidelização de um determinado público. Além disso, o maior uso dos *smartphones* reforçaria as compras on-line.
- *Apego visual*: estabelecer canais em redes sociais e recorrer ao componente estético para atrair novos clientes continuariam a ser uma forte tendência.

Já em 2016, em um cenário um pouco diferente, as tendências globais de consumo, segundo o relatório do Euromonitor (2016), passaram a ser:

- *Consumidor agnóstico*: é o consumidor muito informado, que se utiliza dos recursos ao seu alcance para a tomada de decisão da compra e busca ponderar o custo-benefício, não se prendendo a marcas ou valores. Esse tipo de consumidor é atraído pelo valor da inovação e não se importa em pagar um pouco mais se a relação custo-benefício lhe agradar, embora também procure por pechinchas atreladas a qualidade.
- *Compradores de tempo*: esses consumidores são adeptos de refeições práticas, entretenimento rápido e compras on-line. Eles estão mais dispostos a terceirizar determinados aspectos de suas vidas para ganhar tempo, pois percebem o tempo como um luxo. Economizar tempo comprando pela internet faz parte do perfil desses consumidores.

- *Desafiadores da idade*: a melhor idade passou a ter uma participação mais ativa no mercado e está, cada vez mais, inserida no mundo digital. Nesse contexto, surgem oportunidades nas áreas de turismo e serviços para consumidores nessa faixa etária. A partir de 2016, já se pode falar de um estilo de vida mais ocupado e mais satisfatório na terceira idade. Os consumidores que já passaram da meia-idade são mais enérgicos, trabalham mais, desfrutam de uma boa saúde física, prestam atenção ao bem-estar mental e são capazes de levar vidas mais completas como consumidores também, embora façam parte de um segmento diverso. Essas condições variam de acordo com o país e a região de cada país em que vivem.
- *Transformadores*: esses consumidores são aqueles preocupados com causas sociais e ambientais, que buscam se identificar com marcas e empresas que tenham a sustentabilidade entre os seus valores. No mundo em conflito em que se vive, não apenas bilionários, multinacionais, jornalistas e modelos, mas consumidores individuais também querem ajudar outros seres humanos e preservar os recursos naturais da Terra. Os consumidores mais jovens, em particular, são vistos como os mais engajados e destinados a abraçar causas sociais.
- *Multigêneros*: os consumidores e os fabricantes/produtores entendem que o *design* dos produtos não deve ser "rotulado" para gêneros específicos. Prezam por identidades que não estereotipam a sociedade, refletindo essa sociedade contemporânea para a qual se tem caminhado.
- *Alimentação verde*: cada vez mais consumidores estão preocupados com a alimentação e o desperdício de alimentos. Os consumidores estão buscando produtos orgânicos, sem açúcar, glúten e lactose, e com baixo teor de gordura e sódio. Estão preocupados com o consumo sustentável, sempre dando preferência para a produção local e alimentos sazonais. Há uma crescente conscientização e aceitação de produtos "não perfeitos", além do interesse pelo processo de produção daquele alimento.
- *Equilíbrio mental*: o fascínio pela promoção do bem-estar interior mostra que os consumidores passaram a olhar para além da saúde física. A busca pela atenção plena é aparente em listas de *best-sellers*, escolhas de aplicativos, opções de férias etc. O consumidor está buscando qualidade de vida não apenas por meio do bem-estar físico, mas também do mental.

- *Consumidor conectado*: quase metade da população mundial tem acesso à internet, e os usuários carregam seus dispositivos móveis consigo em todas as atividades diárias. Embora cada vez mais pessoas estejam interessadas em ver as tecnologias de inteligência artificial incorporadas em produtos inteligentes, os riscos físicos e emocionais para a saúde provocados pelo uso desenfreado de dispositivos e o impacto em crianças e adolescentes estão sob revisão. E, apesar de as compras on-line terem se tornado cada vez mais comuns, alguns consumidores têm procurado recuperar sua vida off-line, em uma tentativa de restaurar aspectos da vida desconectada, entendendo que a conectividade é um recurso extra, e não o central.
- *Controle de compras*: em um mundo de inseguranças pessoais e preocupações financeiras, o receio de adversidades que possam influenciar o convívio diário tem levado algumas pessoas a consumirem mecanismos que permitem maior controle sobre todos os aspectos de suas vidas. A perda de confiança nas instituições e a fragmentação social, bem como o terrorismo e a instabilidade globais, reforçam esse sentimento. Ansiosos por se sentirem mais seguros e protegidos ao lado de dispositivos inteligentes, a ampla gama de bens e serviços que os consumidores compram nesse contexto inclui: alimentos orgânicos, serviços financeiros, proteção solar, agentes de segurança e purificadores de ar.
- *Solteiros*: percebe-se um crescente número de solteiros que usufruem dos benefícios de serem independentes, convergindo seus recursos em benefício próprio. Com menos compromissos e mais dinheiro para gastar, os solteiros são um público cativo de serviços e produtos baseados em autenticidade.

A Mintel, uma empresa global de pesquisa de mercado especializada em monitoramento de lançamentos de novos produtos, também traçou algumas tendências de consumo para o Brasil em 2016. De acordo com ela, são quatro as tendências de consumo no Brasil:

- *Heróis da pechincha*: há uma crescente tendência para modelos de compra alternativos entre os consumidores brasileiros. Esses modelos devem oferecer uma variedade de opções sem exigir um pagamento muito elevado. Enquadram-se nessa tendência o compartilhamento, o aluguel e a troca de produtos e serviços, além de formas alternativas de pagamento que permitam o acesso ao produto sem grandes gastos. São exemplos dessa tendência, que já pode ser vista no mercado: aluguel de vestidos de luxo, bares sem serviço de garçom e com o *slogan* "traga o seu" (que incentiva cada cliente a levar sua própria comida para ser compartilhada) e restaurantes em que o esquema é o de pagar o que quiser pelo que consumir. Há também uma tendência em que o cliente pode oferecer o que pode a uma empresa como pagamento pelo produto que consumir, seja em forma de tempo (lavando louça ou prestando outra ajuda), seja em forma de dinheiro.

- *Sede por mais*: no contexto de um país em recessão e de problemas mundiais em relação ao clima, os consumidores começam a descobrir que adotar práticas ecológicas pode ajudá-los a economizar dinheiro, ou seja, a sustentabilidade pode se traduzir em lucro. Os consumidores estão inclinados a comprar de marcas que não agridem o ambiente, a pensar no desperdício em todas as esferas e a evitá-lo, e a buscar por uma compensação financeira pelo modo de vida sustentável, como já ocorre em países como a França, que compensa financeiramente aqueles que pensam e vivem de forma sustentável.

- *Ocupe Brasil*: diante de alguns movimentos e descontentamentos do povo brasileiro em relação ao cenário político e administrativo do país, bem como em relação à mídia e a certas empresas, algumas empresas estão se utilizando disso como marketing para encorajar ações positivas entre seus clientes, como se unir para tornar o mundo um lugar melhor. Nesse contexto, grandes empresas também estão se juntando a pequenas organizações para dar voz a comunidades carentes, por exemplo. E o consumidor brasileiro está inclinado a buscar transparência nas empresas, além de práticas justas e responsabilidade social. A credibilidade continua sendo muito importante para o consumidor brasileiro, que também tende a comprar de marcas que patrocinam programas sociais na cidade ou bairro em que vive.

- *Famílias alternativas*: no mundo contemporâneo, a estrutura das famílias mudou, e no Brasil não poderia ser diferente. Essa tendência fez o mercado mudar aos poucos, de forma a atender e conquistar a todos. Os consumidores se identificam com marcas que aceitam e apoiam diferentes questões demográficas e culturais. Eles querem que anúncios, propagandas e serviços representem a diversidade do Brasil, como diferentes estruturas familiares e formações. Se as empresas apostam nisso, os consumidores são naturalmente levados a gastar dinheiro e tempo apoiando essas marcas. Além disso, campanhas que apresentam mensagens inclusivas podem funcionar para fortalecer a relação cliente-marca.

Seguindo as tendências globais de consumo, pode-se traçar as tendências para o setor de alimentação. Em 2010, Ikeda, Moraes e Mesquita (2010) fizeram um levantamento das principais tendências do mercado de alimentos. Para o estudo, os autores consideraram as informações da Mintel e as informações contidas em artigos publicados por três importantes periódicos especializados no mercado de alimentos: *Retail Merchandiser*, *Just-Food* e *Food Management*.

De acordo com esse estudo, o lançamento de novos produtos se intensifica a cada ano em quase todas as regiões do mundo. De 2004 a 2006, a Europa respondeu por cerca de 40% dos lançamentos mundiais, e a Ásia e a América Latina também apresentaram crescimentos significativos no mesmo período. A América do Norte, no entanto, apresentou um pequeno recuo no número de novos produtos lançados anualmente.

Conforme informações do periódico *Retail Merchandiser* verificadas até o ano de 2007, os consumidores estão mudando suas prioridades de simples controle de peso para uma visão mais ampla de cuidados com a saúde. Com isso, os produtos *light* cederam lugar aos produtos orgânicos e funcionais. Essa mudança decorreu, principalmente, do consumo de chás *prontos para beber*, águas engarrafadas e bebidas para atletas. Além disso, ao analisar as dez categorias de alimentos que mais cresceram em 2006, aqueles que mais apareceram foram os produtos com apelo de saudabilidade, bem-estar e conveniência, sendo *conveniência* a grande impulsionadora da inovação nesse mercado. A conveniência pode ser traduzida como produtos prontos para serem consumidos em trânsito (*on the go*), como iogurtes e águas engarrafadas, ou produtos que simplificam tarefas rotineiras geralmente relacionadas ao preparo de uma refeição.

Apesar da diminuição do consumo de produtos *light*, a preocupação com a obesidade é generalizada, e ainda existe um potencial de crescimento significativo de produtos com baixa caloria e pouca gordura dentro das categorias naturalmente mais indulgentes, como a de salgadinhos e sobremesas, em que os produtos *light* são relativamente pouco explorados. Dentro do conceito *bom para você*, os segmentos que prometem crescimentos mais acelerados no futuro são os de produtos orgânicos, aqueles com benefícios funcionais específicos, aqueles que oferecem nutrição conveniente e os que são saudáveis para crianças.

Como conclusão do estudo das tendências alimentares feito por meio de quatro diferentes fontes, Ikeda, Moraes e Mesquita (2010) verificaram que as tendências para alimentos são vistas de diferentes formas, mas que é possível identificar as principais e mais abrangentes. Desse modo, eles classificaram as tendências alimentares em três categorias: saudabilidade, conveniência e indulgência.

Os autores destacam, ainda, que as outras tendências que aparecem nas quatro fontes podem ser consideradas subtendências ou especializações. Dessa forma, construíram um quadro que mostra cada tendência e suas respectivas derivações ou subtendências (Quadro 1.1).

Quadro 1.1 TENDÊNCIAS ALIMENTARES E SUBTENDÊNCIAS

Saudabilidade	Conveniência	Indulgência
Reforçadas com...	Para micro-ondas	Personalizados
100% naturais	*On the go*	Extrassabor
Orgânicos	Prontos para comer	Extratextura
Não contém...	Prontos para aquecer	Extrarrefrescante
Com baixo teor de...	Só adicione água	Autenticidade
Sem aditivos/conservantes		
Fortificados com vitaminas		
Integrais		
Funcionais		

Fonte: Ikeda, Moraes e Mesquita (2010).

Os alimentos funcionais aparecem como uma subtendência de saudabilidade. Do ponto de vista de desenvolvimento de novos produtos, há espaço para combinar pelo menos duas das grandes tendências em um só produto. Por exemplo, combinar saudabilidade com conveniência e/ou saudabilidade com indulgência.

Outro estudo mais recente realizado no Brasil pelo Instituto de Tecnologia de Alimentos (Ital) e pela Federação das Indústrias do Estado de São Paulo (Fiesp) foi o Brasil Food Trends 2020, que tomou como base diferentes estudos internacionais e buscou identificar as principais tendências da alimentação em nosso país. Nesse estudo, as exigências e tendências dos consumidores de alimentos foram agrupadas em cinco categorias:

- *Sensorialidade e prazer*: em diversos países, os consumidores valorizam as artes culinárias e as experiências gastronômicas, e isso influencia tanto o setor de serviços de alimentação quanto o desenvolvimento de produtos industrializados. Essa tendência está relacionada ao aumento dos níveis de educação, informação e renda da população, entre outros fatores.

- *Saudabilidade e bem-estar*: essas tendências estão relacionadas a fatores como o envelhecimento da população, as descobertas científicas vinculadas a determinados alimentos e sua ligação com doenças, bem como a busca de um estilo de vida mais saudável. A partir daí, há vários segmentos se desenvolvendo, como o de alimentos funcionais e o de produtos para dietas e controle do peso, bem como o crescimento de uma nova geração de produtos naturais, que está se sobrepondo ao segmento de produtos orgânicos.
- *Conveniência e praticidade*: conveniência e praticidade são motivadas pelo ritmo de vida cada vez mais acelerado nos centros urbanos e pelas mudanças na estrutura tradicional das famílias, fatores que estimulam a demanda por produtos que economizem tempo e esforço dos consumidores. Por isso, cresce a demanda por refeições prontas e semiprontas, alimentos de fácil preparo, embalagens de fácil abertura, fechamento e descarte, com destaque para produtos preparados em forno de micro-ondas, além de serviços e produtos *delivery*.
- *Confiabilidade e qualidade*: consumidores mais conscientes e informados tendem a procurar produtos seguros e de qualidade atestada, pois valorizam a garantia de origem e os selos de qualidade obtidos a partir de boas práticas de fabricação e controle de riscos. Nesse sentido, características como rastreabilidade e garantia de origem, certificados de sistemas de gestão de qualidade e segurança, rotulagem informativa, entre outras, têm sido muito valorizadas.
- *Sustentabilidade e ética*: os consumidores estão preocupados com o meio ambiente e interessados em contribuir para causas sociais ou auxiliar pequenas comunidades agrícolas por meio da compra de produtos alimentícios.

Nos dois estudos, que consideraram importantes resultados de pesquisa em nível mundial, os alimentos funcionais representam uma forte tendência, sendo que até agora a subcategoria de *funcionais para a melhoria do funcionamento intestinal* foi a mais explorada. A subcategoria de *produtos para beleza* é relativamente pouco explorada em alimentos funcionais e se apresenta como uma das maiores oportunidades em termos de inovação em alimentos para o futuro. Pode-se dizer também que *inovação* deve ser uma palavra permanente no vocabulário de empresários e gestores ligados ao segmento de alimentos e bebidas.

1.3 Alimentos funcionais

A exata definição do que vem a ser um alimento funcional pode variar bastante, a depender de diferentes discursos científicos e da legislação vigente em cada país. A Sociedade Brasileira de Alimentos Funcionais (SBAF), por exemplo, considera o seguinte conceito: "Alimentos funcionais são alimentos ou ingredientes que, além das funções nutricionais básicas, quando consumidos como parte da dieta usual, produzem efeitos metabólicos e/ou fisiológicos e/ou benéficos à saúde, devendo ser seguros para o consumo sem supervisão médica, sendo que sua eficácia e segurança devem ser asseguradas por estudos científicos" (Salgado; Almeida, 2009).

Já a definição dada pela Functional Food Science in Europe (Fufose)/International Life Sciences Institute (Ilsi) é de que alimentos funcionais são aqueles que possuem efeitos satisfatoriamente demonstrados que afetem uma ou mais funções do organismo, além de suas características nutricionais básicas, de um modo que mantenha ou melhore a saúde e o bem-estar e/ou reduza o risco de alguma doença. Esses produtos não podem ser cápsulas ou pílulas e devem fazer parte da dieta usual (Franco, 2006).

O *Codex Alimentarius* não possui uma definição oficial para alimentos funcionais, apenas disponibiliza documentos para alegações específicas (Franco, 2006). A Agência Nacional de Vigilância Sanitária (Anvisa), órgão que regulamenta o segmento no Brasil, não conceitua alimento funcional, mas define duas categorias nas quais os alimentos com esse fim podem se encaixar: alegação de propriedade funcional, que é aquela relativa ao papel metabólico ou fisiológico que o nutriente ou não nutriente tem no crescimento, desenvolvimento, manutenção e outras funções normais do organismo humano; e alegação de propriedade de saúde, que é aquela que afirma, sugere ou implica a existência de relação do alimento ou ingrediente com doença ou condição relacionada à saúde.

Os exemplos de alimentos funcionais citados pelo International Food Information Council Foundation (Ific), órgão que trabalha com questões de comunicação envolvendo consumidores e nutrição nos Estados Unidos, são: frutas, hortaliças, grãos, alimentos fortificados e alguns suplementos alimentares que têm sido desenvolvidos para trazer benefícios à regulação de funções corporais, exercendo proteção contra algumas doenças (Anjo, 2004).

De acordo com Moraes e Colla (2006), os alimentos funcionais apresentam as seguintes características:
- são alimentos convencionais consumidos na dieta normal/usual;
- são compostos de substâncias naturais, algumas vezes em elevada concentração ou presentes em alimentos que normalmente não as supririam;

- possuem efeitos positivos além do valor básico nutritivo, o que pode aumentar o bem-estar e a saúde e/ou reduzir o risco de ocorrência de doenças; promovem benefícios à saúde e aumentam a qualidade de vida, melhorando os desempenhos físico, psicológico e comportamental;
- possuem propriedade funcional com embasamento científico;
- são alimentos nos quais a bioatividade de uma ou mais substâncias foi modificada.

1.3.1 Histórico

O conceito de que o consumo de alimentos pode trazer benefícios para a saúde é bastante antigo. Começou com Hipócrates, há 2.500 anos, quando ele declarou: "que o alimento seja a tua medicina e que o medicamento seja o teu alimento".

A partir dos anos 1950, alguns pesquisadores começaram a notar que em coletividades não submetidas aos processos de industrialização de alimentos os casos de constipação intestinal eram raros ou mesmo inexistentes (Pimentel; Francki; Gollücke, 2005). Também observaram que os esquimós, com sua alimentação baseada em peixes e produtos marinhos ricos em ômega-3 e ômega-6, tinham baixo índice de problemas cardíacos, assim como os franceses, consumidores de vinho tinto. Os orientais, devido ao consumo de soja, que contém fitoestrógenos, possuíam baixa incidência de câncer de mama. Além disso, foi observado nesses países o costume de consumir frutas e verduras, o que também resulta em uma redução do risco de doenças coronarianas e de câncer (Anjo, 2004; Salgado; De Angelis, 2000; Salgado; Donado-Pestana, 2011).

Na segunda metade do século XX, mais precisamente no fim dos anos 1960, as sociedades ocidentais começaram a dar atenção aos benefícios que certos alimentos poderiam trazer para a saúde com o desenvolvimento, pela Unilever, das margarinas Flora e Becel, ricas em ácidos graxos poli-insaturados e destinadas aos indivíduos hipercolesterolêmicos (Weststrate; Van Poppel; Verschuren, 2002). Antes, no início do século XX, tentativas de comercialização de produtos como se fossem alimentos benéficos para a saúde já haviam sido feitas, mas sem sucesso; a bebida Coca-Cola é um exemplo não tão bem-sucedido disso (do ponto de vista funcional) (Weststrate; Van Poppel; Verschuren, 2002). O sucesso comercial de alguns desses produtos se deve a alguns fatores, tais como: o aumento da expectativa de vida das populações, o aumento exponencial dos custos com a saúde e a evidência epidemiológica de que o consumo de frutas e vegetais promove uma redução nos riscos de doenças cardiovasculares ou câncer (Milner, 1999). Surgiu, assim, outra perspectiva no mercado de alimentos, cuja estimativa global orçava, no ano 2000, entre € 73 e € 95 bilhões, com uma taxa de crescimento anual entre 8% e 16% (Weststrate; Van Poppel; Verschuren, 2002; Holm, 2003).

Como resultado dessas evidências científicas, surgiram no Japão, na década de 1980, os chamados *alimentos funcionais*, que consistem na incorporação de determinados ingredientes bioativos, os quais o alimento contém em pequena quantidade ou não contém naturalmente (Palanca et al., 2006). Mais precisamente, o termo *alimento funcional* foi utilizado pela primeira vez no Japão em 1985, quando as indústrias passaram a enriquecer alimentos com ingredientes específicos, diferenciando-os em relação aos benefícios oferecidos à saúde quando comparados aos alimentos em suas formas tradicionais. A ausência de uma legislação que padronizasse mundialmente o termo fez com que surgissem várias denominações, como nutracêuticos, farma-alimentos e alimentos medicinais (Moraes, 2007).

Mas foi depois de longo período de estudos que a categoria de alimentos funcionais foi regulamentada no Japão. Em 1991, recebeu a denominação de *foods for specified health use* (Foshu). Os alimentos Foshu são uma classe à parte devidamente etiquetada como Foshu, diferente da dos alimentos tradicionais e diferente do conceito ocidental de alimentos funcionais, que não separa alimentos tradicionais dos funcionais, reconhecendo, apenas, que esse tipo de alimento apresenta funcionalidades acrescidas (Siró et al., 2008).

A nova perspectiva do alimento como detentor de benefícios para a saúde criou a necessidade de comprovar cientificamente a influência desse alimento, ou a de seus componentes específicos, na melhoria do estado de saúde ou do bem-estar dos consumidores (Bento, 2012). De acordo com Spence (2006), torna-se necessário evitar cair em conceitos simplistas como *bons* e *maus* alimentos e defender que essa pressão do mercado deveria ser abandonada, sendo preferível esclarecer o papel dos alimentos nas dietas sob a ótica de aproveitamento de suas funções nutritivas. Dessa forma, é preciso identificar cientificamente os componentes fisiologicamente ativos dos alimentos e, depois, comprovar a evidência identificada, assim como a segurança dos produtos que serão lançados no mercado.

1.3.2 Principais compostos bioativos

Os alimentos funcionais podem ser dos mais variados tipos, desde produtos enriquecidos, que são criados para reduzir o risco de alguma doença em um determinado grupo de pessoas, até alimentos convencionais com componentes bioativos adicionados (Clydesdale, 2005), como, por exemplo, produtos obtidos pela adição de compostos considerados bioativos, como ácidos graxos poli-insaturados, antioxidantes, fibras alimentares, fitoesteróis, probióticos e vitaminas (Ferreira; Cabral; Nardelli, 2009).

A seguir são apresentados os principais compostos bioativos e/ou funcionais presentes nos alimentos ou adicionados a eles como ingredientes, responsáveis por diferentes efeitos benéficos ao organismo.

- *Ácidos graxos*: os ácidos graxos poli-insaturados, em especial o ômega-3 e o ômega-6, são encontrados principalmente em peixes de água fria (salmão, atum, sardinha, bacalhau), óleos vegetais, sementes de linhaça e nozes e alguns tipos de vegetais. O principal efeito conhecido dos ácidos graxos é a redução dos níveis séricos de colesterol, pois eles atuam modificando a composição das lipoproteínas e a atividade dos receptores de LDL (*low density lypoprotein*) (Moraes; Colla, 2006; De Caterina, 2011). Além de efeitos no perfil lipídico, os ácidos graxos poli-insaturados apresentam ação anti-inflamatória, anticoagulante, vasodilatadora e antiagregante (Pimentel; Francki; Gollücke, 2005; Ferreira; Cabral; Nardelli, 2009; Wu; Mozaffarian, 2014). Evidências científicas sugerem melhores efeitos em dietas equilibradas no balanço ômega-3:ômega-6 e suplementadas com antioxidantes (Reglero et al., 2008). Diferentes ácidos graxos podem ser usados como ingredientes funcionais. Como exemplo, é possível citar: ácido alfa-linolênico (ALA), araquidônico (AA), eicosapentaenoico (EPA), docosahexaenoico (DHA), esteárico (STA), linoleico conjugado (CLA), entre outros (Ruiz-Rodriguez; Reglero; Ibañez, 2010). Mas a alegação aprovada pela Anvisa refere-se a ácidos graxos ômega-3 de cadeia longa provenientes de óleos de peixe, ou seja, EPA – ácido eicosapentaenoico – e DHA – ácido docosahexaenoico. Na legislação de 1999, a Anvisa destacava que, para ser comercializado com alegação de EPA e DHA, o produto deveria apresentar no mínimo 0,1 g de EPA e/ou DHA na porção ou em 100 g ou 100 mL do produto pronto para o consumo (Anvisa, 1999). Porém, após diversos estudos, a Anvisa concluiu que essas quantidades não são suficientes para surtir os efeitos desejados, e declarou que a partir de 2014 os produtos com EPA e DHA seriam avaliados caso a caso e aceitos quando os relatórios técnico-científicos comprovassem que as quantidades demonstram eficácia na saúde (Anvisa, 2014).
- *Antioxidantes*: os danos causados pelos radicais livres nas células podem ser prevenidos ou reduzidos com o uso de compostos que

contenham atividade antioxidante, pois estes retardam a velocidade da oxidação, seja pelo mecanismo de inibição dos radicais livres, seja pela complexação de metais (Pietta, 2000). Esses compostos podem ser encontrados em uma série de alimentos, entre os quais se destacam frutas e hortaliças. Entre os antioxidantes estão o ácido ascórbico (vitamina C), a vitamina E, compostos fenólicos, os carotenoides e o zinco (Martí et al., 2009; Miyazawa et al., 2009; Prasad, 2008; Prasad et al., 2009).

- *Compostos fenólicos*: pertencem a um dos maiores grupos de componentes dietéticos não essenciais que estão associados à inibição e à prevenção de doenças como a aterosclerose e o câncer (Cheung; Cheung; Ooi, 2003). Isso porque estão fortemente associados ao poder antioxidante do alimento (Simões et al., 2000). Essas propriedades antioxidantes dos fenólicos ocorrem devido ao seu potencial de oxirredução, que permite que atuem como agentes redutores, doando hidrogênio e neutralizando radicais livres (Rice-Evans; Miller; Paganga, 1997; Degaspari; Waszczynskyj, 2004).

  O interesse nesses compostos para o desenvolvimento de novos alimentos funcionais é crescente; porém, o amargor e a adstringência característicos deles podem limitar sua incorporação em alimentos e bebidas (Ares et al., 2009). Entretanto, se utilizados em formulações contendo leite e sacarose, o sabor pode ser mascarado, sendo esta uma alternativa para a incorporação desses compostos (Daniells, 2009). As principais fontes naturais de compostos fenólicos são frutas, chás, café e vinho tinto (Scalbert et al., 2005). Evidências revelam que os compostos fenólicos atuam na prevenção de doenças cardiovasculares (Grassi et al., 2009), câncer (Koch et al., 2009) e e têm um papel importante na prevenção de doenças neurodegenerativas e de diabetes *mellitus* (Scalbert et al., 2005) e na proteção do DNA (Ramful et al., 2010).

- *Carotenoides*: são pigmentos naturais responsáveis pela coloração que varia do amarelo ao vermelho de folhas, frutos e flores, assim como pela coloração de alguns pássaros, insetos, peixes e crustáceos (Clinton, 1998). Compreendem o maior grupo de pigmentos naturais distribuído na natureza, com cerca de 600 estruturas já isoladas e caracterizadas (Uenojo; Maróstica Jr.; Pastore, 2007). Os carotenoides são substâncias lipofílicas, e seus principais representantes são o betacaroteno, a betacriptoxantina, o α-caroteno, o licopeno, a luteína e a zeaxantina (Ferreira; Cabral; Nardelli, 2009;

Maiani et al., 2009). Devido à sua conformação, atuam protegendo as estruturas lipídicas da oxidação por sequestro de radicais livres (Moraes; Colla, 2006). Há evidências de que os carotenoides apresentam ação preventiva contra o câncer, agindo, principalmente, como sequestrante de radicais livres (Grajek; Olejnik; Sip, 2005; Moraes; Colla, 2006; Della Lucia et al., 2008).

- *Fitoesteróis*: são compostos esteróis provenientes de óleos vegetais e apresentam similaridades estruturais com o colesterol. São compostos com 28 ou 29 carbonos, diferindo do colesterol (27 carbonos) pela presença de um radical metila ou etila adicional na cadeia carbônica. Por sua similaridade com o colesterol, os fitoesteróis são capazes de reduzir as taxas de colesterol sanguíneo, favorecendo a competição na absorção intestinal e, consequentemente, uma redução nos níveis de colesterol circulante (Ferreira; Cabral; Nardelli, 2009). Verifica-se que, enquanto a absorção de colesterol varia entre 20% e 80% do ingerido, a de fitoesteróis chega a, no máximo, 15% (Martins et al., 2004). Entretanto, esse mecanismo não foi completamente elucidado. Estudos conduzidos com β-sitosterol demonstraram uma capacidade antitumoral, especialmente em casos de câncer de cólon, próstata e mama (Awad; Fink, 2000). A porção do produto pronto para consumo deve fornecer, no mínimo, 0,8 g de fitoesteróis livres. A recomendação diária do produto, entre uma e três porções/dia, deve garantir uma ingestão entre 1 g e 3 g de fitoesteróis livres por dia.

- *Fibras alimentares*: são substâncias indisponíveis como fonte de energia, pois não podem ser hidrolisadas pelas enzimas do intestino humano. Fibras são substâncias com alto peso molecular encontradas em vegetais como grãos integrais, raízes, frutas e hortaliças, e podem ser solúveis ou insolúveis (Pimentel; Francki; Gollücke, 2005). As fibras solúveis tendem a formar géis em contato com a água, aumentando a viscosidade dos alimentos parcialmente digeridos no estômago (Pimentel; Francki; Gollücke, 2005), e podem ser fermentadas pela microbiota intestinal. As fibras insolúveis permanecem intactas ao longo de todo o trato gastrointestinal, favorecendo o incremento do bolo fecal e a motilidade intestinal (Ferreira; Cabral; Nardelli, 2009). A investigação sobre o papel das fibras na dieta não é nova. A propriedade laxativa do farelo de trigo é conhecida desde o tempo de Hipócrates e foi comprovada por pesquisas científicas realizadas nos anos 1930, valorizando o emprego das fibras alimentares para tratar a constipação intestinal (Magnoni, 2006). Fibras como inulina e fruto-oligossacarídeos são consideradas prebióticos com efeitos funcionais na microflora intestinal, apresentando potencial efeito sobre a saúde, pois podem diminuir a incidência de algumas doenças, como infecção intestinal, constipação, obesidade e câncer de cólon (Roberfroid, 2002). Prebióticos são capazes de estimular a proliferação de bactérias desejáveis no cólon, como, por exemplo, bactérias ácido-lácticas (BAL) probióticas (Saad, 2006; Farnworth, 2001). Além das fibras naturalmente presentes nos alimentos, as betaglucanas (extraídas da aveia), as dextrinas resistentes, a goma guar parcialmente hidrolisada, a inulina, a lactulose, o fruto-oligossacarídeo, a polidextrose, o *psyllium* e a quitosana são reconhecidos pela Anvisa como ingredientes capazes de auxiliar o funcionamento do intestino. A alegação de funcionalidade pode ser utilizada desde que a porção do produto pronto para consumo forneça no mínimo 2,5 g de fibras alimentares, fruto-oligossacarídeo, dextrina resistente, goma guar, inulina e polidextrose ou 3 g de lactulose e psyllium. Para betaglucana não há uma quantidade mínima requisitada (Anvisa, 1999).

- *Probióticos*: são preparações ou produtos contendo microrganismos viáveis, bem definidos e em quantidade suficiente para alterar a microbiota intestinal quando administrados em quantidade adequada, conferindo benefícios à saúde do hospedeiro (Reid et al., 2003; Picard et al., 2005). Diferentes cepas probióticas têm sido muito estudadas e exploradas comercialmente em diferentes produtos ao redor do mundo (Soccol et al., 2010). Vários estudos comprovaram que a ingestão de alimentos contendo probióticos beneficia a saúde, sendo os mais utilizados os dos gêneros *Lactobacillus* e *Bifidobacterium* (Szajewska; Mrukowicz, 2005). Apesar de produtos lácteos, especialmente os leites fermentados, serem os alimentos com maior aplicação em probióticos (Ostlie; Helland; Narvhus, 2003; Thamer; Penna, 2006), diferentes matrizes alimentares têm sido estudadas e usadas para empregar as cepas probióticas, com ou sem o auxílio de tecnologias como a de microencapsulação, por exemplo. Pode-se encontrar probióticos em queijos, sorvetes, sobremesas, leite em pó para neonatos, manteiga, maionese, produtos em pó, cápsulas, vegetais fermentados, sucos de fruta, cereais, entre outros (Champagne; Gardner; Roy, 2005; Soccol et al., 2010). Deve-se destacar também que, nos últimos anos, produtos à base de soja contendo probióticos têm sido desenvolvidos, tendo em vista o crescente número de pessoas intolerantes à lactose (Salgado; Almeida, 2009).

Para que uma cultura probiótica seja considerada de boa propriedade tecnológica, ela deve apresentar multiplicação aceitável no leite, promover alterações sensoriais adequadas no produto e ser estável e viável durante o armazenamento (Saad, 2006), além de resistir à passagem pelo trato gastrointestinal. Para ser considerado um alimento probiótico, não há requisitos específicos ou quantidades mínimas de UFC (unidades formadoras de colônia). Porém, cada produto deverá apresentar evidências que comprovem que a quantidade de probióticos aplicada apresenta os efeitos pretendidos. Deve ser apresentado, ainda, um laudo de análise que comprove a quantidade mínima viável do microrganismo que exercerá a propriedade funcional no final do prazo de validade do produto e nas condições de uso, armazenamento e distribuição (Anvisa, 1999).

1.4 O mercado de alimentos funcionais

Sustentado pela necessidade do mercado, o desenvolvimento de alimentos funcionais está diretamente ligado a três parâmetros: conscientização por parte dos consumidores sobre o papel positivo de uma dieta com alimentos desse gênero; órgãos reguladores cientes dos benefícios trazidos à saúde pública; e governo ciente do potencial econômico desses produtos (Baldissera et al., 2011).

O mercado de alimentos funcionais apresenta algumas características peculiares: é relativamente jovem, com alto potencial de crescimento e diversificação, composto de consumidores mais exigentes e informados; está em constante manutenção da imagem de segurança e alta qualidade dos produtos; demanda uma comunicação eficiente e honesta com o consumidor; necessita apoio científico, que prove os benefícios alegados e justifique seu preço diferenciado (Moraes; Mesquita; Zebinden, 2007).

Essas características ou fatores devem ser uma constante preocupação para que se possa fazer crescer a confiança do governo, do órgão de legislação e do consumidor nesse mercado também crescente. Regulamentação, controle e comunicação baseados em um alto padrão de pesquisa científica ajudarão a construir a confiança de consumidores e produtores em uma cadeia de alimentos mais saudável, segura e eticamente correta (Ikeda; Moraes; Mesquita, 2010).

O reconhecimento de que esse tipo de produto pode melhorar a qualidade de vida e diminuir alguns riscos para determinadas doenças (Asp, 2007) agita o mercado. O maior mercado consumidor de funcionais é o Japão, que previu um faturamento de cerca de US$ 11,3 bilhões para 2014. Já o crescimento nos Estados Unidos poderia chegar a 20,7% (Sebrae, 2014). No mercado europeu há uma heterogeneidade, e o crescimento do mercado de funcionais é superior em países do Norte em relação aos países do Mediterrâneo, nos quais os consumidores demonstram preferência por produtos naturais e frescos (Menrad, 2003; Van Trijp, 2007; Siró et al., 2008).

De acordo com a Associação Brasileira das Indústrias da Alimentação (Abia, 2007), calcula-se que o setor de alimentos funcionais movimentava em torno de US$ 32 bilhões em 1999, chegando a US$ 60 bilhões em 2005, sugerindo uma média de crescimento em torno de 14% ao ano, enquanto o mercado de alimentos convencionais cresceu na faixa de 3% a 4%. Nos Estados Unidos, o extrato de soja obteve um faturamento de US$ 2 milhões na década de 1980, sendo que em 2006 o faturamento dos alimentos enriquecidos com soja somou US$ 2,5 bilhões.

Um estudo intitulado *Health and wellness food and beverages in Brazil* (Alimentos e bebidas para a saúde e o bem-estar no Brasil) mostrou que houve no país um crescimento de 82,4% do mercado de alimentos para saúde e bem-estar entre 2004 e 2009. Nesse período, o volume movimentado passou de R$ 15 bilhões para R$ 27,2 bilhões (Euromonitor, 2009). Em 2014, o Brasil teve a quinta maior taxa de crescimento mundial no segmento de alimentos funcionais (10% a 12% ao ano) (Funke, 2014).

Cerca de 734 alimentos funcionais (alegação de propriedade funcional ou de saúde) estão registrados no Brasil (Abras, 2014). São cinco os principais segmentos de mercado que contemplam os alimentos funcionais: bebidas, produtos lácteos, produtos de confeitaria, produtos de panificação e cereais matinais (Euromonitor, 2007).

No Brasil, o mercado de alimentos funcionais começou a crescer devido ao surgimento de indústrias que criaram novos alimentos e ao aumento de investimento em marketing. O nível de desenvolvimento não é liderado por um único fator, mas pela combinação de vários. Os principais fatores determinantes para o crescimento dos alimentos funcionais incluem nível de apoio do governo e compatibilidade da legislação com o crescimento do mercado, presença de um mercado maduro para alimentos processados, nível de demanda dos consumidores para nutrição suplementar, confiança dos consumidores nos produtos e conscientização sobre a saúde (Research and Markets, 2010; Euromonitor, 2009; Granato; Branco; Nazzaro, 2010).

Do ponto de vista da indústria alimentar, alimentos funcionais têm um diferencial contra o mundo da demanda saturada e aumento da concorrência global (Grunert, 2010): eles constituem a estratégia de marketing perfeita, criando um mercado diferenciado, acrescentando valor aos produtos, apelando para a saúde (uma necessidade básica e humana universal) e se dirigindo a um setor de preço *premium*. No entanto, muitos dos produtos inovadores falharam, provavelmente devido à falta de conhecimento de gestão entre os envolvidos no processo de desenvolvimento de novos produtos funcionais, especialmente os consumidores – atitudes e conhecimentos (Betoret et al., 2011; Jousse, 2008).

A indústria de alimentos vem investindo em inovação. Na Europa são produzidas, ao ano, centenas de alimentos com alegações de funcionais, e, para que esse número cresça cada vez mais, essas indústrias financiam pesquisas em universidades. No Brasil, os alimentos com alegações de funcionais desenvolvidos em outros países começam a ser comercializados depois de meses ou anos. As pesquisas em universidades brasileiras precisam ser estimuladas para que esse mercado possa crescer (Dolinsky, 2009).

1.5 Tendências e perspectivas para os alimentos funcionais

Os alimentos funcionais disponíveis representam apenas uma fração de potenciais oportunidades que consumidores têm de melhorar a saúde, ao ingerir alimentos especiais. Os avanços da ciência ligados aos estudos dirigidos à área servem para assegurar que benefícios sejam levados aos consumidores com a adição desses alimentos à alimentação diária.

As áreas de maior desenvolvimento em termos de alimentos funcionais estão relacionadas à prevenção de doenças cardiovasculares e de doenças neurodegenerativas, à melhora da cognição, à regulação do peso e à saúde dos ossos e das articulações. Além disso, os ingredientes funcionais que mais crescem no mercado e também na consciência do consumidor são as vitaminas e os minerais, as proteínas e os aminoácidos, o ômega-3 e os antioxidantes (Frost & Sullivan, 2010).

A inovação é o mantra dos negócios, principalmente se estiver relacionada a alimentos funcionais. Os especialistas afirmam que a única esperança de sobrevivência do negócio é a capacidade para continuar inovando. Sendo assim, o desenvolvimento de novos produtos acaba sendo cada vez mais um desafio, pois tem de satisfazer a expectativa do consumidor, necessitando-se que, simultaneamente, os produtos sejam apreciáveis e saudáveis.

Desenvolver um novo alimento funcional é um processo caro, que requer um conhecimento detalhado de produtos e clientes, razão pela qual estudos de marketing qualitativo e quantitativo devem ser efetuados antes do lançamento de qualquer produto no mercado (Beardsworth; Keil, 1992). São elevadas as taxas de insucesso entre lançamentos. Conhecer as metodologias para compreender o processo de gestão da empresa e de clientes (quais são seus valores e os motivos pelos quais fazem determinadas escolhas) pode aumentar as chances de sucesso do produto no mercado internacional. Em última instância, o sucesso comercial depende de sabor, aparência, preço e saúde. Os consumidores precisam receber uma compreensível e razoável mensagem sobre os efeitos fisiológicos dos alimentos em seres humanos que não pareça exagerada. Além disso, todos os fatores citados anteriormente influenciam diretamente as atitudes dos consumidores em relação à compra efetiva, que é necessária para a manutenção da indústria. Em resumo, a indústria de alimentos leva em consideração muitas variáveis para desenvolver produtos funcionais, tais como aceitação sensorial, estabilidade, preço, propriedades funcionais e químicas (Granato; Branco; Nazzaro, 2010), além de tendências.

Nos últimos anos, o mercado dos alimentos funcionais tem sido dominado por produtos que influenciam a saúde intestinal, entre os quais os probióticos representam uma grande fatia desse mercado, especialmente as bactérias lácticas e as bifidobactérias (Siró et al., 2008). Os probióticos são normalmente adicionados a produtos lácteos, sendo o segmento dos laticínios funcionais o que apresenta a maior quantidade de produtos (Menrad, 2003). Porém, esse cenário vem se modificando e já é possível encontrar probióticos adicionados a outros produtos não lácteos, bem como diversas pesquisas voltadas para essa área (Soccol et al., 2010; Champagne; Gardner; Roy, 2005).

O crescimento global de produtos lácteos esteve em torno de 24% entre 2008 e 2013 (Research and Markets, 2010). Em 2008, a AC Nielsen (2009), empresa especializada em pesquisa de mercado, mostrou que o segmento de iogurte cresceu 2,4% em volume, enquanto o de iogurtes funcionais aumentou cerca de 37%.

Um dos segmentos do mercado funcional que também apresenta potencial desenvolvimento é o de bebidas prontas para o consumo (do inglês RTD, *ready to drink*). Ele foi beneficiado por fatores como o avanço tecnológico na estabilização, a utilização de ingredientes como o soro de leite, no caso das bebidas proteicas, e mudanças no estilo de vida. Seguindo tendências europeias e norte-americanas para o segmento esportivo, as bebidas para esportistas, por exemplo, Allprox®, Isopure®, My Whey®, reivindicam a aplicabilidade do soro como suplemento, com efeitos sobre a síntese proteica musculoesquelética e sobre o desempenho físico, entre outros. Empresas analistas de mercado sustentam que há um grande potencial de oportunidades para esse segmento, sendo os consumidores-alvo não apenas os adeptos de academias, mas também idosos, jovens e pacientes hospitalizados com necessidades nutricionais especiais (Baldissera et al., 2011).

Muito se tem estudado em relação às algas comestíveis. As algas são ricas em antioxidantes bioativos, fibras solúveis dietéticas, proteínas, minerais, vitaminas, fitoquímicos e ácidos graxos poli-insaturados. Apesar de serem geralmente utilizadas como agentes de gelificação e espessamento pelas indústrias alimentícia e farmacêutica, pesquisas recentes têm revelado o uso potencial das algas na medicina complementar. Tanto as vermelhas quanto as marrons e verdes demonstraram ter propriedades terapêuticas para serem utilizadas nas áreas de saúde e prevenção de doenças como câncer, diabetes e hipertensão. Também podem combater a obesidade, além de serem anti-hiperlipêmicas, antioxidantes, anticoagulantes, anti-inflamatórias, imunomodulatórias, estimulantes da tireoide, antiestrogênicas, neuroprotetoras, antivirais, antifúngicas e antibacterianas. Elas possuem propriedades de cura do tecido *in vivo*. Os compostos ativos incluem polissacáridos sulfatados, carotenoides (fucoxantina, por exemplo), minerais, peptídeos e sulfolipídeos, com benefícios comprovados em casos de doenças degenerativas e metabólicas (Mohamed; Hashim; Rahman, 2012).

Uma das mais novas tendências em cuidados para a pele é o uso de alimentos funcionais (dieta oral) e elementos tópicos de forma a produzir benefícios na aparência, ou seja, ambos são combinados sinergicamente para aumentar a eficácia. A pele saudável é uma manifestação da saúde geral e, como tal, pode ser influenciada pelo consumo de substâncias orais, incluindo vitaminas e antioxidantes. Essa abordagem para a pele é chamada de *InsideOut*, ou seja, trata-se de uma abordagem *de dentro para fora*. Embora se suponha que a boa nutrição seja a chave para uma vida longa e saudável e para uma pele bonita, essa abordagem precisa ser confirmada. Estudos duplos-cegos controlados com placebo foram conduzidos para verificar esse conceito. Certas vitaminas são essenciais à dieta, pois permitem que o corpo funcione, mas a ingestão de grandes quantidades dessas substâncias ou a aplicação tópica delas buscando resultados positivos para a pele nunca foi confirmada. No entanto, casos de marketing de alimentos funcionais que utilizam a filosofia *de dentro para fora* são abundantes porque esses alimentos são considerados seguros, as matérias-primas são baratas e o conceito tem apelo amplo ao consumidor (Draelos, 2010).

A abordagem *de dentro para fora* levou ao desenvolvimento de uma nova categoria de produto: a dos *nutricosméticos*. Isso pode significar que um creme para a pele é vendido na mesma embalagem que o funcional ingerível. Mas será que esse é realmente um novo conceito valioso ou simplesmente um novo toque de marketing? Para responder a essa questão ainda são necessários estudos, pois aqueles de que se dispõe até agora apenas suportam a utilização de nutricosméticos como algo que age *de fora para dentro* e, muitas vezes, apresentam uma linguagem vaga (Draelos, 2010).

1.6 Os consumidores e os alimentos funcionais

Conforme mencionado anteriormente, uma das razões mais importantes para a mudança na demanda dos consumidores é a preocupação com a saúde e com produtos insalubres.

Os consumidores demandam produtos de qualidade, seguros e com saudabilidade. Mas nem todos os consumidores têm certeza dos benefícios dos alimentos funcionais, embora eles estejam na moda. Na verdade, a percepção positiva ou negativa de um produto alimentar funcional baseia-se mais fortemente no teor de nutrientes do produto de base e menos em sua alegação de saúde. Dessa forma, os consumidores tendem a preferir alimentos que trazem algum benefício de saúde simples, mas claro, e mesmo aqueles que estão mais preocupados com as questões sobre saúde percebem os produtos intrinsecamente saudáveis (tais como iogurte, cereais e sucos) como portadores preferíveis e de credibilidade sobre a funcionalidade. Além disso, existem grandes diferenças entre os diversos grupos populacionais. Por exemplo, mulheres, pessoas com mais renda e casais tendem a ter uma visão mais positiva sobre os alimentos funcionais. A estrutura familiar (por exemplo, se há crianças na família) também tem um impacto definitivo no processo que resulta na decisão de compra de alimentos funcionais. Estudos ainda indicam que os alimentos funcionais são menos aceitos se a funcionalidade é obtida por meio de modificação genética.

Para a maioria dos consumidores, os atributos mais importantes em um alimento funcional são, em primeiro lugar, o sabor; em segundo, a relação preço/qualidade; e, em terceiro, a funcionalidade. De fato, as características organolépticas ainda estão à frente na preferência da maioria dos consumidores, sendo elas mais importantes do que os possíveis benefícios que possam trazer à saúde. Dessa forma, percebe-se que o consumidor não quer comprometer o sabor dos alimentos funcionais em detrimento de compostos benéficos à saúde.

Em relação ao preço dos alimentos funcionais, os consumidores reconhecem que eles devem ser mais caros do que os convencionais porque proporcionam benefícios adicionais. Mas, na maioria dos casos, acham a diferença excessiva. E, realmente, a atual diferença de preço entre alimentos convencionais e funcionais é muitas vezes demasiado grande para fazer com que os consumidores mudem seus hábitos de compras, embora eles estejam dispostos a pagar uma pequena quantidade extra pelos benefícios. Mesmo assim, não está claro se esse montante é suficiente para cobrir o aumento dos custos de produção de alguns alimentos funcionais em comparação com os seus homólogos tradicionais.

É preciso considerar também que, embora os consumidores relutem em fazer grandes alterações em suas dietas, eles podem ser preparados para substituir alimentos existentes por alternativas mais saudáveis. E os alimentos funcionais são apontados como sendo essa alternativa.

Particularmente, as pessoas da Europa são mais relutantes em adotar alimentos funcionais do que aquelas da Ásia ou da América do Norte. Como um exemplo disso, uma pesquisa do governo espanhol revelou que os consumidores atribuem mais importância à origem do produto (isto é, àqueles produzidos na região em que vivem ou com denominação de origem protegida – DOP) do que à sua funcionalidade (OCDA, 2011).

A alimentação saudável é reconhecida como a primeira linha de defesa na prevenção de diversas doenças, como câncer, osteoporose, artrite, entre outras. O conhecimento sobre o comportamento do consumidor de alimentos funcionais é, contudo, incipiente e varia entre os diferentes países em função de particularidades regionais.

1.7 Considerações finais

A atual situação nutricional da população mundial é consequência de mudanças no estilo de vida e nos hábitos alimentares ocasionadas pelas transições demográfica e social, o que acarretou uma mudança no perfil das doenças que acometem a população.

Essa situação vem acompanhada do aumento da expectativa de vida, mas não do aumento da expectativa de saúde. Com isso, os alimentos funcionais surgem como uma alternativa para uma vida saudável. É por isso que o mercado dos alimentos funcionais cresce cada vez mais, no Brasil e no mundo. Entretanto, é preciso que os fabricantes desses produtos estejam atentos às inovações de seus produtos e às pesquisas de mercado. É importante saber o que os consumidores querem, quais são as suas preferências e se estão dispostos a pagar a mais por determinados produtos.

Também é preciso que a comunidade científica e os governos contribuam com esclarecimentos aos consumidores a respeito dos alimentos funcionais. Esclarecimentos sobre como esses alimentos podem auxiliar na manutenção da saúde e na prevenção de doenças e quais são os alimentos permitidos e em conformidade com a legislação vigente, de maneira que possam fazer suas escolhas com segurança. Este primeiro capítulo teve como objetivo *abrir o palco* para que os compostos bioativos de alguns alimentos se apresentassem.

Questões

1.1) De acordo com seus conhecimentos e a partir da leitura deste capítulo, explicar quais foram os fatores que contribuíram para que houvesse uma transição epidemiológica e, então, a mudança de paradigma na alimentação. De que forma esses fatores interferem no mercado de alimentos funcionais e nas escolhas do consumidor?

1.2) Imaginar que você é dono de uma empresa de alimentos e quer seguir as tendências e produzir um alimento funcional. Em qual área de alimentos funcionais você provavelmente apostaria? Por quê? E quem seriam os consumidores desse produto? Quanto a mais esse produto custaria em comparação com o similar não funcional?

1.3) Em uma aula sobre alimentos funcionais na qual se discutia o conceito de alimento funcional, um aluno faz a seguinte pergunta: se uma empresa decide isolar um composto específico de um alimento (que seja considerado um composto funcional) e vendê-lo em forma de cápsula, ele poderia ser considerado um alimento funcional? Qual será, provavelmente, a resposta do professor? Justificar.

1.4) Os principais compostos bioativos presentes em alimentos apresentam uma estreita relação com os diferentes problemas de saúde enfrentados pela população mundial. Esquematizar essa relação alimentos/compostos bioativos/benefícios à saúde.

1.5) Depois de estudar sobre as tendências em alimentos funcionais, qual seria, na sua opinião, a melhor definição para *alimento funcional*? Explicar.

1.6) Tomando como base o capítulo que você acabou de ler e a legislação vigente no Brasil, selecionar uma alegação de propriedade funcional e *criar* um alimento a partir dela. Imaginar um nome para esse produto, o seu público-alvo e os benefícios que ele trará à saúde. Lembrar-se de apresentar a forma do alimento, a porção que será utilizada e a alegação que estará contida no rótulo.

1.7) De acordo com as tendências globais de consumo, qual é o perfil esperado dos consumidores de alimentos desde 2016?

1.8) Em que tipo de compostos bioativos você apostaria caso recebesse a tarefa de desenvolver um novo produto funcional para o mercado de alimentos mundial? Justificar sua resposta.

1.9) O que você considera mais importante para a promoção do consumo de alimentos funcionais? Relacionar seus comentários com o papel das indústrias/empresas, governos e consumidores em geral.

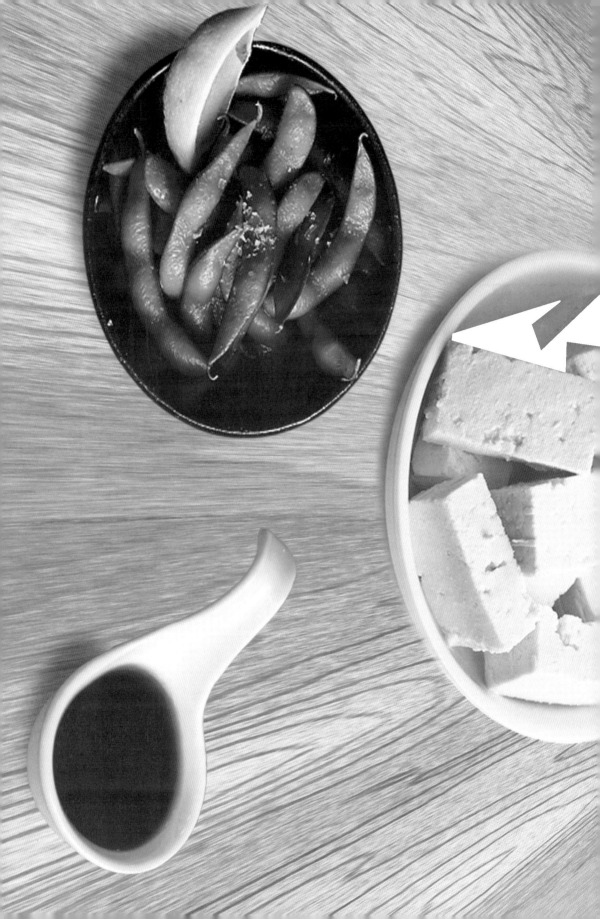

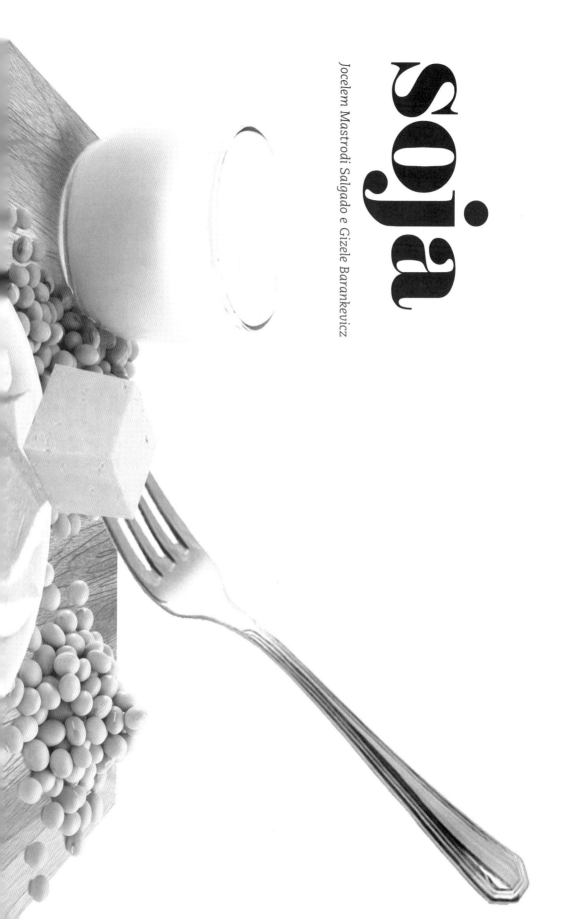

soja

Jocelem Mastrodi Salgado e Gizele Barankevicz

A soja é uma planta de origem milenar, consumida há mais de dois mil anos pela população asiática na forma de alimentos tradicionais, como soja integral cozida, *edamame* (soja verde e fresca), extrato hidrossolúvel de soja, *tofu*, *kori-tofu* (*tofu* desidratado a frio), *tofu* fermentado, molho de soja, missô, *natto* e *tempeh*. Países ocidentais passaram a mostrar um crescente interesse na realização de estudos tanto de suas sementes quanto de seus produtos derivados, já que a soja possui fitoquímicos fisiologicamente favoráveis à saúde. Considerada um alimento funcional, de composição química quase completa, a soja possui caráter preventivo e fornece muitos dos nutrientes necessários ao organismo. Contém proteínas, ácidos graxos saturados e insaturados (poli-insaturados), e oligossacarídeos; também é fonte de compostos fenólicos como a isoflavona, uma das responsáveis por seus efeitos benéficos. Além disso, apresenta compostos bioativos como saponinas, fitatos e fitoesteróis, os quais auxiliam na redução dos riscos de doenças crônico-degenerativas (Carrão-Panizzi; Kitamura; Reganols, 2000).

Os alimentos à base de soja, que contêm isoflavonas, despertam o interesse dos pesquisadores pelo seu papel na redução do risco de câncer de cólon, mama e próstata, bem como na terapia da osteoporose. Os efeitos antiestrogênicos das isoflavonas, associados ao baixo índice de mortalidade em decorrência de câncer de mama em países asiáticos, reforçam a hipótese de que a ingestão da soja pode estar associada à redução do desenvolvimento dessas doenças (Salgado, 2001). O objetivo deste capítulo é elucidar a atividade preventiva das isoflavonas contra as doenças cardiovasculares, alguns tipos de câncer e osteoporose.

Os principais benefícios do consumo de soja e os mecanismos de ação de seus principais compostos também serão aqui discutidos.

2.1 Histórico da soja

A soja hoje cultivada (*Glycine max* (L.) Merrill) é diferente das sojas ancestrais que lhe deram origem. Sua evolução se iniciou com o aparecimento de plantas oriundas de cruzamentos naturais entre duas espécies de soja selvagem que foram melhoradas por cientistas da antiga China. Sua importância na alimentação da antiga civilização chinesa era tal que a soja, juntamente com o trigo, o arroz, o centeio e o mileto, era considerada um grão sagrado, com direito a cerimônias rituais em épocas de semeadura e colheita (Embrapa, 2004).

A soja chegou ao Brasil trazida por Gustavo Dutra, professor da Escola de Agronomia da Bahia, que realizou as primeiras avaliações de cultivares no Estado da Bahia (Embrapa, 2004).

Na década de 1960 ela passou a ser utilizada com maior intensidade na região Sul e, a partir da década seguinte, nos Cerrados.

2.2 Produção e consumo

2.2.1 Produção mundial

O principal propulsor da produção de soja tem sido a economia mundial cada vez mais globalizada. Segundo o Departamento de Agricultura dos Estados Unidos (USDA), a produção mundial de soja, na safra 2014/2015, aumentou de 317,25 milhões para 318,25 milhões de toneladas. No ano comercial de 2013/2014, a produção da oleaginosa ficou em torno de 283,54 milhões de toneladas (USDA, s.d.).

O Brasil, na safra 2013/2014, foi o maior exportador mundial de soja. As estimativas foram de 46,7 milhões de toneladas exportadas, ficando à frente dos Estados Unidos, que comercializaram aproximadamente 46,3 milhões de toneladas (Seab, 2014; USDA, s.d.).

No ciclo 2014/2015, a estimativa apontou a liderança nas vendas internacionais para os norte-americanos, que exportaram cerca de 46,8 milhões de toneladas, enquanto o Brasil exportou aproximadamente 46,7 milhões de toneladas (Seab, 2014).

Para a safra de 2015/2016, os Estados Unidos, segundo estimativas, seriam os maiores produtores, com 104,78 milhões de toneladas, enquanto o Brasil produziria aproximadamente 97 milhões de toneladas (USDA, s.d.).

2.2.2 Produção no Brasil

No ciclo 2013/2014, a cultura de soja ganhou mais espaço no Brasil, pois produtores optaram por aumentar a área de cultivo da oleaginosa devido aos bons preços pagos por sua tonelada.

Segundo a Companhia Nacional de Abastecimento (Conab), a área de plantio no país na safra 2014/2015 foi de 31,29 milhões de hectares, sendo superior em 3,7% à área cultivada na safra anterior (2013/2014). Mato Grosso, Paraná e Rio Grande do Sul, os maiores produtores de soja do país, aumentaram suas áreas de plantio em 4,7%, em média. A maior evolução na produção de soja no Brasil ocorreu entre as safras 2011/2012 e 2012/2013, quando a quantidade produzida passou de 66,38 milhões de toneladas para 81,50 milhões de toneladas (Conab, 2014).

2.2.3 Consumo

O consumo mundial de soja em grãos teve uma trajetória crescente ao longo dos anos. No ciclo 2009/2010, o total consumido foi de 209,12 milhões de toneladas. Na safra 2013/2014, esse valor aumentou para 239,57 milhões (USDA, s.d.).

Devido à abertura do mercado chinês e à expectativa de que a Índia aumente sua demanda interna, previsões estimam que o consumo venha a ser ainda maior nas safras futuras. Isso preocupa especialistas porque a maior demanda exigirá uma produção em expansão correspondente.

Os sabores adstringente e amargo, considerados indesejáveis, reduzem a aceitação de produtos alimentares à base de soja por consumidores que preferem sabores mais agradáveis. As diferenças nas percepções dos atributos sensoriais da soja podem ser explicadas por diferenças culturais. Países orientais como China e Japão consomem a soja e seus produtos há milhares de anos e apreciam o sabor considerado indesejável em grande parte dos países ocidentais, pois eles já fazem parte de sua cultura tradicional.

2.3 Valor nutricional

2.3.1 Composição

A soja apresenta em sua composição proteínas, gordura, vitaminas e minerais.

Proteínas

As globulinas, como ocorre na maioria das leguminosas, são as proteínas presentes em maior quantidade na soja. Em relação à sedimentação, existem quatro frações principais que podem ser distinguidas. A β-conglicinina e a glicinina são proteínas de reserva encontradas nos corpos proteicos dentro das células dos cotilédones, sendo as proteínas mais abundantes encontradas na soja. Quanto às enzimas e às hemaglutininas, a lipoxigenase é a enzima tecnologicamente mais importante encontrada na soja por catalisar a oxidação de ácidos graxos poli-insaturados, levando ao desenvolvimento de rancidez. Já para as hemaglutininas, a lecitina é a mais importante, sendo caracterizada como uma proteína que se liga a hidratos de carbono. Têm lhes sido atribuídos efeitos fisiológicos específicos como proteínas antinutricionais, porém são facilmente desativadas pelo calor.

O conteúdo proteico da soja é duas vezes superior ao da carne; quatro vezes ao dos ovos, do trigo e de outros cereais; cinco vezes ao do pão; e doze vezes ao do leite. A qualidade da proteína da soja é muito parecida com a da carne, com a vantagem de não conter colesterol, superando em qualidade as outras proteínas vegetais. O teor de proteína na soja é elevado (38%), porém não é apenas a quantidade total de proteína que é de extrema importância; a qualidade desta também deve ser levada em consideração. Os aminoácidos essenciais fundamentais à nutrição humana que não são produzidos naturalmente pelo nosso corpo são encontrados na proteína de soja. Comparando os aminoácidos essenciais de soja com aqueles de proteínas de referência (FAO/OMS), a metionina e a cisteína na soja são fatores limitantes, com valor químico de 47, em comparação com o valor químico de 100 de uma proteína ideal para a nutrição humana. Enquanto os aminoácidos de enxofre são fatores limitantes na soja, seu teor de lisina é elevado, o que a faz ser considerada um bom complemento para os cereais como arroz, milho etc., que são deficientes em lisina (Lambein et al., 2005).

O valor químico isolado não é suficiente para avaliar a qualidade da proteína, pois não leva em conta a digestibilidade e a disponibilidade biológica do aminoácido.

Nesse contexto, deve-se optar pela ingestão de alimentos à base de soja, pois possuem bons teores proteicos, e alguns estudos indicam que a proteína oriunda da soja favorece a função renal quando comparada às proteínas de origem animal.

Lipídeos

O teor de lipídeos na soja é de cerca de 20%. Os triglicerídeos representam aproximadamente 96% dos lipídeos de soja. Os fosfolipídeos e as lecitinas (2%) são utilizados nas indústrias de alimentos como emulsionantes (Kris-Etherton et al., 1988).

A soja contém um balanço de ácidos graxos saudável para o coração. É rica em ácidos graxos mono e poli-insaturados (80%), principalmente em forma de ácido linoleico, e possui baixo teor de ácidos graxos saturados (20%). O ácido linoleico, quando utilizado em substituição aos ácidos graxos saturados, pode reduzir os níveis de colesterol sanguíneo. Adicionalmente, a soja é uma fonte significativa de ácidos graxos essenciais de origem vegetal, como o ácido alfa-linolênico (ALA).

Carboidratos

A soja é composta de aproximadamente 30% de carboidratos; dessa porcentagem, 10% a 13% são carboidratos solúveis, 10% a 12% são açúcares (sacarose, frutose, rafinose e estaquiose) e 1% é amido. A soja também contém 18% de fibras e uma mistura de componentes estruturais celulósicos e não celulósicos (Dierking; Bilyeu, 2009).

Vitaminas e minerais

A soja ainda apresenta em sua composição minerais como o fósforo, o ferro e o magnésio, sendo uma fonte moderada de cálcio. Destaca-se como fonte de vitaminas do complexo B e das vitaminas lipossolúveis E e K.

Apesar de ser fonte de vários minerais essenciais, a soja dificulta a assimilação desses minerais pelo organismo humano em razão de sua forma química e de alguns componentes antinutricionais que promovem ou inibem sua absorção (Yamada et al., 2003).

Entre os inibidores, destaca-se o fitato, conhecido como ácido fítico, que é um composto utilizado pelas plantas para estocar fósforo no interior de suas células. Ele também é conhecido por formar alguns complexos com proteínas e minerais como o cálcio, o magnésio e o fósforo, reduzindo a biodisponibilidade desses minerais (Santana et al., 2012).

Antinutricionais

Assim como a maioria das leguminosas, a soja contém alguns compostos antinutricionais, como inibidores de tripsina, hemaglutininas e saponinas. Estes, porém, não são considerados um problema por serem desativados ou destruídos tanto pelo calor úmido quanto pelo calor seco. Os inibidores de tripsina merecem destaque, pois em excesso podem afetar a digestibilidade das proteínas da soja e reduzir a disponibilidade de alguns aminoácidos, limitando o valor nutricional dessa leguminosa.

Os inibidores de tripsina são mais resistentes ao calor, e sua destruição pode ocorrer em soja reidratada (50% a 60% de umidade) em água em ebulição por cinco minutos (Morley; Francis, 1968).

Processamento e tratamento térmico

O processamento da soja afeta o valor nutricional de seus produtos derivados. O tratamento térmico deve ser controlado para não provocar perdas em termos de valor nutritivo. O excesso de calor causa escurecimento nos produtos e perda de alguns aminoácidos essenciais, como a lisina.

Observou-se que as paredes celulares dos grãos de soja, se rompidas ou danificadas, desenvolvem rapidamente sabor e odor desagradáveis, não sendo possível eliminá-los totalmente ou mascará-los. Entretanto, alimentos preparados com soja apresentam paladar agradável se as enzimas presentes são desativadas antes do rompimento dos tecidos dos grãos. Por isso é que se deve ter cautela com o tratamento térmico.

A utilização de calor, hidrólise enzimática e fermentação pode alterar significativamente a distribuição do teor das isoflavonas. Certos processamentos, como a fervura, a moagem e a coagulação da proteína utilizadas na produção do *tofu*, podem não ocasionar uma destruição significativa das isoflavonas daidzeína ou genisteína, mas outros métodos, como a torrefação, podem resultar em perdas entre 15% e 21% de daidzeína e genisteína (Franke et al. 1995). A espumação durante o aquecimento para a produção de bebida de soja também pode reduzir o teor de isoflavonas.

Inúmeros métodos de processamento térmico são utilizados para o uso comercial da soja, sendo o principal a tostagem. Porém, o processamento deve ser controlado, pois o subaquecimento pode reduzir o aproveitamento de seus compostos bioativos. Já o superaquecimento pode ocasionar desnaturação proteica e escurecimento enzimático (reação de Maillard), o que reduz a disponibilidade da lisina e de alguns carboidratos.

2.4 Fitoestrógenos

Os fitoestrógenos são substâncias que pertencem à classe dos polifenois, divididos em isoflavonas, coumestrol e lignanas. A maioria dos alimentos vegetais contém fitoestrógenos, porém, a quantidade e a concentração dos compostos são bastante variáveis. A principal fonte de isoflavona para humanos é a soja; já de coumestrol são o broto de alfafa e diversos tipos de feijões. As lignanas estão presentes apenas como precursores de lignanas encontrados em alimentos ricos em fibra, como linhaça, produtos de grãos de soja refinados, centeio e outros grãos.

Os fitoestrógenos pertencem a um grupo de compostos ativos que possuem uma estrutura química semelhante à do estradiol, o hormônio feminino. Essa similaridade favorece a competição com receptores estrogênicos em várias células, sendo uma alternativa de reposição hormonal, pois possibilitam o efeito antiestrogênico. Os compostos ativos são, em sua maior parte, provenientes das isoflavonas genisteína e daidzeína. O estrógeno é considerado um dos reguladores essenciais à saúde da mulher. Quando produzido em excesso, durante a fase reprodutiva, pode desencadear processos carcinogênicos. Porém, sua falta, durante a menopausa, gera susceptibilidade a doenças cardíacas, osteoporose e outros desconfortos ocasionados nessa fase.

Uma alternativa já comprovada à reposição hormonal sintética é a da isoflavona, um fito-hormônio natural encontrado na soja que possui um componente ativo semelhante ao estrogênio humano e que pode ajudar na modulação desses sintomas (Salgado, 2004).

Os fitoestrógenos, como a isoflavona encontrada na soja, reduzem os riscos de desenvolvimento de doenças cardiovasculares, osteoporose, câncer de mama e de próstata.

Alguns vegetais possuem concentrações de fitoestrógenos elevadas, como, por exemplo, as sementes de linhaça, que são ainda uma rica fonte de lignanas. No entanto, a soja e o grão de bico contêm maiores concentrações de isoflavonas em comparação às sementes de linhaça. Apesar disso, é necessário que se avaliem os riscos oferecidos pelo consumo dos fitoestrógenos encontrados em fármacos a fim de caracterizar sua ação em nosso corpo, os efeitos de seu uso a longo e a curto prazos e as propriedades prejudiciais de cada composto. Os fitoestrógenos encontrados na soja e nos produtos à base de soja não causam efeitos deletérios ao organismo humano. As discussões sobre sua estrutura e suas propriedades químicas, assim como seus principais benefícios e funções biológicas, focalizam principalmente esse tipo de fitoestrógeno.

2.4.1 Estrutura química e mecanismo de ação

Os fitoestrógenos possuem um mecanismo de ação múltiplo, que pode ser dividido em três grupos (Fig. 2.1):

I: receptores de estrogênios, resultando em efeitos estrogênicos e não estrogênicos;

II: interação com enzimas essenciais na produção de esteroides sexuais ligados à proteína;

III: ações hormonais.

Aparentemente, os fitoestrógenos diferem entre si em seus potenciais e seus mecanismos de ação.

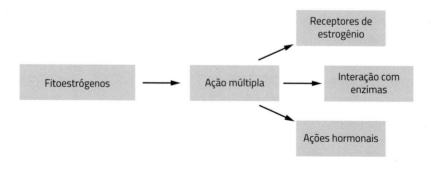

Fig. 2.1 *Mecanismos de ação dos fitoestrógenos*

Os fitoestrógenos apresentam uma estrutura semelhante à do estrogênio (17-β-estradiol) (Fig. 2.2), possuindo ação estrogênica de baixa potência e também ação antiestrogênica.

A ação estrogênica ocorre na menopausa, quando os fitoestrógenos substituem o estrógeno, que se apresenta em nível baixo.

Por sua vez, a ação antiestrogênica acontece na fase de reprodução da mulher, quando a presença de estrógeno compete com os fitoestrógenos pelos sítios de ligação nos receptores da célula (ação antagônica).

Estudos anteriores consideravam apenas os efeitos fisiológicos limitados à atividade estrogênica. Estudos mais recentes confirmam atividades antioxidante, antifúngica e anticarcinogênica, diminuição da perda de cálcio nos ossos, alívio dos sintomas da menopausa e melhora das funções cognitivas.

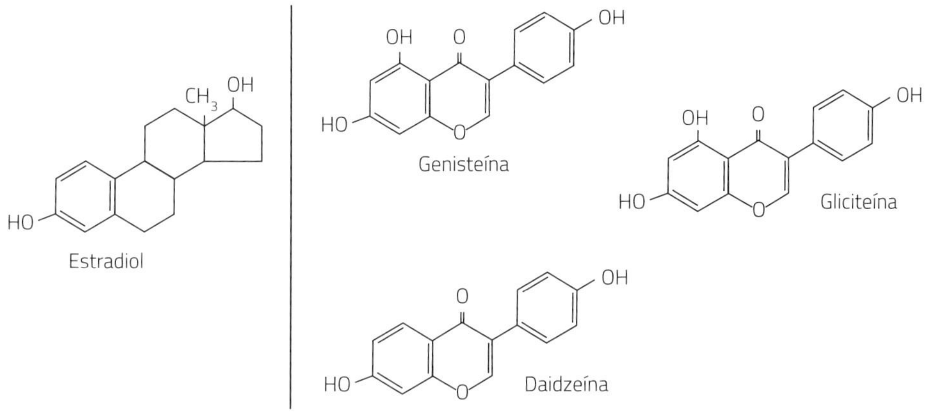

Fig. 2.2 *Estruturas de fitoestrógenos semelhantes a estruturas químicas do estrogênio (estradiol)*

2.5 Isoflavonas

O grão de soja possui inúmeros compostos funcionais, dos quais se destacam os compostos fenólicos isoflavonas. A soja é considerada um alimento funcional porque é a principal fonte de isoflavonoides. As proteínas da soja e seus isoflavonoides ajudam a prevenir algumas doenças crônicas, como a doença cardiovascular aterosclerótica, alguns tipos de câncer, osteoporose, doenças renais e sintomas indesejáveis da menopausa.

Os maiores teores de isoflavonas encontrados nos grãos de soja estão relacionados a fatores ambientais e genéticos. Os teores variam entre 12 e 461 mg × 100^{-1}, segundo valores encontrados em um levantamento feito em cultivares de soja no Brasil (Carrão-Panizzi et al., 2009). Na Tab. 2.1 são apresentados os conteúdos de isoflavonas em produtos à base de soja.

Tab. 2.1 Teor de isoflavonas em produtos à base de soja ocidental e de soja asiática

Descrição dos alimentos	Daidzeína mg/100 g	Genisteína mg/100 g	Gliciteína mg/100 g	Total mg/100 g
Subprodutos da soja ocidental				
Farinha de soja, gordura total	72,9	98,8	16,1	178,1
Proteína de soja isolada	30,8	57,3	8,5	91,1
Proteína de soja concentrada, extrato aquoso	38,3	52,8	4,9	94,7
Proteína de soja concentrada, extrato alcoólico	5,8	5,3	1,6	11,5
Iogurte de soja	13,8	16,6	2,8	33,2
Fórmula infantil à base de soja	7,2	14,8	3,0	25,0
Leite de soja	2,8	5,1	nd	7,9
Alimentos asiáticos				
Soja crua	20,4	22,6	7,6	49,0
Soja germinada cozida no vapor	5,0	6,7	0,8	12,5
Natto	33,2	37,7	10,6	82,3
Tempeh	22,7	36,2	3,8	60,6
Missô	16,4	23,2	3,0	41,5
Tofu cozido	12,8	16,2	2,4	31,4
Sopa de missô	0,8	0,7	0	1,5
Molho de soja	0,8	0,4	0,1	1,2

Observação: o óleo de soja e o *shoyo* não contêm isoflavonas.
Fonte: adaptado de USDA (2008).

O consumo das isoflavonas beneficia, além da atividade estrogênica, outros aspectos associados aos efeitos estrogênico e antiestrogênico. As propriedades benéficas estendem-se aos efeitos anticâncer, além de proporcionarem um efeito cardiovascular protetor, evitando o desenvolvimento de aterosclerose pela redução de lipoproteínas, como a de baixa densidade (LDL), e inibição de sua oxidação. O consumo dessas substâncias também fortalece o sistema imune e anti-inflamatório.

2.5.1 Estrutura química e mecanismo de ação

As isoflavonas são encontradas em sua forma inativa como glicosídeos ligados a uma molécula de açúcar, denominados genistina e daidzina.

A genistina é metabolizada no intestino por meio da ação de enzimas bacterianas, perdendo o resíduo de açúcar e transformando-se em genisteína, forma aglicona mais ativa (Fig. 2.3).

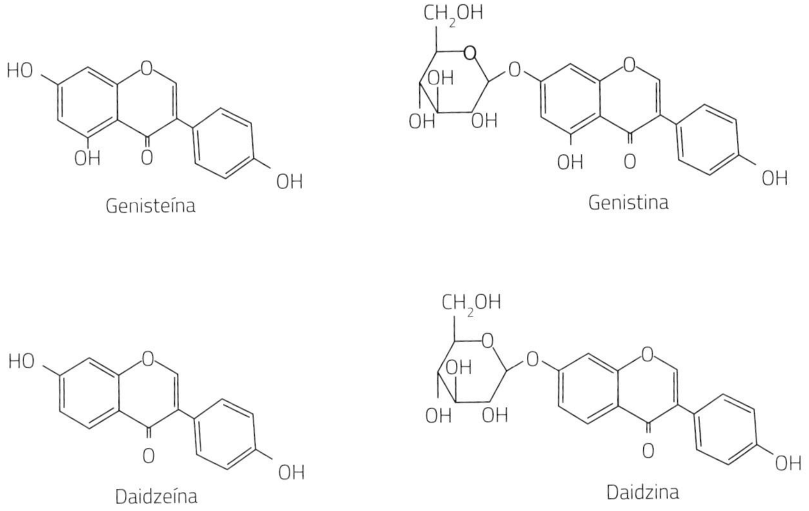

Fig. 2.3 *Estrutura química dos glicosídeos e agliconas de isoflavonas presentes na soja*
Fonte: *adaptado de Lee et al. (2005).*

As isoflavonas que não possuem a molécula de glicose ligada a sua cadeia principal são denominadas formas agliconas: genisteína, gliciteína e daidzeína. As formas agliconas são mais biodisponíveis, sendo absorvidas pelo organismo, enquanto as formas glicosídicas necessitam da transformação em agliconas para serem absorvidas.

O efeito das isoflavonas é variável em cada indivíduo; depende da imunidade, da hidrólise realizada pelas bactérias intestinais, da idade e da existência ou não de doenças do intestino. A hidrólise das isoflavonas pelas bactérias intestinais ocorre no intestino delgado, onde são absorvidas; elas são então conjugadas no fígado com o ácido glicurônico para, posteriormente, ter biodisponibilidade e atividade biológica no organismo. As isoflavonas encontradas no sangue e na urina estão basicamente na forma conjugada, sendo que a genisteína e a daidzeína possuem uma vida média de sete a nove horas no plasma circulante, e seu pico máximo é alcançado em seis a oito horas após sua administração. Uma alternativa para manter constantes os níveis de isoflavonas no organismo é consumi-las de duas a três vezes ao dia em vez de consumir a dose diária recomendada de uma única vez. A maior parte dos metabólitos das isoflavonas está concentrada na urina, em teores proporcionais à quantidade ingerida.

Estudos mostram que o equol, um metabólito das isoflavonas convertido a partir de daidzeína pela flora intestinal humana, é biologicamente mais ativo do que qualquer outra isoflavona. Relata-se que essa conversão decorre de certo número de bactérias na flora intestinal (Setchell; Clerici, 2010). Se uma pessoa pode produzir equol em resposta ao consumo de isoflavonas, ela é classificada como equol-produtora. Os benefícios à saúde resultantes da adoção de dietas à base de soja podem ser maiores em equol-produtores do que naqueles que não produzem equol. Entretanto, a produção de equol por uma bactéria específica na flora intestinal humana mostrou uma correlação epidemiológica positiva no desenvolvimento do câncer de próstata.

Na realidade, é preciso realizar mais pesquisas para que se possa caracterizar a farmacocinética das isoflavonas, bem como sua dose recomendada para que se obtenham os efeitos clínicos benéficos desejados.

Alguns resultados prévios de estudos em mulheres saudáveis na pré-menopausa indicam que 50 mg/dia de agliconas é suficiente para obter efeitos endócrinos significantes.

A dose utilizada e a duração do tratamento com base em uma dieta rica em fitoestrógenos são os principais fatores condicionantes do resultado clínico.

2.6 Saponinas

A funcionalidade das saponinas presentes na soja desperta interesse por seus benefícios à saúde. Estudar saponinas destaca-se como uma alternativa às pesquisas usualmente realizadas, já que grande parte delas enfoca os benefícios das isoflavonas, consideradas um dos principais compostos bioativos da soja.

As saponinas são derivadas do metabolismo secundário de plantas. Estão relacionadas ao sistema de defesa, e dessa forma são encontradas em tecidos vulneráveis a ataques fúngicos, bacterianos ou de insetos, sendo consideradas parte protetora das plantas.

2.6.1 Estrutura química e mecanismo de ação

As saponinas são divididas em duas classes principais: a dos triterpenoides e a dos glicosídeos esteroides; sua caracterização por meio da estrutura é feita de acordo com o número de unidades de açúcar ligadas em diferentes posições.

As saponinas do tipo esteroidal são encontradas em monocotiledôneas, e as do tipo triterpênica, em dicotiledôneas (leguminosas), sendo a soja uma de suas principais fontes alimentares. Sua estrutura química compreende um núcleo hidrofóbico (sapogenina) no qual as cadeias hidrofílicas de açúcar estão ligadas (Güçlü-Üstündag; Mazza, 2007).

As saponinas são classificadas em A, B e E, dependendo da estrutura química das agliconas. As saponinas A possuem um grupo hidroxila na posição do C-21; já as do grupo B possuem um átomo de hidrogênio nessa mesma posição. O grupo E é considerado parte da oxidação do grupo B, diferindo dos demais por possuir um grupo carboxila em C-22.

As saponinas são consideradas termossensíveis, e estudos têm avaliado essa característica e sua estabilidade nos diversos produtos elaborados com soja. Durante o processamento ou o armazenamento da soja, a saponina pode sofrer modificações químicas, o que ocasiona mudanças em sua composição e propriedades e atividades biológicas, desejáveis ou não. Estudos mostram que no cozimento de leguminosas como a soja, a quantidade de saponinas pode ser reduzida em 7% a 53%.

A quantidade de saponinas em produtos elaborados a partir da soja é variável, mas considerada baixa quando comparada com a soja crua. Os produtos à base de soja obtidos por meio de processos que utilizam etanol, como proteínas concentradas, possuem um baixo teor de saponinas em razão da solubilidade desses compostos em álcool.

2.7 Soja: interação fármaco × nutriente

Essa interação consiste na modificação farmacológica ou clínica de um medicamento devido à ingestão concomitante de um nutriente ou à alteração do nutriente devido à administração simultânea com um medicamento. A proteína da soja pode prejudicar a absorção de levotiroxina (forma sintética do principal hormônio produzido pela glândula tireoide, chamado de tiroxina) no trato digestório e, portanto, não se deve ingerir o medicamento e o alimento ao mesmo tempo; deve haver um intervalo de no mínimo duas horas entre a ingestão de um e de outro (Tsouronis, 2001).

Também merece destaque o fato de que a utilização de antibióticos que alteram a flora intestinal interfere no metabolismo das isoflavonas.

2.8 Benefícios da soja à saúde

2.8.1 Soja × menopausa

A menopausa é caracterizada pela suspensão irreversível da função ovariana mediante o declínio da secreção estrogênica. A falta desse hormônio leva a alterações no perfil lipídico e ao aumento na deposição de gordura (Sanches et al., 2010).

A terapêutica hormonal de substituição (TSH) – a reposição hormonal – é considerada o principal tratamento dos sintomas da menopausa. Entretanto, alguns estudos, como o Women's Health Initiative, alertaram que o tratamento aumenta o risco de desenvolvimento de câncer de mama e problemas cardiovasculares. Como consequência, houve um declínio na prescrição de TSH e uma crescente procura por terapias alternativas. Os fitoestrógenos apresentam-se como uma opção, já que são compostos vegetais estruturalmente semelhantes ao estradiol e com uma fraca atividade estrogênica. Eles são divididos em três classes: isoflavonas, lignanos e cumestanos. A classe mais estudada é a das isoflavonas. Estudos epidemiológicos observaram que as mulheres asiáticas que tinham um consumo habitual maior de isoflavonas em sua alimentação em relação às mulheres ocidentais (cujo consumo de isoflavona é baixo) apresentavam menor incidência de sintomas vasomotores na menopausa. As isoflavonas da soja são as principais responsáveis por esse efeito benéfico, especialmente a genisteína e a daidzeína.

O objeto de pesquisa da maioria dos estudos é o climatério (período que precede o término da vida reprodutiva da mulher), que é permeado por sintomas como fogachos, enjoos, sudorese, além de outras patologias, como diabetes e dislipidemias, que podem prejudicar a saúde feminina. Logo, os estudos buscam encontrar alternativas para que as mulheres passem por essa fase de maneira confortável e saudável. A alimentação adequada desempenha uma contribuição-chave para o alívio dos sintomas referentes ao climatério, com destaque para a soja, rica em isoflavonas e com significativo valor nutricional.

Uma pesquisa da Faculdade de Ciências Médicas da Unicamp comparou os resultados da ingestão diária do alimento à base de soja Previna® com o uso de baixa dosagem de terapia hormonal e placebo para combater os sintomas de mulheres na pós-menopausa. Os efeitos observados foram que o grupo que utilizou o alimento à base de soja e o grupo que utilizou a terapia hormonal apresentaram melhoras significativas nos sintomas de ondas de calor, dor muscular e secura vaginal. A suplementação à base de soja, segundo esse estudo, deve ser considerada uma terapia alternativa efetiva para os principais sintomas da menopausa. A Previna® é um concentrado à base de isolado proteico de soja que contém proteínas e isoflavonas, além de ser enriquecido com cálcio.

É importante ressaltar que a proteína de soja e o cálcio, quando consumidos juntamente com as isoflavonas, potencializam a ação destas. O estudo citado anteriormente comprovou essa interação.

Williamson-Hughes et al. (2006) também analisaram os resultados de pesquisas em que a dosagem de isoflavonas foi investigada. Foram fornecidos 15 mg de genisteína por tratamento, e observou-se que os grupos que consumiam esse composto apresentaram diminuição dos fogachos. Em outra pesquisa, as pacientes foram tratadas com doses inferiores a 15 mg de genisteína, sem que tenha ocorrido uma diminuição significante dos fogachos. A redução desse sintoma, de acordo com esses estudos, estava relacionada com a dose de genisteína, e não com a quantidade de isoflavonas ingerida no tratamento. Esses resultados indicam que o conteúdo individual das isoflavonas, como, por exemplo, o teor de genisteína e sua heterogeneidade, é fundamental quando comparado com a quantidade total de isoflavonas utilizada para o controle e/ou a redução dos fogachos.

2.8.2 Soja × diabetes

Estimativas sugerem que até 2035 a população com diabetes irá dobrar. Inúmeras pesquisas buscam alternativas de tratamento antidiabético a fim de restabelecer mecanismos envolvidos com a hiperglicemia, proporcionando uma melhor qualidade de vida aos pacientes com diabetes.

Uma das propriedades das isoflavonas que tem ganhado espaço nas áreas de pesquisa é sua atividade antidiabética. A genisteína, isoflavona encontrada na soja, demonstra a capacidade de estimular a proliferação de células β-pancreáticas em ratos usados em modelo de diabetes tipo 2, incentivando a secreção de insulina. Esses benefícios estão relacionados com a capacidade de interação da genisteína com os receptores de estradiol. Além disso, a genisteína também estimula a inibição de dissacaridases intestinais, reduzindo a presença de glicose no sangue (Fu; Liu, 2009; Choi et al., 2010; Gilbert; Liu, 2013).

2.8.3 Soja × câncer

Estudos epidemiológicos propõem que o consumo elevado de soja em populações asiáticas está associado a uma menor incidência de alguns tipos de câncer, como o de próstata e mama, em comparação com a incidência desses cânceres em países ocidentais.

A genisteína possui uma maior afinidade de ligação com o receptor de estrogênio-β e uma menor afinidade com o receptor de estrogênio-α em comparação ao estradiol, o que afeta o metabolismo do estrogênio e exerce um papel favorável na prevenção de cânceres dependentes de hormônios.

Os resultados encontrados em uma pesquisa realizada com homens asiáticos que consumiam uma dieta rica em soja mostraram no soro, na urina e no fluido da próstata altos níveis de isoflavonas, o que sugere que ela contribui para a redução da incidência de câncer de próstata (Kurahashi et al., 2007).

Estudos preliminares demonstraram que a inibição do crescimento de células cancerígenas pelas isoflavonas presentes na soja está relacionada com a modulação de genes associados ao controle do ciclo celular e à apoptose. Ensaios clínicos mostraram que o consumo de isoflavonas de soja é seguro e não tóxico ao ser humano em contraste com medicamentos quimioterápicos, mas é evidente que a atividade das isoflavonas na terapia do câncer é limitada e que os resultados são mais significativos na prevenção ou na redução do risco.

As propriedades anticancerígenas das isoflavonas de soja poderiam também ser mais bem utilizadas se esses compostos naturais fossem usados como coadjuvantes da radioterapia.

Não existem estudos clínicos que avaliem a funcionalidade das saponinas como agente anticâncer ou antioxidante, e os poucos ensaios realizados em modelos animais não proporcionam informações suficientes para conclusões mais aprofundadas. Grande parte dos estudos limita-se a ensaios *in vitro* com linhagens celulares de diferentes tipos de câncer, sendo propostos diversos mecanismos de ação (Kang et al., 2010).

O efeito das saponinas de soja sobre as células humanas de câncer de cólon também foi avaliado. A conclusão com base nos resultados desse estudo é a de que esses compostos podem ser úteis na prevenção desse tipo de câncer.

Na população asiática, cuja alimentação é rica em soja, observa-se baixo índice de doenças cardiovasculares, mas, quando esses grupos passam a viver em sociedades ocidentais, perdem essa proteção. Essa proteção em relação a doenças cardiovasculares é devida à ocorrência de fitoquímicos na soja, como isoflavonas e outros derivados de flavonoides. Alguns estudos epidemiológicos evidenciam que as isoflavonas e as proteínas bioativas da soja estão envolvidas no mecanismo de prevenção das doenças cardiovasculares graças a sua capacidade de reduzir o colesterol total, os triglicerídeos e a lipoproteína de baixa densidade.

As evidências de que as isoflavonas, em especial a genisteína, são capazes de reduzir os níveis de colesterol total sanguíneo são inúmeras, o que levou a Food and Drug Administration (FDA) a autorizar a publicação da alegação de saúde de alimentos contendo proteína de soja pela redução do risco de desenvolvimento de doenças cardiovasculares. Porém para a alegação ser válida e para que se obtenham os efeitos saudáveis para o coração, o consumo deve estar em torno de 25 g/dia da proteína de soja.

Adicionalmente, as isoflavonas isoladas, como a genisteína e a dadzeína, parecem desempenhar uma atividade fundamental em outros processos bioquímicos relacionados com doenças cardiovasculares, aparentando possuir a capacidade de inibir o óxido nítrico e a produção do fator de necrose tumoral (TNF-alfa) (Gottstein et al., 2013).

Os produtos à base de soja ou que a incluem em sua composição estão envolvidos na redução dos colesteróis total e LDL. O consumo desses produtos também pode reduzir os níveis de glicose no sangue em mulheres na pós-menopausa e com diabetes tipo 2 e síndrome metabólica.

Estudos preliminares mostraram efeitos desejáveis do consumo da soja e seus fitoestrógenos no metabolismo de lipídeos e do açúcar. A proteína de soja, em modelos experimentais animais e humanos de obesidade e diabetes, demonstrou sua capacidade de reduzir a insulinemia sérica (resistência insulínica), e em obesos mostrou um efeito hipocolesterolêmico significante.

Considerada uma boa fonte de aminoácidos arginina e glicina, a soja é fundamental no fornecimento desses aminoácidos essenciais para a síntese de glucagon, que possui ações termogênica e hiperglicemiante, auxiliando na oxidação dos ácidos graxos via glicogenólise hepática. Em mulheres na pós-menopausa, os fitatos também foram avaliados na proteção contra os riscos de doenças cardiovasculares. Juntamente com a proteína de soja, eles demonstraram um potencial de prevenção da aterosclerose. Outros compostos, como as saponinas, também têm sido relacionados a propriedades hipocolesterolêmicas e formam, juntamente com o colesterol, compostos insolúveis, conseguindo inibir sua absorção pelo intestino.

2.8.4 Soja × osteoporose

Os efeitos de altas e baixas concentrações de isoflavonas em proteína de soja foram estudados na densidade mineral óssea de mulheres na pós-menopausa. Pacientes com baixa ingestão não obtiveram alterações significativas da massa óssea; porém, em pacientes que ingeriram altas concentrações, foi detectado um aumento da densidade mineral óssea da coluna. A diminuição da perda óssea em mulheres na pós-menopausa e uma baixa taxa de fraturas de quadril foram verificadas em mulheres asiáticas que consumiam isoflavonas da soja; o mesmo não foi detectado em mulheres não asiáticas.

Um estudo observou que um elevado teor de isoflavonas, 80,4 mg/dia, foi capaz de diminuir a perda óssea em vértebras lombares, pois aumentou em 5,6% a densidade óssea. As isoflavonas isoladas da soja, em concentrações altas, podem ser utilizadas como alternativas à terapia medicamentosa ou ser associadas a medicamentos em casos de mulheres com tendência à osteoporose (Alekel; Germain; Peterson, 2000).

2.8.5 Soja × função cognitiva

A soja é conhecida por sua capacidade antioxidante. Porém, nos últimos anos, ela despertou interesse como um nutriente neuroprotetor. A ação da soja foi relatada como inibidora da acetilcolinesterase, capaz de melhorar a memória para aprendizagem em roedores.

Um estudo de Ahmad et al. (2014) avaliou os efeitos neuroprotetores das isoflavonas da soja e do *tempeh* na disfunção cognitiva. Foram utilizadas concentrações de 10 mg/kg, 20 mg/kg e 40 mg/kg de isoflavonas a partir de soja e *tempeh*, que foram administradas por via oral em ratos cuja disfunção cognitiva foi induzida pela droga-padrão, denominada escopolamina (1 mg/kg intraperitoneal). Observou-se que os tratamentos com isoflavonas da soja e do *tempeh* foram capazes de inverter significativamente o efeito da escopolamina, o que foi verificado pela melhoria da memória dos grupos em que a dose utilizada foi de 40 mg/kg. Outro benefício constatado foi que, na dose mais elevada, houve uma melhoria significativa das atividades colinérgicas, prevenindo a neuroinflamação.

2.9 Considerações finais

A soja é classificada como um alimento funcional pelo caráter preventivo proporcionado por seus compostos bioativos, principalmente isoflavonas e proteínas. É considerada uma fonte significativa de proteínas de alto valor biológico, oligossacarídeos e ácidos graxos poli-insaturados, sendo nutricionalmente quase completa. Essa diversidade de compostos dificulta a atribuição de suas funções benéficas a um único componente, devendo ser incentivado o consumo da soja integral e não exclusivamente de um único componente isolado. Seja por outros nutrientes presentes nos grãos de soja, seja pela inter-relação dos nutrientes, há uma potencialização da ação dos compostos bioativos.

Quanto aos benefícios que proporciona à saúde, segundo a Anvisa, a funcionalidade da soja é atribuída à proteína de soja, cujo consumo auxilia na redução do risco de doenças cardiovasculares. Outras, evidências sugerem que existem compostos, como as saponinas, que possuem efeitos benéficos em doenças cardiovasculares e outras doenças. Diante desse quadro, surge a necessidade de um estudo da sinergia entre os compostos bioativos, os mecanismos de ação e os biomarcadores, além de um estudo que estabeleça as doses seguras para consumo, para que se comprove a capacidade dos compostos bioativos da soja de reduzir o risco de desenvolvimento de outras doenças.

Questões

2.1) O conteúdo proteico da soja é inferior ao da carne, sendo sua qualidade inferior à de outras proteínas vegetais. Você concorda com essa informação? Justificar.

2.2) O tratamento térmico é um fator que pode influenciar as perdas de valor nutritivo nos grãos de soja. Como isso pode ocorrer? Explicar.

2.3) Um paciente do sexo feminino relatava sofrer com fogachos e inchaço, sintomas típicos da menopausa. Ao procurar atendimento, o médico lhe prescreveu fitoestrógenos como alternativa de reposição hormonal. Por que o médico optou pela recomendação desse composto? Explicar.

2.4) As isoflavonas podem ser encontradas em sua forma ativa, aglicona, ou inativa, glicosídica. Explicar as diferenças entre elas.

2.5) Sabe-se que para serem absorvidas por nosso organismo as isoflavonas precisam estar em suas formas aglicosas, que são mais biodisponíveis. Como ocorre essa transformação em nosso organismo?

2.6) Existe um aminoácido presente em grandes quantidades na soja. Que aminoácido é esse e como ele pode ser utilizado?

2.7) Dona Maria utiliza fitoestrógenos em sua reposição hormonal. Contente com os resultados, recomendou a suas vizinhas que também os utilizassem, pois ela não havia observado efeitos adversos e tivera grande melhora em sua saúde. Você concorda com o que Dona Maria disse a suas vizinhas?

2.8) A soja, assim como a maioria das leguminosas, contém alguns compostos antinutricionais. Como é possível realizar a inativação ou a destruição desses compostos?

2.9) Explicar como ocorrem as perdas de saponinas em produtos à base de soja.

2.10) Quais argumentos sustentam a evidência de que as isoflavonas possuem a capacidade de reduzir os níveis de colesterol total sanguíneo?

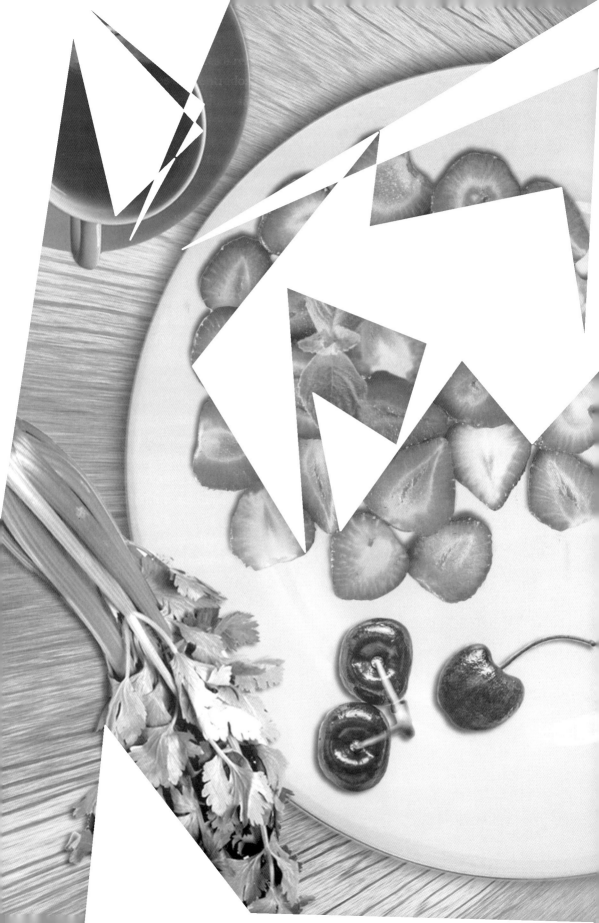

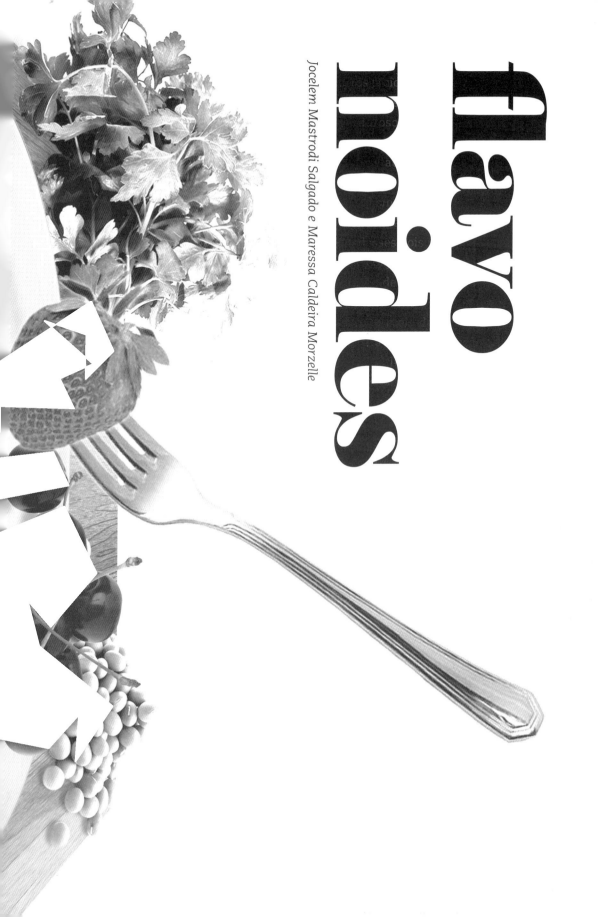

flavonoides

Jocelem Mastrodi Salgado e Maressa Caldeira Morzelle

Este capítulo tem como objetivo descrever os mecanismos de ação e os benefícios à saúde dos compostos bioativos denominados flavonoides.

O termo *flavonoides* é usado para designar um grupo de metabólitos secundários das plantas que apresentam atividades benéficas ao organismo humano e que fazem parte do grande grupo de compostos fenólicos (Boxe 3.1).

Com o avançar dos anos, os efeitos biológicos dos flavonoides passaram a ser alvo de controvérsias. Os estudos tiveram início no ano de 1936, quando o cientista húngaro Albert Szent-Györgyi detectou ações simultâneas da vitamina C pura e de um cofator presente em cascas de limão. Esse cofator, hoje conhecido como rutina, foi primeiramente denominado citrina e, depois, vitamina P. Portanto, nesse período, propriedades vitamínicas eram conferidas aos flavonoides. Mais tarde, nos anos 1970, os flavonoides foram classificados como compostos com propriedades carcinogênicas e mutagênicas. Foi somente a partir dos anos 1980, com a descoberta dos alimentos funcionais, que esse grupo passou a receber mais atenção devido a seus efeitos benéficos à saúde. Por estarem presentes em concentrações significativas principalmente em frutas e legumes, campanhas em todo o mundo, como a *Five a day* ou a *An apple a day keeps the doctor away*, têm incentivado o aumento do consumo de vegetais.

3.1 Química e síntese

Os compostos fenólicos, em geral, são formados quimicamente por um anel aromático contendo um ou mais grupos de hidroxilas (OH). Esses compostos são divididos em subgrupos de acordo com sua estrutura química. Todas as classes de compostos fenólicos apresentam hidroxilas, o que lhes confere propriedades antioxidantes, embora suas atividades biológicas sejam diversificadas.

Os flavonoides constituem o grupo mais comum e amplamente distribuído de compostos fenólicos em plantas. São produtos do metabolismo secundário das plantas, responsáveis por funções que englobam desde a regulação de enzimas metabólicas até a defesa contra insetos. Geralmente são encontrados nos vacúolos, mas, em alguns casos, estão presentes em cromoplastos e cloroplastos. Já em seres humanos e animais, eles não são sintetizados e precisam ser consumidos como parte da dieta.

Quimicamente, os flavonoides são substâncias com 15 átomos de carbono em seu esqueleto básico, divididos em dois anéis aromáticos (A, B) que são ligados por três átomos de carbono, e um heterocíclico oxigenado (C), como pode ser observado na Fig. 3.2.

Boxe 3.1 O que são metabólitos secundários?

Os metabólitos secundários são compostos gerados por plantas como um mecanismo de defesa contra herbívoros, microrganismos patogênicos e radiação ultravioleta (UV), diferentemente dos metabólitos primários, que estão relacionados ao crescimento e ao desenvolvimento das plantas. Além disso, funções como sustentação e/ou pigmentação também podem ser atribuídas aos metabólitos secundários. Esses compostos não têm um papel direto no crescimento e no desenvolvimento da planta, e sua distribuição no reino vegetal é restrita. Atualmente, já foram identificados mais de 200 mil metabólitos secundários, sintetizados por meio de quatro vias metabólicas principais: a do ácido malônico, a do ácido mevalônico, a do metileritritol fosfato (MEP) e a do ácido chiquímico, como mostra a Fig. 3.1.

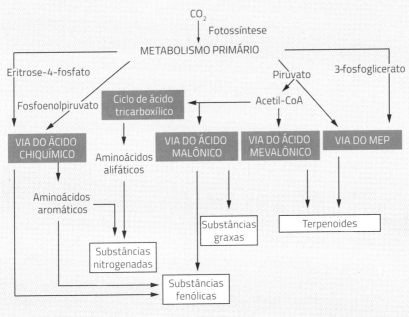

Fig. 3.1 *Principais vias de síntese de metabólitos secundários*
Fonte: *Taiz e Zeiger (2009).*

Os flavonoides são biossintetizados na via do metabolismo secundário das plantas. No citosol, os flavonoides são sintetizados por meio de complexos mecanismos metabólicos que atuam, por exemplo, na prevenção da formação de intermediários reativos ou potencialmente tóxicos e sua difusão para dentro do citoplasma. A biossíntese do anel A ocorre a partir da condensação de malonil-coenzima A (CoA) pela via do acetato-malonato, enquanto os anéis B e C são sintetizados pela via do ácido chiquímico, ambos originados do metabolismo da glicose.

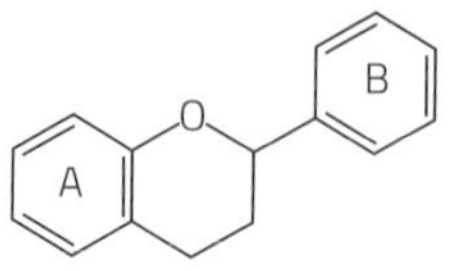

Fig. 3.2 *Estrutura básica dos flavonoides*

A formação desses compostos inicia-se com o metabolismo de fenilpropanoides. A fenilalanina sofre uma desaminação catalisada pela enzima fenilalanina amônia-liase (PAL), formando ácido cinâmico. Posteriormente, inúmeras reações envolvendo o ácido cinâmico o transformam em chacona. A chacona é precursora dos diferentes subgrupos de flavonoides.

Até o final do século passado já haviam sido identificados mais de seis mil compostos diferentes dessa classe. Esses flavonoides diferem quanto aos arranjos de hidroxilas, metoxilas ou grupos glicosídeos e também quanto à ligação entre os anéis A e B. As diferentes substituições no anel C promovem a divisão desses compostos em subclasses.

Além de apresentarem diferenças em suas estruturas químicas, os subgrupos de flavonoides também apresentam diferenças significativas quanto a biodisponibilidade, estabilidade e funções fisiológicas relacionadas com a saúde humana.

Inúmeras classificações são adotadas para os subgrupos dos flavonoides, uma vez que esse termo define um grupo de substâncias com diferentes características que, consequentemente, podem ser divididas de diferentes maneiras. Na maioria das vezes, essa diversidade de compostos é classificada em pelo menos dez diferentes grupos químicos, sendo os mais comuns na dieta as flavonas, as flavononas, os flavonóis, as isoflavonas, os flavanóis e as antocianidinas.

As estruturas químicas de alguns subgrupos de flavonoides podem ser observadas na Fig. 3.3, ao passo que mais detalhes dessa classificação são dados no Quadro 3.1.

Os flavanóis, também conhecidos como flavan-3-óis ou grupo das catequinas, constituem a classe mais abundante de flavonoides em vegetais. A esse subgrupo pertencem os monômeros catequina, epicatequina e galocatequina. Trata-se de uma subclasse complexa, já que essas estruturas podem estar em sua forma polimérica, as proantocianidinas. Estas são divididas em procianidinas, quando são derivadas de catequina e epicatequina, e em prodelfinidinas, quando são derivadas de galocatequina e epigalocatequina.

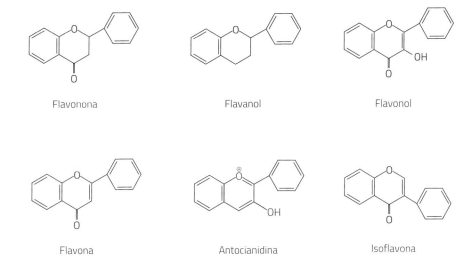

Fig. 3.3 *Estruturas químicas dos principais flavonoides*

Quadro 3.1 PRINCIPAIS SUBGRUPOS DE FLAVONOIDES E SUAS RESPECTIVAS FONTES E CORES

Subgrupo	Flavonoide	Fontes	Cor
Antocianidinas	Cianidina, delfinidina, pelargonidina, peonidina	Cereja, morango e frutas escuras	Azul, vermelha ou roxa
Flavanóis	Epicatequina, epigalocatequina, epigalocatequina galato	Chás	Incolor
Flavononas	Naringina, naringenina, hesperidina, neo-hesperidina	Frutas cítricas	Incolor ou amarela
Flavonas	Apigenina, luteolina, rutina, tangeretina	Salsinha, aipo e frutas cítricas	Amarelo-clara
Flavonolóis	Kaempferol, miricetina e/ou mircetina, quercetina	Brócolis, chá, cebola e maçã	Amarelo-clara
Isoflavonas	Daidzeína, genisteína	Soja e seus derivados	Incolor
Flavanonóis	Taxifolina	Frutas	Incolor

Fonte: Damodaran, Parkin e Fennema (2010).

As catequinas, principais representantes do grupo dos flavanóis, são constituídas por um anel de floroglucinol (A), um anel de catecol (B) e um anel pirânico (C).

Nos alimentos, esses compostos podem aparecer sob duas formas: glicosilada e aglicona. Os flavonoides glicosilados ocorrem quando o composto está ligado a um açúcar e estão presentes principalmente em folhas, flores e tecido vegetal. Já a forma aglicona ocorre quando o composto não está ligado a um açúcar e é mais comum em tecidos de madeira. As sementes dos vegetais apresentam os dois tipos de flavonoides.

Com exceção do subgrupo dos flavanóis (catequinas), a maior parte dos flavonoides é encontrada nos alimentos na forma glicosilada. Os flavonolóis, por exemplo, são encontrados em alimentos no modo glicosilado, associados principalmente à glicose e à ramnose. No entanto, outros açúcares também podem estar envolvidos, como a galactose, a arabinose e a xilose.

A conjugação, na maioria das vezes, acontece com apenas um açúcar, mas pode haver dois ou três açúcares ligados à mesma molécula. Essa glicosilação pode influenciar as propriedades químicas, físicas e biológicas dos polifenóis. A quercetina-3-O-β-glicosídeo apresenta essa conjugação, conforme mostra a Fig. 3.4.

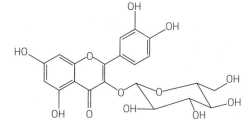

Fig. 3.4 *Estrutura química da quercetina-3-O-β-glucosídeo*
Fonte: Bentz (2009).

3.2 Fontes

As principais fontes de flavonoides são frutas, vegetais folhosos, raízes, tubérculos, bulbos, ervas, temperos, legumes, chá, café, cacau e vinho. O tipo e a quantidade de flavonoides ingeridos mudam de acordo com a matriz.

O perfil de flavonoides em cada espécie vegetal é determinado por um sistema intrínseco de enzimas controladas geneticamente que regulam a síntese e a distribuição de metabólitos secundários nas plantas. Em adição aos fatores intrínsecos, o conteúdo de flavonoides é fortemente influenciado por fatores extrínsecos, como estação do ano, incidência de radiação UV, clima, composição do solo, e preparo e processamento do alimento, como é possível observar na Fig. 3.5.

Existe um banco de dados on-line sobre a quantidade de flavonoides em alimentos que pode ser consultado gratuitamente, denominado *Phenol-Explorer* (www.phenol-explorer.eu).

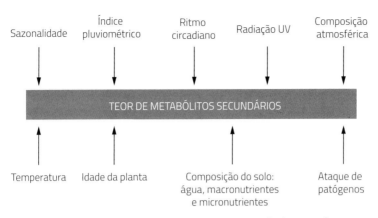

Fig. 3.5 *Fatores que afetam o acúmulo de metabólitos secundários nas plantas*
Fonte: *adaptado de Gobbo-Neto e Lopes (2007).*

3.2.1 Frutas

As pesquisas científicas têm mostrado que o elevado consumo de frutas promove uma redução na incidência de doenças crônicas não transmissíveis. A comprovação dessa relação afetou os hábitos do consumidor e, consequentemente, os rumos tanto dos centros de pesquisa quanto da indústria de alimentos. Atualmente, os consumidores estão conscientes dos benefícios obtidos pela inserção de frutas na dieta. Esses benefícios ocorrem devido ao elevado conteúdo de compostos bioativos que elas possuem, especialmente flavonoides. Em razão de suas variadas composições químicas, as frutas podem diferir quanto ao subgrupo de flavonoides de maior incidência. A maçã, por exemplo, destaca-se como uma rica fonte de quercetina, enquanto a jabuticaba apresenta elevado teor de antocianinas. Antocianidinas, flavononas, flavonas, flavonolóis e flavanonol são os principais subgrupos encontrados em frutas.

O Quadro 3.2 apresenta o conteúdo dos principais flavonoides presentes em frutas brasileiras.

As chamadas "frutas vermelhas" ou *berries* são fontes de flavonoides, especialmente de antocianinas. As antocianinas são os pigmentos hidrossolúveis responsáveis pelas colorações vermelha, azul, púrpura, rosa, malva e violeta dos alimentos. Os teores mais elevados de antocianinas são encontrados em uva preta, mirtilo, framboesa, ameixa e cereja. Quanto mais forte a coloração do fruto, maior seu teor de antocianinas; por isso, ao comprar ameixas, deve-se escolher sempre as de coloração mais forte. O Boxe 3.2 fornece detalhes do açaí, um fruto com elevado teor de antocianinas que vem ganhando relevância pelos benefícios que pode trazer à saúde.

Quadro 3.2 CONTEÚDO DE FLAVONOIDES EM FRUTAS BRASILEIRAS
(µg/g DE PARTE COMESTÍVEL)

Frutos	Quercetina	Kaempferol
Acerola (*Malpighia glabra* L. ou *Malpighia punicifolia* L.)		
Cultivar Longa Vida	2,3-5,4	0,6-1,2
Cultivar Olivier	5,0-5,5	0,8-1,1
Maçã (*Malus domestica* Borkh.)		
Cultivar Fuji (vermelha, com pele)	6,3-8,6	-
Cultivar Golden Delicious (verde, com pele)	2,8-4,2	-
Cultivar Gala (vermelha, com pele)	4,0-8,0	-
Caju (*Anacardium occidentale* L.)	1,0-1,9	-
Figo (*Ficus carica* L.)	0,8-1,9	-
Goiaba (*Psidium guajava* L.)		
Cultivar Ogawa (vermelha)	0,8-1,1	-
Tipo branca (branca)	1,0-1,2	-
Jabuticaba (*Myrciaria jaboticaba* Berg)	0,8-1,3	-
Laranja (*Citrus sinensis*)		
Cultivar Pera	0,2-0,4	-
Cultivar Bahia	0,3-0,5	-
Cultivar Lima	0,3-0,4	-
Cultivar Seleta	0,2-0,4	-
Morango (*Fragaria ananassa* Duch.)		
Cultivar Kamarossa	0,7-0,9	0,6-0,8
Cultivar Oso Grande	0,9-1,4	0,6-1,3
Cultivar Sweet Charlie	0,7-1,0	0,6-1,0

Fonte: Hoffmann-Ribani, Huber e Rodriguez-Amaya (2009).

Atualmente, são conhecidos mais de 400 compostos desse grupo. As principais antocianinas presentes em frutas são: cianidina, pelargonidina, delfinidina, malvidina e peonidina (Fig. 3.6). Esses compostos diferem entre si devido ao número de hidroxilas, sendo que as delfinidinas são as antocianinas com o maior número de grupos hidroxila no anel B e, consequentemente, aquelas que apresentam um poder antioxidante mais elevado quando comparadas às outras.

Entre os alimentos que são fonte de compostos bioativos com atividade antioxidante, é possível destacar a romã (*Punica granatum*), uma fruta originária do Oriente Médio que é usada há séculos na medicina popular. Ela tem sido amplamente promovida, com ou sem apoio científico, como um dos alimentos capazes de prevenir uma variedade de doenças. A elevada atividade antioxidante dos produtos à base de romã tem estimulado estudos de seus efeitos na saúde. Em vários desses estudos, a fruta e o suco de romã demonstraram propriedades antioxidantes superiores àquelas encontradas em alimentos considerados de alta atividade antioxidante, com valores três vezes superiores aos obtidos pelo vinho tinto e pelo chá verde.

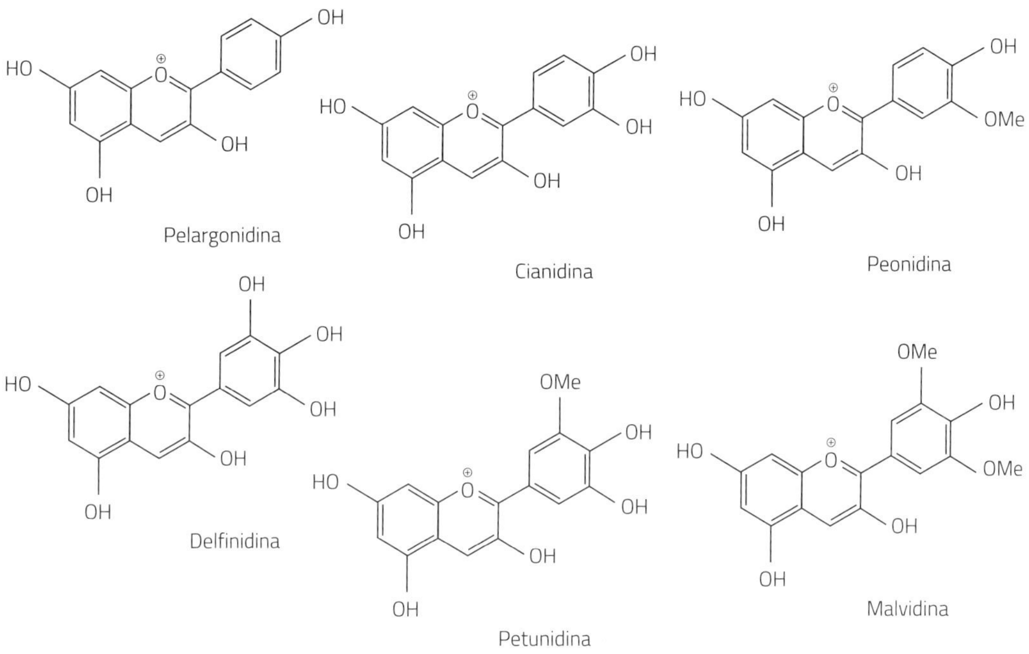

Fig. 3.6 *Estrutura das antocianinas*

> **Boxe 3.2** Açaí
>
> O açaí (*Euterpe oleracea* Mart.) é um fruto típico da região Norte do Brasil. Nos últimos anos, ganhou importância em todo o país e no exterior devido aos benefícios que pode trazer à saúde, associados a seus compostos bioativos e a sua capacidade antioxidante.
>
> O açaí apresenta uma coloração semelhante à da jabuticaba. A cor roxa é resultado da presença das chamadas *antocianinas* (das palavras gregas *anthos*, flor, e *kianos*, azul), compostos responsáveis por boa parte da atividade antioxidante total do fruto. As principais antocianinas encontradas na polpa do açaí são a cianidina, a pelargonidina e a peonidina, todas na forma glicosilada.

FLAVONOIDES

Na hora de escolher o fruto, é importante saber que, quanto mais escuro o tom roxo da polpa do açaí, maior sua concentração de antocianinas.

Na maior parte do país, o fruto é consumido em forma de polpa congelada. É necessário cuidado com os métodos de conservação prolongada dessa polpa congelada para que a atividade antioxidante e os principais compostos bioativos mantenham-se estáveis.

Estudos indicam que o consumo regular de açaí pode reduzir o risco do desenvolvimento de diabetes tipo 2, câncer, doenças cardiovasculares e Alzheimer e também combater o envelhecimento. Esses efeitos benéficos à saúde estão relacionados principalmente a suas ações antioxidante, anti-inflamatória e antimicrobiana.

3.2.2 Cebola

A quercetina é o principal flavonoide consumido na dieta e pode ser encontrada principalmente na cebola, no vinho, na uva, em chás, na maçã e em vegetais verdes folhosos. A fonte mais comum de quercetina na dieta é a cebola, atingindo valores de até 486 mg/kg do produto. Mais de 500 estruturas de flavonoides já foram identificadas nesse vegetal. Além da quercetina, destacam-se também seus níveis de miricetina e kaempferol.

Os flavonóis são os principais flavonoides encontrados na cebola e os responsáveis pela sua coloração (amarela, branca ou roxa). No total, pelo menos 25 diferentes tipos desses compostos já foram identificados no bulbo e na casca (Boxe 3.3). (Swieca et al., 2013).

Boxe 3.3 Resíduos agroindustriais como fonte de bioativos

Você sabia que a maior parte dos compostos fenólicos presentes nos vegetais é desprezada? É isso mesmo! Na maioria dos vegetais, a concentração de compostos fenólicos é maior na casca em comparação com a polpa. Por exemplo, as camadas externas da cebola são fontes de flavonoides, sendo a capacidade antioxidante mais elevada, em ordem decrescente, da camada mais externa para as camadas mais internas do vegetal. A casca da cebola contém um teor de flavonoides, com destaque para a quercetina, até 48 vezes superior ao da polpa. O mesmo acontece com a uva, a jabuticaba, a romã e o rabanete.

Muitos estudos sobre a valorização e o aproveitamento de resíduos agroindustriais vêm sendo desenvolvidos. Isso porque esses resíduos possuem quantidades consideráveis de substâncias bioativas, reconhecidas por suas propriedades promotoras de saúde, além de aplicações tecnológicas como antioxidantes e corantes alimentícios. Pesquisas indicam que é possível fazer uso dos extratos de cascas de vegetais como agentes antioxidantes em produtos cárneos, sucos e até mesmo em chocolates.

3.2.3 Chá

O chá é a bebida mais consumida no mundo. O chá verde, elaborado com as folhas de *Camellia sinensis*, é usado há milhares de anos com propósitos medicinais na China e na Índia devido a seu elevado conteúdo de flavonoides. As catequinas são os flavonoides mais abundantes no chá verde. Em peso seco, uma xícara desse chá contém de 30% a 40% de catequinas, incluindo a epigalocatequina-3-galato (EGCG), a epigalocatequina (EGC), a epicatequina-3-galato (ECG) e a epicatequina (EC). A epigalocatequina-3-galato é a catequina mais abundante no chá verde, com concentrações que variam de 7 a 74 mg/g de folha ou 50 a 540 mg/xícara ou 236 mL de chá.

Além do chá verde, outros 300 tipos de chá podem ser produzidos a partir das folhas de *Camellia sinensis* por meio de diferentes processos de produção, os quais afetam o perfil de flavanóis da bebida. Entre esses chás, destaca-se o chá preto, que é um produto de fermentação das folhas. Esse chá possui flavonoides como a quercetina, a miricetina, o kaempferol e as catequinas (EC, ECG, EGC e EGCG), que são responsáveis por suas propriedades antioxidantes. Com o processo de fermentação, as catequinas são oxidadas, polimerizadas e convertidas em produtos de condensação complexos, as teaflavinas. Quatro teaflavinas são comumente formadas no chá preto: teaflavina TF1 (EC + EGC), teaflavina-3-o-monogalato TF2a (ECG + EGC), teaflavina-3´-o-monogalato TF2b (EC + EGCG) e teaflavina-3,3´-o´o-digalato TF3 (ECG + EGCG). Os compostos formados desempenham um importante papel nas propriedades sensoriais do chá preto.

Nos Estados Unidos, os diferentes tipos de chá contribuem com 77% da ingestão dos flavonoides totais (Chun; Chung; Song, 2007). Os flavonoides dos chás apresentam fortes efeitos antioxidantes e são poderosos contra os radicais livres (superóxido, peróxido de hidrogênio, radical hidroxila, óxido nítrico e peroxinitrito) produzidos por substâncias químicas e sistemas biológicos. Inúmeros produtos à base de chá têm sido desenvolvidos, incluindo bebidas, extratos e concentrados de chá, o que evidencia seu potencial de exploração no mercado.

3.2.4 Vinho

O vinho é uma mistura complexa de flavonoides (Boxe 3.4); o tinto contém níveis superiores de flavonoides (1.450 mg/L) quando comparado ao branco (45 mg/L) (Basli et al., 2012). As antocianidinas, compostos responsáveis pela coloração roxa das uvas, geralmente representam 50% dos flavonoides encontrados no vinho tinto, seguidas das catequinas (37%) (Grotewold, 2006). Os flavonoides são cruciais na conservação, na maturação e no envelhecimento de vinhos devido a sua elevada capacidade antioxidante.

Boxe 3.4 Paradoxo francês

Sabe-se que o elevado consumo de gorduras saturadas, o hábito de fumar e o sedentarismo são fatores que podem levar ao desenvolvimento de doenças cardiovasculares. Mas como explicar a baixa incidência dessas doenças em uma população sedentária, com hábitos tabagistas e uma dieta repleta de gorduras saturadas como a francesa?

Em 1819, um médico irlandês chamado Samuel Black mostrou que os franceses consumiam gorduras saturadas (queijos, patês e manteiga) em excesso, mas sofriam pouco de aterosclerose.

Em 1979, St. Leger e alguns colaboradores publicaram na revista *The Lancet* o chamado "Estudo dos 18 países". Nesse trabalho, constatou-se que nos países em que o consumo de vinho era regular havia um menor índice de mortalidade por doenças circulatórias.

Doze anos depois, em 1991, Serge Renaud e Michel de Lorgeril lideraram uma pesquisa na Universidade de Bordeaux em que 34 mil homens foram avaliados. O resultado foi publicado no *British Medical Journal* e indicava que o consumo diário de vinho juntamente com as refeições fazia com que o povo francês apresentasse menor incidência de problemas cardiovasculares.

Os dados obtidos por essa pesquisa consolidam o chamado *paradoxo francês*. Inúmeras emissoras internacionais de televisão e rádio divulgaram esses estudos, e os benefícios do consumo moderado de vinho ganharam repercussão mundial.

Em julho do ano seguinte, Renaud e Lorgeril publicaram um artigo intitulado *Wine, alcohol, platelets, and the French Paradox for coronary heart disease* na prestigiada revista médica *The Lancet*. No artigo, os pesquisadores defendiam que a ingestão leve e moderada de vinho reduziria em 40% a 60% o risco do desenvolvimento de doenças cardiovasculares. Essa ação biológica pode ser atribuída aos compostos fenólicos presentes no vinho. No entanto, é importante ressaltar que a ingestão deve ser moderada (consumo regular de uma taça por dia) para que haja proteção contra doenças do coração; em excesso, o consumo de vinho pode levar à cirrose hepática, considerada uma doença terminal do fígado.

3.2.5 Cacau

O cacau é uma mistura complexa de mais de 380 substâncias químicas conhecidas, das quais dez são classificadas como compostos bioativos. Os principais compostos bioativos do cacau são os flavonoides, especialmente a catequina, a epicatequina e as procianidinas. No entanto, o processamento afeta significativamente o conteúdo de flavonoides do cacau. A seção 3.6 traz informações adicionais sobre a influência do processamento no conteúdo de flavonoides. O chocolate escuro, mesmo com a significativa redução em seu conteúdo de antioxidantes em decorrência do processamento, é considerado uma fonte de antioxidantes na dieta norte-americana, em que se consome frutas e legumes em quantidades abaixo das recomendadas.

3.3 Ingestão

Geralmente, as informações disponíveis na literatura sobre a ingestão diária de compostos fenólicos são apenas parciais.

Em um estudo realizado na França, verificou-se um consumo médio de 1.123 mg/dia de polifenóis, sendo os flavonoides um dos polifenóis mais comuns da dieta francesa (ingestão diária em torno de 506 mg/dia). As frutas, as bebidas não alcoólicas e os produtos à base de cacau são os principais contribuintes alimentares de flavonoides à dieta. Bebidas alcoólicas (vinho), vegetais e cereais também contribuem significativamente para a ingestão de flavonoides (Pérez-Jimenez et al., 2011).

Na Espanha, outro estudo determinou um consumo médio de 820 mg de compostos fenólicos por dia, sendo que 304 mg eram provenientes de flavonoides. Em países mediterrâneos, como a Espanha, as principais fontes dietéticas de polifenóis são o café e as frutas; no entanto, um diferencial em relação a outros países é o consumo de polifenóis provenientes de azeitonas e azeites de oliva (Tresserra-Rimbau et al., 2013).

As variações obtidas nas diferentes pesquisas podem ser atribuídas aos critérios de cada uma, aos métodos utilizados e aos compostos de referência selecionados para análise.

Os dados sobre a ingestão diária de flavonoides no Brasil são escassos. O único trabalho desenvolvido nesse âmbito indicou o consumo de 79 mg por dia para mulheres e 86 mg por dia para homens (Arabbi; Genovese; Lajolo, 2004). A partir desses resultados é possível verificar que o consumo de flavonoides pelo brasileiro é extremamente baixo e precisa ser incentivado principalmente por meio do estímulo ao consumo de frutas.

3.4 Absorção

Um composto bioativo que apresenta certa atividade biológica em testes laboratoriais pode não fazer o mesmo no organismo e ser ineficaz, por não estar biodisponível ou por ser rapidamente metabolizado e excretado. Uma abordagem completa sobre a atividade biológica dos compostos bioativos deve envolver o estudo de sua biodisponibilidade e englobar liberação, absorção, distribuição, metabolismo, tempo de meia-vida efetiva, mecanismos de ativação e inativação, bem como a excreção do composto.

É importante ressaltar que as propriedades biológicas dos flavonoides são influenciadas não só por sua concentração e sua natureza química, mas também por sua biodisponibilidade, uma vez que a quantidade de compostos bioativos presente nos alimentos não reflete necessariamente a quantidade absorvida e metabolizada pelo organismo.

Em geral, os flavonoides não apresentam uma boa biodisponibilidade. Valores inferiores a 10% da quantidade consumida atingem concentrações máximas no plasma após algumas horas (Corcoran; McKay; Blumberg, 2012). Inúmeros fatores podem influenciar a biodisponibilidade desses compostos; entre eles, os constituintes nutricionais do alimento.

Estudos indicam que os lipídeos da dieta podem aumentar a biodisponibilidade da quercetina administrada em adultos com alto risco de desenvolvimento de doenças cardiovasculares. Um estudo realizado com homens com sobrepeso/obesidade e mulheres na pós-menopausa indicou que um almoço com alto teor de gordura pode melhorar a biodisponibilidade da quercetina, aumentando sua absorção nas micelas do intestino delgado (Guo et al., 2013).

Possíveis interações entre as proteínas do leite e do chá preto foram responsáveis pela redução do potencial antioxidante do plasma, mas não foram capazes de alterar a biodisponibilidade de catequinas, da quercetina ou do kaempferol em humanos (Manach et al., 2004). Dessa forma, a adição de leite ao chá, um costume europeu, não afeta a absorção dos flavonoides em humanos.

Além disso, a absorção dos flavonoides também é influenciada pela ligação com açúcares, sendo que os flavonoides glicosídicos são mais lentamente absorvidos. Após a absorção, as formas glicosiladas são convertidas em agliconas por um mecanismo conhecido como desglicosilação por enzimas (glicosidases). A microflora do cólon desempenha um importante papel nessa conversão (Yao et al., 2004), e o tempo para que se atinja a concentração plasmática máxima após a administração oral de genistina ou daidzina na forma glicosídica (nove horas) é superior àquele após a administração oral das agliconas correspondentes (duas horas) (Setchell et al., 2001).

Os mecanismos de absorção intestinal dos polifenóis ainda não foram totalmente elucidados. Contudo, sabe-se que a maior parte desses compostos é hidrofílica o suficiente para ser absorvida por difusão passiva. Entretanto, alguns outros mecanismos de permeação podem estar envolvidos, como os transportadores de membranas. Além das concentrações plasmáticas, deve-se considerar também a biodisponibilidade de polifenóis e de seus metabólitos em tecidos. Mas ainda é difícil afirmar se os polifenóis têm a capacidade de se depositar em órgãos específicos. Alguns estudos sobre o assunto mostram que células específicas incorporam os polifenóis por mecanismos especiais. O endotélio é um dos primeiros tecidos em que os flavonoides são depositados (Horst; Lajolo, 2009).

Deve-se estar atento a possíveis interações que possam afetar a absorção de flavonoides consumidos na dieta. Atualmente, as pesquisas científicas já reconhecem que os polifenóis dietéticos são extensivamente metabolizados e que as propriedades químicas e biológicas de seus metabólitos são, na maioria dos casos, bastante diferentes das propriedades das moléculas precursoras. Com base nisso, o metabolismo, a absorção e as vias de sinalização dos compostos fenólicos e derivados tornaram-se uma questão importante e de interesse para toda a comunidade científica.

3.5 Efeitos benéficos à saúde

Os compostos do grupo dos flavonoides, mesmo com suas diversidades estruturais, possuem várias características biológicas e químicas em comum. Essas características lhes conferem potencialidade na prevenção ou na redução do risco de inúmeras doenças crônicas não transmissíveis.

3.5.1 Efeitos antioxidantes

Uma propriedade comum a todos os grupos de flavonoides é sua capacidade de atuar como antioxidante. Os flavonoides podem atuar de diferentes maneiras na proteção do organismo. Os principais mecanismos de ação relacionados a sua capacidade antioxidante serão explorados a seguir.

Neutralização e/ou inativação de radicais livres

O primeiro nível de defesa contra os radicais livres é constituído pela ação antioxidante dos flavonoides, que impede sua formação principalmente pela inibição de reações em cadeia com o ferro e o cobre.

Os flavonoides são capazes de estabilizar os radicais livres presentes no organismo por meio da hidrogenação ou da complexação com espécies oxidantes, impedindo que eles ataquem os lipídeos, os aminoácidos das proteínas, as duplas ligações presentes nos ácidos graxos poli-insaturados e até mesmo o DNA, auxiliando, dessa forma, na proteção de células e tecidos. Consequentemente, esse mecanismo de ação contribui para a prevenção do envelhecimento e a redução da incidência de doenças crônicas não transmissíveis, como as neurodegenerativas, as cardiovasculares ou o câncer.

A estrutura química conjugada em anel e rica em grupos hidroxilas faz com que os flavonoides sejam compostos doadores de elétrons. Com isso, tornam-se potenciais antioxidantes por reagirem e inativarem ânions superóxido (O_2^{-}), peróxido de hidrogênio (H_2O_2) e oxigênio singlete ($^1O_2$).

Durante o sequestro direto de radicais livres, os flavonoides são oxidados pelos radicais graças à elevada reatividade do grupo hidroxila desses compostos, resultando em um radical mais estável e menos reativo, de acordo com a seguinte equação:

$$\text{Flavonoide (OH)} + R^* > \text{Flavonoide (O*)} + RH$$

em que R é um radical livre e O* é um radical livre de oxigênio.

Outro mecanismo de proteção dos flavonoides envolve o reparo das lesões causadas no organismo pela prevalência de radicais livres. Nesse processo, ocorre a remoção de danos da molécula de DNA e a reconstituição de membranas celulares danificadas.

Aumento de antioxidantes endógenos

Os flavonoides podem tanto neutralizar os diferentes radicais livres produzidos pelo organismo quanto estimular a atividade de enzimas antioxidantes endógenas importantes, como o superóxido dismutase, a glutationa peroxidase e a catalase. Além disso, esses compostos podem inibir as atividades das enzimas pró-oxidantes, tais como a ciclo-oxigenase, a lipoxigenase e a xantina oxidase, além da expressão do óxido nítrico.

Esse mecanismo de ação dos flavonoides é capaz de inibir a oxidação de LDL. Essa ação protege as partículas de LDL, e, consequentemente, os flavonoides podem atuar como agentes preventivos contra a aterosclerose.

Via da xantina oxidase

Outro mecanismo importante de atuação antioxidante dos flavonoides é a via da xantina oxidase. A xantina oxidase é uma enzima que gera espécies reativas de oxigênio e, consequentemente, uma lesão oxidativa de tecidos, sobretudo em casos de isquemia e reperfusão. A quercetina, a luteolina e a silibina se mostraram capazes de inibir a xantina oxidase e, assim, prevenir o aumento da produção de radicais livres no organismo.

Síntese de óxido nítrico

Muitos flavonoides, incluindo a quercetina, também reduzem os danos pela interferência na atividade de síntese do óxido nítrico. Elevadas quantidades de óxido nítrico podem gerar danos oxidativos, uma vez que ele reage com os radicais livres e se transforma no potente peroxinitrito, que ataca o LDL, causando danos irreversíveis à membrana celular. Ao reduzir a ação de radicais livres, os flavonoides previnem a transformação do óxido nítrico em peroxinitrito, reduzindo os danos.

3.5.2 Propriedades anti-inflamatórias

Os flavonoides são considerados anti-inflamatórios e, assim, podem reduzir o risco do desenvolvimento de inúmeras doenças. Alguns mecanismos que expliquem a ação anti-inflamatória dos flavonoides têm sido propostos, incluindo a regulação da atividade de células inflamatórias, a modulação da atividade de enzimas no mecanismo do ácido araquidônico (fosfolipase A2, cicloxigenase e lipoxigenase), bem como a modulação da produção e da expressão gênicas de moléculas pró-inflamatórias (Benavente-Garcia; Castillo, 2008).

Os produtos da ação das enzimas cicloxigenase e lipoxigenase sobre o ácido araquidônico são as prostaglandinas, os tromboxanos e os leucotrienos, também denominados eicosanoides. Esses compostos, dependendo de sua via de síntese, podem apresentar uma atividade inflamatória. A quercetina, em particular, vem sendo amplamente estudada por sua capacidade específica de inibir a cicloxigenase e a lipoxigenase, diminuindo assim a formação desses metabólitos inflamatórios.

Os mecanismos de ação dos flavonoides como compostos anti-inflamatórios são resumidos no Quadro 3.3.

Quadro 3.3 MECANISMOS ANTI-INFLAMATÓRIOS DOS FLAVONOIDES

Atividade	Mecanismo	Efeito
Modulação das células inflamatórias	Modulação da atividade enzimática Modulação dos processos de secreção	Diminuição da ativação de células inflamatórias
Modulação das enzimas pró-inflamatórias	Inibição das enzimas da cadeia do ácido araquidônico Inibição da síntese de NO	Redução dos mediadores inflamatórios: NO, leucotrienos e prostaglandinas
Modulação dos mediadores pró-inflamatórios	Modulação da produção de citocinas	Diminuição das citocinas inflamatórias: interleucinas e TNF-α
Modulação dos genes de expressão pró-inflamatórios	Modulação da transdução	Inibição do gene de transcrição pró-inflamatório

Fonte: García-Lafuente et al. (2009).

3.5.3 Flavonoides e câncer

O consumo de alimentos ricos em flavonoides, principalmente vegetais e frutas, está associado com uma baixa incidência de câncer em humanos. Os flavonoides podem atuar nos diferentes estágios da carcinogênese (processo de formação do câncer), e o mecanismo de ação antitumoral inclui: atividade antioxidante, inativação dos cancerígenos, antiproliferação, bloqueio do ciclo celular, indução da apoptose e da diferenciação, inibição da angiogênese e eliminação da resistência a medicamentos.

A ação anti-inflamatória dos flavonoides também está altamente relacionada à prevenção do câncer. Essa relação é complexa e envolve inúmeros mecanismos: atividade antioxidante, inibição da cicloxigenase-2, inibição da proteína quinase C, modulação da MAPK (proteínas quinases ativadas por mitógenos) e/ou modulação do NF-KB (fator de transcrição nuclear kappa B) (García-Lafuente et al., 2009). A inflamação tecidual promovida pelo tumor serve como um estímulo para o desenvolvimento dele, e os anti-inflamatórios são vistos como preventivos nessa fase da carcinogênese.

Adicionalmente, alguns flavonoides, como a genisteína, a daidzeína, a luteolina e a quercetina, são evidenciados por inibirem as topoisomerases de DNA, um mecanismo de ação típico de fármacos anticancerígenos (Russo; Del Bufalo; Cesario, 2012).

A inibição do crescimento de células malignas provocada pelos flavonoides pode ser uma consequência de sua interferência na atividade da proteína quinase, envolvida na regulação da proliferação celular, e da apoptose (morte celular programada). O padrão de hidroxilação do anel B das flavonas e dos flavonolóis, tais como a luteolina e a quercetina, parece influenciar a inibição que eles provocam na atividade da proteína quinase e no mecanismo antiproliferação, ou seja, a inibição do crescimento total de células cancerígenas (Kanadaswami et al., 2005). Além disso, os efeitos moduladores de flavonoides no ciclo celular são um fator que pode mediar sua atividade antiproliferativa.

Estudos recentes indicam que a EGCG, uma das principais catequinas do chá verde, pode inibir a ativação do fator 1 induzível por hipóxia (HIF-1α) e NFkB, bem como a expressão do fator de crescimento endotelial vascular (VEGF), suprimindo assim a angiogênese (processo no qual novos vasos sanguíneos são formados a partir daqueles preexistentes) do tumor e a progressão do câncer (Gu et al., 2013).

A quercetina é evidenciada em inúmeros trabalhos científicos como um potente agente anticâncer. Pesquisas recentes demonstram que a administração oral de quercetina foi capaz de inibir o crescimento de tumores pancreáticos em um modelo animal por meio da apoptose das células cancerígenas, sugerindo um possível benefício em pacientes com câncer de pâncreas (Angst et al., 2013).

Também há evidências de que a quercetina pode aumentar a resposta de tumores à quimioterapia. Concentrações de 0,7 µm de quercetina são capazes de aumentar a quimiossensibilidade das células de câncer de mama à doxorrubicina, um fármaco amplamente utilizado na quimioterapia (Li et al., 2013).

3.5.4 Flavonoides e função cognitiva

Sabe-se que indivíduos com dieta constituída por quantidades elevadas de frutas e vegetais apresentam uma menor incidência de doenças relacionadas ao envelhecimento.

A relação entre a ingestão de flavonoides e a função cognitiva é evidenciada em inúmeros estudos. Entre os benefícios da ingestão de flavonoides, observou-se uma associação com a melhoria do desempenho cognitivo e com uma melhor evolução do desempenho ao longo do tempo (Letenneur et al., 2007).

É de amplo conhecimento que os radicais livres estão associados a muitas doenças relacionadas ao envelhecimento, especificamente a doença de Alzheimer. O estresse oxidativo, condição causada pela prevalência de radicais livres no organismo, enfraquece a plasticidade sináptica e a função cognitiva, desempenhando um papel-chave na doença de Alzheimer. O acúmulo de peptídeos beta-amiloides também provoca um aumento das espécies reativas de oxigênio (ERO). A geração de ERO pode induzir danos estruturais e funcionais nas membranas das células por meio da peroxidação lipídica. Nesse sentido, o consumo de alimentos que são fontes de flavonoides e possuem uma elevada capacidade antioxidante pode possivelmente constituir uma estratégia não medicamentosa interessante.

Diversos estudos demonstram a atividade neuroprotetora de flavonoides como a quercetina, o resveratrol, a mircetina, a fisetina, a apigenina, a luteolina e a rutina. Eles protegem as células contra a disfunção mitocondrial, uma degradação comum em doenças neurodegenerativas, e também são capazes de inibir a enzima acetilcolinesterase, responsável por degradar o neurotransmissor acetilcolina, que desempenha um importante papel em funções cognitivas como memória e aprendizagem. Esses achados sugerem uma nova função protetora dos polifenóis, que é complementar a sua propriedade antioxidante.

A suplementação da dieta com extratos ricos em compostos bioativos poderá ser vantajosa na indução do sistema de defesa antioxidante e na melhora da função cognitiva durante o envelhecimento. O crescente interesse pelos antioxidantes provenientes da dieta, presentes principalmente em frutas e vegetais, incentivou a pesquisa para o desenvolvimento de produtos ricos em polifenóis, especialmente bebidas à base de frutos.

O consumo de flavonoides totais e suas subclasses também foi associado a um menor risco de desenvolver a doença de Parkinson.

Em geral, o consumo regular de alimentos ricos em flavonoides é vantajoso para a indução de um sistema de defesa antioxidante, a prevenção da deterioração da memória e a melhoria da função cognitiva.

3.5.5 Flavonoides e doenças cardiovasculares

A relação entre o consumo de flavonoides e o risco de doenças cardiovasculares é foco de inúmeras pesquisas. Acredita-se que os flavonoides atuem por meio de quatro mecanismos:

- aumento da vasodilatação coronária;
- prevenção da oxidação do LDL;
- redução da agregação plaquetária;
- redução da absorção de lipídeos.

Substâncias vasodilatadoras, como as prostaciclinas, o óxido nítrico e o EDGF (fator relaxante derivado do endotélio), são sintetizadas e liberadas pelas células endoteliais. Essas células promovem também a síntese da endotelina, que participa da regulação do tônus vascular, do controle de plaquetas e da adesão, da agregação e da migração leucocitária. Alimentos ricos em flavonoides podem melhorar a função endotelial em hipertensos e portadores de doença arterial coronária, melhorando a vasodilatação dependente do endotélio, por meio do aumento da bioviabilidade de óxido nítrico, do estímulo à produção de EDGF e da redução da produção de endotelina.

Flavonoides provenientes da dieta podem aumentar o *status* de óxido nítrico por vias distintas, o que pode melhorar a função endotelial e reduzir a pressão arterial. As maçãs, ricas em flavonoides, podem aumentar o *status* de óxido nítrico, melhorar a função endotelial e acarretar uma menor pressão arterial aguda, beneficiando, assim, a saúde cardiovascular.

Estudos indicam também que homens que ingerem altas quantidades de flavonoides apresentam baixo risco de sofrer uma hemorragia cerebral.

Flavonoides, portanto, parecem diminuir os riscos de eventos que estão particularmente associados aos processos trombóticos, tais como hemorragia cerebral, e não apenas aterosclerose.

3.5.6 Flavonoides e osteoporose

A osteoporose é uma condição debilitante e dolorosa que envolve uma baixa densidade mineral óssea (DMO) e um elevado risco de fratura. O consumo de flavonoides está positivamente relacionado à saúde dos ossos, uma vez que alguns desses compostos são capazes de estimular a formação do osso e inibir a reabsorção óssea por meio de sua ação em vias de sinalização celular que influenciam a diferenciação de osteoblastos (células responsáveis pela *construção* do osso) e osteoclastos (células que fazem o remodelamento ósseo).

Os flavonoides provenientes do chá são aqueles que possivelmente estão relacionados à proteção contra a perda óssea. Estudos realizados na

Austrália indicam que beber chá está intimamente associado à preservação da estrutura do quadril (Devine et al., 2007).

Não obstante, um estudo inglês comparou a densidade mineral óssea de mulheres que consumiam chá com a daquelas que não consumiam. As mulheres que bebiam chá apresentaram uma densidade mineral óssea maior do que aquelas que não consumiam a bebida. Os flavonoides no chá inglês possivelmente são os compostos responsáveis pela prevenção da osteoporose.

Estudos detectaram que a quercetina ativa a formação de fibras do colágeno, que são componentes importantes da estrutura óssea (Muraleva et al., 2012).

As isoflavonas, provenientes da soja e de seus derivados, também apresentam propriedades benéficas à saúde dos ossos. Um estudo desenvolvido em Xangai mostrou que a prevalência de fraturas de quadril em mulheres estava inversamente relacionada ao consumo de soja (Zhang et al., 2005). Adicionalmente, evidências científicas apontam que o consumo de isoflavonas de soja purificadas (genisteína e daidzeína) durante os primeiros cinco dias de vida proporciona densidade mineral óssea maior, estrutura óssea melhorada e mais resistência óssea na idade adulta em mulheres (Kaludjerovic; Ward, 2009).

Dessa maneira, os flavonoides encontrados em uma variedade de alimentos de origem vegetal são promissores aliados da saúde dos ossos, tanto na prevenção primária da perda de massa óssea na vida adulta quanto na forma de uma terapia complementar, em condições de estresse oxidativo elevado ou inflamação crônica.

No entanto, estudos mais aprofundados nessa área são necessários a fim de estabelecer quais seriam os flavonoides mais eficazes na promoção da saúde dos ossos e em quais doses eles deveriam ser utilizados, assim como seus mecanismos de ação que levariam a esses benefícios.

3.6 Processamento de alimentos

O mercado de alimentos funcionais lida com um desafio: controlar a estabilidade de compostos bioativos durante o processamento e o armazenamento. E, quando se trata de antioxidantes como os flavonoides, esse desafio ganha uma ênfase ainda maior.

Os flavonoides são importantes para as qualidades sensorial, nutricional e funcional de frutas e vegetais, conferindo-lhes cor, adstringência, aroma e estabilidade oxidativa. Dessa forma, alterações no conteúdo de flavonoides podem provocar modificações indesejáveis nos produtos.

Ao considerar o processamento de alimentos, é evidente que a exposição de compostos bioativos ao binômio tempo *versus* temperatura acarretará perdas. Cebolas e tomates perdem de 75% a 80% de sua quercetina original com 15 minutos de fervura. Perdem-se até 65% quando se usa o micro-ondas e 30% no processo de fritura. Portanto, a atividade biológica dos flavonoides é facilmente comprometida após o cozimento ou a fervura dos alimentos (Banerjee; Ramos; Aggarwal, 2002).

Estudos descrevem a estabilidade dos flavonoides do chá preto sob condições severas, como temperatura e umidade elevadas durante períodos prolongados de armazenamento. Os resultados indicam que um ano de armazenamento em condições normais (temperatura ambiente e umidade regular) não altera o conteúdo de catequinas e teaflavinas. O armazenamento do chá por 14 dias em temperaturas de 65 °C e 75 °C também não reduziu o conteúdo desses compostos. Os dados indicam que os polifenóis do chá toleram elevadas temperaturas e longos tempos de armazenamento (Li et al., 2013).

A etapa de maturação dos vinhos altera não somente as características sensoriais do produto, mas também seu conteúdo de flavonoides. O envelhecimento do vinho branco, por exemplo, ocasiona uma perda de 5 mg/L de flavonoides. As perdas são superiores em vinhos tintos. Esses valores podem mudar de acordo com as condições edafoclimáticas (relativas ao solo e ao clima), a variedade de uva, as condições de processamento e a maturação.

Alguns vegetais, como a maçã e a cebola, apresentam uma variação no teor de quercetina entre a camada interna (polpa) e a camada externa (casca), sendo a parte externa a responsável pelas concentrações elevadas desses compostos bioativos. Assim, o descascamento reduz os níveis desse flavonoide de forma significativa.

Os grãos de cacau *in natura* não são comestíveis, uma vez que o elevado teor de polifenóis (10% do peso seco) lhes confere um sabor extremamente amargo. O processamento do cacau torna o produto sensorialmente aceito porque reduz seu conteúdo de polifenóis. Um produto final como o chocolate de cacau pode ter seu conteúdo de polifenóis reduzido de 100% para 10% no decorrer de diferentes processos de fabricação. O processamento também afeta diretamente o conteúdo de flavonoides dos chocolates; por exemplo, o licor de cacau, o chocolate meio amargo e o chocolate ao leite apresentam 1.440 mg, 170 mg e 70 mg de flavonoides por 100 g de produto, respectivamente (Katz; Doughty; Ali, 2011). Dessa forma, deve-se considerar que o consumo do chocolate meio amargo em vez do chocolate ao leite é preferencial quando se trata de obter benefícios à saúde provenientes de flavonoides do cacau.

3.7 Interação entre flavonoides e medicamentos

Estudos indicam que alguns flavonoides, como a quercetina e a catequina, podem modular a atividade e/ou a expressão da glutationa

S-transferase (GST). A inibição ou a indução da GST pode afetar significativamente o metabolismo e os efeitos biológicos de muitas drogas. A ingestão de flavonoides em combinação com certos fármacos (por exemplo, a sinvastatina, um medicamento usado na redução dos níveis de colesterol sanguíneo) que são substratos de GST pode ter um impacto significativo nos efeitos farmacológicos e toxicológicos. Esse fato se agrava quando há a ingestão não controlada de elevadas concentrações de flavonoides (de quercetina e catequina, por exemplo) por meio de suplementos dietéticos. O efeito dos flavonoides sobre a GST depende fortemente da estrutura desses compostos, bem como de sua concentração e do período ao longo do qual eles foram administrados.

3.8 Considerações finais

Os flavonoides são compostos de diversas estruturas químicas pertencentes ao grande grupo dos polifenóis. Apresentam atividades biológicas importantes na prevenção e na redução do risco de desenvolvimento de inúmeras doenças crônicas não transmissíveis, como o câncer, a osteoporose, doenças cardiovasculares e neurodegenerativas. O mecanismo de ação protetor dos flavonoides varia de acordo com o composto e com a doença, mas, na maioria das vezes, está relacionado a suas capacidades antioxidante e anti-inflamatória.

As principais fontes de flavonoides da dieta são as frutas, o vinho, o chá, a cebola e o cacau. As concentrações e a atividade biológica dos flavonoides podem ser alteradas de acordo com o processamento ao qual o alimento é submetido ou a fração do alimento utilizada (casca, sementes ou polpa). Além disso, deve-se considerar a biodisponibilidade desses compostos nos alimentos, uma vez que inúmeros constituintes nutricionais podem afetar sua absorção.

É crescente o número de evidências científicas que apontam para os benefícios dos flavonoides. No entanto, inúmeras lacunas ainda precisam ser preenchidas, principalmente no que concerne à elucidação de seu mecanismo de ação no caso de determinadas doenças.

Questões

3.1) As atividades bioativas dos flavonoides dependem somente da estrutura química e da concentração do composto. Dessa forma, se para uma atividade protetora efetiva se precise de 50 mg/dia de um flavonoide específico, basta consumir essas 50 mg. Você concorda com essa informação? Justificar.

3.2) O cacau é uma rica fonte de flavonoides. As diferentes formas de processamento geram produtos com diferentes características, como licor, chocolate meio amargo e chocolate ao leite. Se você quer consumir um chocolate buscando benefícios à saúde, qual seria o mais indicado? Explicar.

3.3) Quais as diferenças entre as composições de flavonoides do chá verde e do chá preto? Por que elas ocorrem?

3.4) Sabe-se que a cebola contém uma alta quantidade de quercetina. No entanto, deve-se pensar na maneira em que se processará essa cebola antes de consumi-la. Justificar o motivo.

3.5) Como o consumo de flavonoides como a quercetina, por exemplo, pode interferir na produção de metabólitos inflamatórios?

3.6) Ao visitar seu médico, um paciente reclama que o medicamento sinvastatina não está fazendo efeito. O médico, então, questiona-o sobre a sua dieta. Por que razões ele faria isso? Qual mecanismo relaciona o efeito da sinvastatina e a dieta do paciente?

3.7) Quais os principais benefícios obtidos pelo consumo de flavonoides? Explicar seus principais mecanismos de ação.

3.8) A maçã deve ser consumida com a casca. Você concorda com essa informação? Justificar.

3.9) Por que as quantidades de flavonoides (quercetina e kaempferol) entre os cultivares de morangos Kamarossa e Oso Grande são diferentes?

3.10) Discorrer sobre o consumo de flavonoides no Brasil e como ele pode ser incentivado.

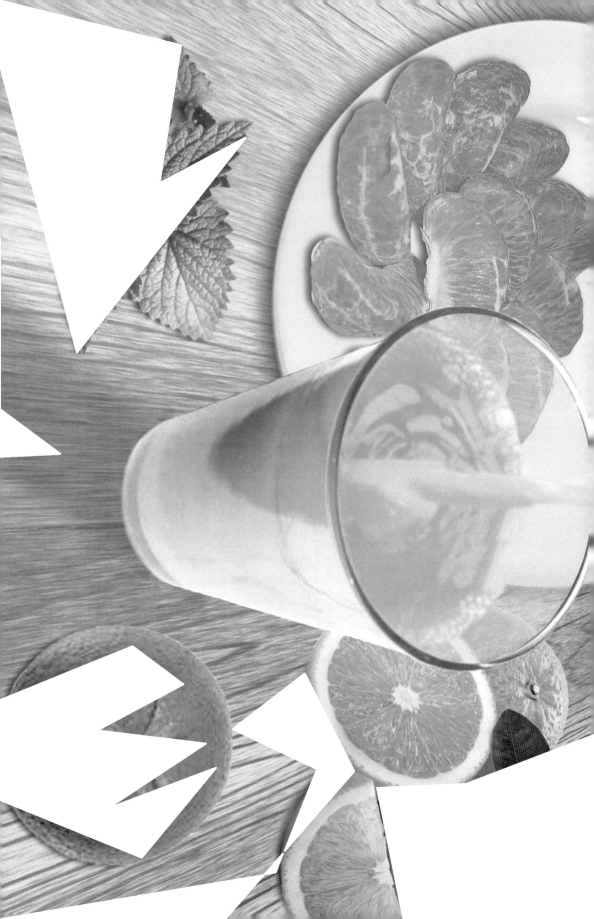

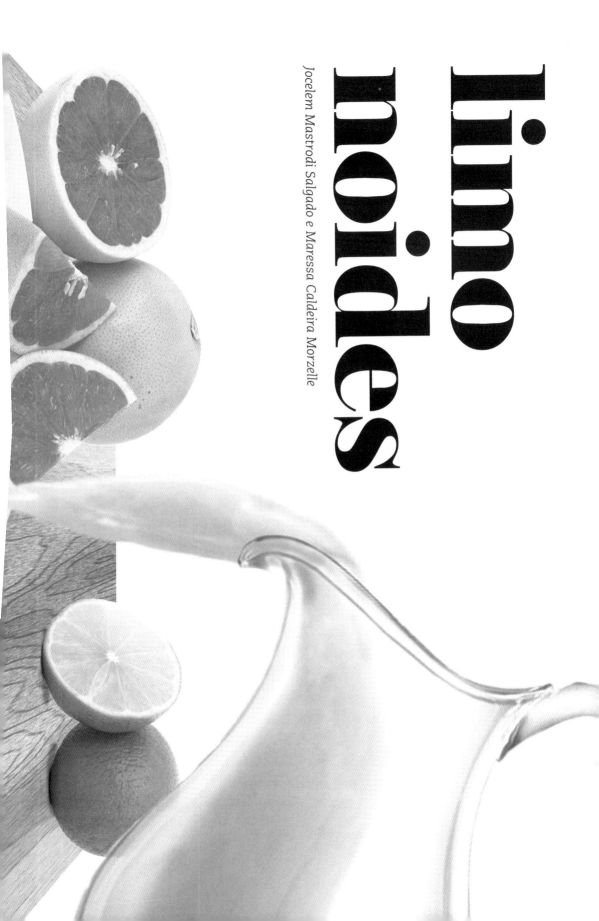
limonoides

Jocelem Mastrodi Salgado e Maressa Caldeira Morzelle

As frutas cítricas, tais como laranjas, limas, limões, toranjas e tangerinas, são fontes de substâncias nutricionalmente importantes, como a vitamina C, o folato e as fibras. Além desses nutrientes, nos últimos anos uma classe de fitoquímicos conhecidos como limonoides tem atraído a atenção de pesquisadores. É sobre esses compostos que se vai discorrer neste capítulo.

O termo *limonoide* é derivado de limonina, o primeiro composto identificado como responsável pelo sabor amargo em sementes cítricas, em 1841. Posteriormente, foram descobertas propriedades antitumorais desse composto em um teste realizado em células de leucemia. Com isso, a avaliação dos efeitos potenciais de limonoides na saúde humana tornou-se interessante, e os limonoides passaram a ser descritos como eficientes na prevenção de doenças cardíacas e coronarianas. As pesquisas indicam que também existe uma forte relação entre o consumo dos limonoides e a prevenção de diferentes tipos de câncer. Atualmente, 62 limonoides já foram identificados, e há um esforço contínuo para descobrir outros compostos dessa classe.

Durante as últimas décadas, investigou-se a natureza bioquímica desse grupo de compostos naturais, além de suas funções biológicas, possíveis aplicações em alimentos, e importância na fisiologia vegetal, na recuperação de subprodutos e em aplicações comerciais. No entanto, o maior interesse está em seu potencial como um composto bioativo atuante na prevenção e/ou na redução do risco de inúmeras doenças crônicas não transmissíveis, com destaque para o câncer.

4.1 Química e síntese

Os terpenoides, também conhecidos como isoprenoides, são formados por cinco moléculas de isopreno e podem ser classificados como hemi- (C_5), mono- (C_{10}), sesqui- (C_{15}), di- (C_{20}), tri- (C_{30}) e tetraterpenos (C_{40}).

Os limonoides constituem terpenoides policíclicos altamente oxigenados que podem conter de 7 a 11 átomos de oxigênio em sua estrutura e que são produzidos pelo metabolismo secundário de plantas das famílias *Rutaceae* e *Meliaceae*.

Em geral, são componentes alimentares não nutritivos encontrados em óleos essenciais de frutas cítricas, como cereja, menta e ervas, que funcionam fisiologicamente como quimioatrativos e quimiorrepelentes, e são amplamente responsáveis pela fragrância de muitas plantas. Os terpenoides de dez carbonos são derivados da via do mevalonato em plantas, mas não são produzidos por mamíferos, fungos ou outras espécies.

Em frutas, os limonoides podem estar presentes de duas formas: na forma aglicona ou na forma glicosídica. Os limonoides na forma aglicona, comumente encontrados em sementes e cascas (70% e 80% do total, respectivamente), são insolúveis em água e proporcionam um sabor amargo aos alimentos (Boxe 4.1). Já aqueles na forma glicosídica, formados durante o processo de maturação dos frutos e presentes em maior quantidade em sucos e polpas (6% e 76% do total, respectivamente), são ligados a açúcares, apresentam comportamento hidrofílico e não conferem sabor ao alimento. A forma glicosídica possui um anel aberto D para acomodar uma porção de glicose; já em sua forma aglicona, o anel D é fechado.

Boxe 4.1 Amargor em frutas cítricas

Uma característica indesejável dos limonoides é a capacidade de desenvolver um sabor amargo nos sucos de cítricos. Os limonoides responsáveis por essa atividade são aqueles na forma aglicona. Entre os limonoides agliconas com a característica de amargor, a limonina é o mais abundante em sementes de cítricos e o principal agente causador do sabor amargo. A nomilina, o ácido obacunoico, a ichangina, o ácido desoxilimonoico e o ácido nomilínico são os outros limonoides agliconas identificados como inerentemente amargos (Manners, 2007).

Para a indústria de sucos, esses compostos constituem um problema tecnológico. O desenvolvimento de um sabor amargo em decorrência de alterações no seu conteúdo de limonoides é uma característica indesejável para a produção e a comercialização de sucos cítricos. O aparecimento desse sabor contribuiu com perdas de até US$ 90 milhões na Califórnia de 1992 a 2006 e acarreta prejuízos até os dias atuais. Além disso, ocorre uma restrição de certas variedades de cítricos para comercialização somente como fruta de mesa, em vez da sua aplicação na indústria de sucos, como é o caso da laranja-de--umbigo (Manners, 2007).

O desenvolvimento de um sabor amargo excessivo é um problema-chave na indústria de processamento de frutas cítricas. Dessa forma, métodos de resinas de troca iônica foram desenvolvidos para remover os princípios amargos de uma variedade de sucos de cítricos. Embora esses processos de remoção de componentes amargos sejam eficazes, são de uso limitado comercialmente. O método mais utilizado atualmente é a mistura de suco amargo com suco não amargo, visando diluir o sabor amargo. Uma abordagem promissora para esse problema parece ser a criação de novas variedades por engenharia genética.

Os principais limonoides, em suas formas aglicona e glicosídica, são apresentados nas Figs. 4.1 e 4.2.

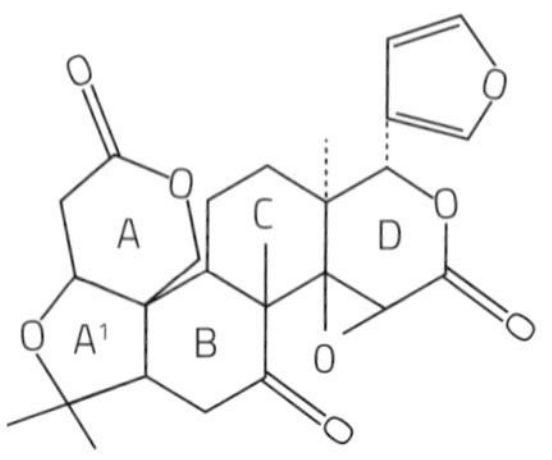

Limonina

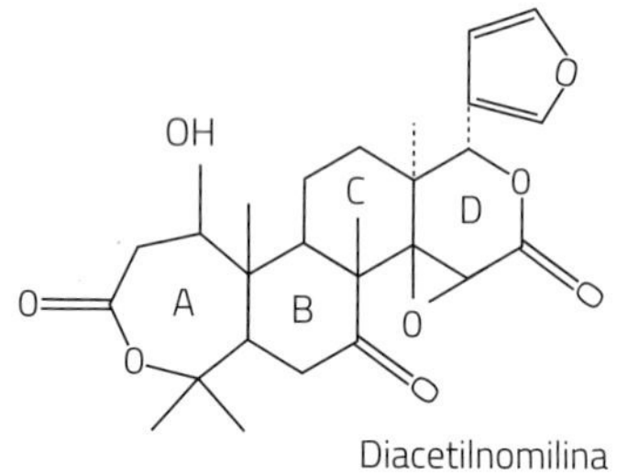

Diacetilnomilina

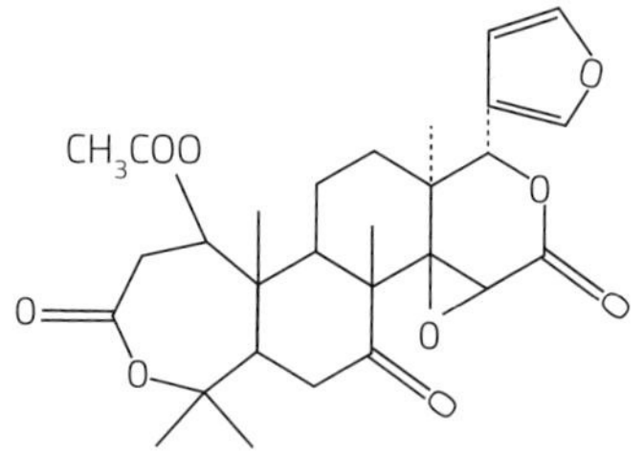

Fig. 4.1 Estrutura química dos principais limonoides na forma aglicona

Nomilina

O D-limoneno é o limonoide presente em maior quantidade no óleo de frutas cítricas. Quimicamente, trata-se de um hidrocarboneto monoterpênico ($C_{10}H_{16}$) denominado 4-isopropenil-1-metil-1-ciclohexeno; 1,8-P-mentadieno; cineno; ou ainda limoneno. A Fig. 4.3 mostra a estrutura química do composto.

Em frutas cítricas, na hortelã e em outras plantas, o D-limoneno é formado pela reação de ciclização do geranil-pirofosfato. Esse composto serve como um precursor para outros monoterpenos cíclicos oxigenados, entre eles, o carveol, a carvona, o mentol, o álcool perílico e o perilaldeído.

O composto limoneno pode estar presente nos cítricos na forma de dois isômeros ópticos: D-limoneno, comumente encontrado em laranjas, e o L-limoneno, presente em limões; ou, ainda, os frutos podem conter a mistura

Alimentos funcionais

racêmica (DL-limoneno). Esses isômeros são encontrados em diferentes quantidades e proporções de acordo com a planta. No entanto, a forma isomérica predominante é o D-limoneno, presente em cerca de 98% de todos os óleos cítricos (Christensson et al., 2009).

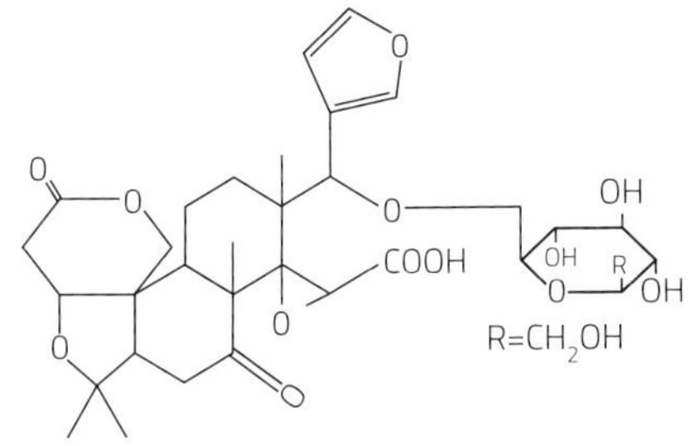

Limonina 17-β-D-glicopiranosídeo (LG)

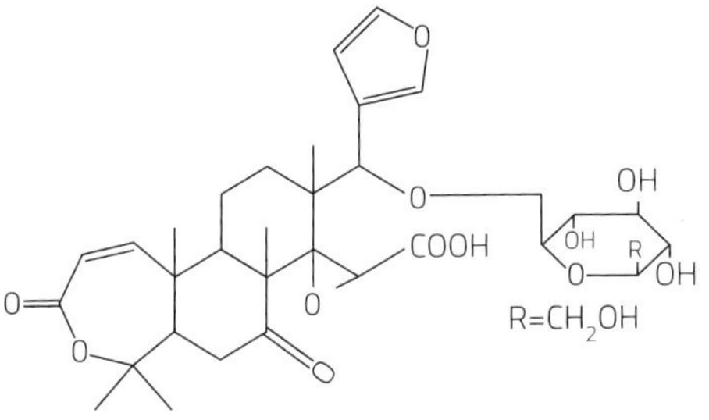

Obacunona 17-β-D-glicopiranosídeo (OG)

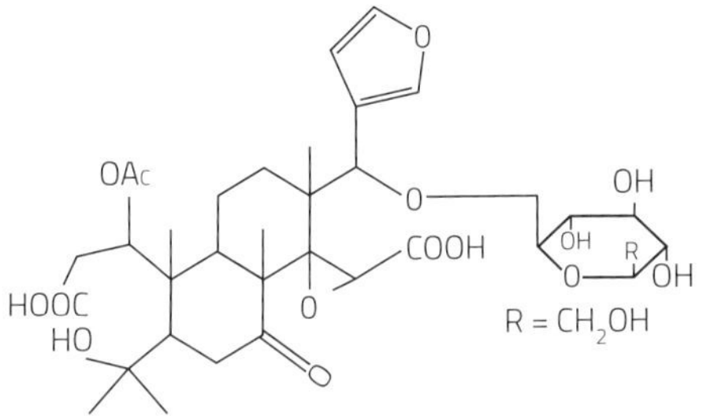

Ácido nomilínico 17-β-D-glicopiranosídeo (NAG)

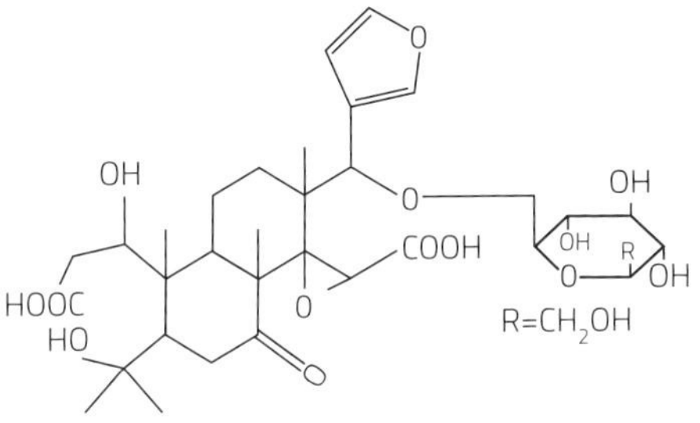

Ácido diacetil-nomilínico 17-β-D-glicopiranosídeo

Fig. 4.2 *Estrutura química dos principais limonoides na forma glicosídica*

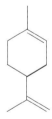

Fig. 4.3 *Fórmula estrutural do D-limoneno (4-isopropenil-1-metil-1-ciclohexeno)*

4.2 Fontes

As principais fontes de limonoides são as frutas cítricas, mais especificamente os óleos essenciais de cítricos. Os óleos de frutas cítricas são largamente utilizados pelas indústrias de alimentos, farmacêutica e de cosméticos como aditivos naturais de sabor e aroma. Os cítricos representam mais de 40% do total dos óleos essenciais utilizados pela indústria alimentícia, sendo empregados na fabricação de sorvetes, balas, doces e refrigerantes, além de serem incorporados a sucos cítricos concentrados.

Os limonoides são subprodutos da extração de óleo essencial. Conforme já citado anteriormente, o destaque entre os limonoides é o D-limoneno, que corresponde a cerca de 90% do óleo essencial da casca da laranja.

Algumas fontes alimentares específicas de monoterpenos incluem o D-limoneno de óleos de casca de laranja e outras frutas cítricas; o álcool perílico da cereja e da hortelã; a carvona da alcaravia e da hortelã; e o geraniol do óleo de melissa.

A laranja, a toranja e o suco de limão contêm, em média, 320, 190 e 80 mg/mL de limonoides glicosídicos, respectivamente, enquanto um copo de suco de laranja pode ter cerca de 60 mg (Miller et al., 2006), o que indica que o processamento afeta significativamente o conteúdo de limonoides do produto final.

Na toranja, os principais limonoides são o limoneno, a obacunona, a nomilina, o diacetilnomilina, a limonina e o 17-β-D-glicopiranosídeo.

Em geral, os sucos cítricos comerciais possuem quantidades de limonoides agliconas – os responsáveis pelo sabor amargo – abaixo de 6 ppm. Contudo, esses sucos apresentam altas concentrações de limonoides glicosídicos. Por exemplo, o suco de laranja contém uma concentração média total de limonoides glicosídicos de 320 ppm (Hasegawa; Berhow; Manners, 2000).

Vale a pena destacar que os resíduos que incluam cascas e sementes contêm concentrações superiores de limonoides glicosídicos quando comparados ao suco. Por isso, o processamento de subprodutos de sucos cítricos constitui uma alternativa sustentável para a obtenção de limonoides.

As sementes cítricas representam uma fonte natural de limonoides agliconas, sendo que o conteúdo desses compostos pode alcançar até 1% de seu peso fresco. Não obstante, subprodutos do processamento do suco de laranja (sólidos da casca e polpa) contêm cerca de 50% do total dos limonoides glicosídicos das laranjas inteiras, ou seja, cerca de duas vezes a quantidade de limonoides glicosídicos presente no suco processado a partir dessas laranjas. Assim, conclui-se que a principal fonte de limonoides a ser explorada pela indústria, tanto na forma aglicona quanto na glicosídica, são os resíduos da produção de sucos cítricos.

4.3 Metabolismo

O D-limoneno possui um alto grau de biodisponibilidade oral em mamíferos. Em experimentos animais, o D-limoneno e seus metabólitos podem ser detectados 20 minutos após sua administração por gavagem. O D-limoneno e seus metabólitos são detectáveis no sangue, no fígado, no pulmão e em muitos outros tecidos; as maiores concentrações podem ser detectadas no tecido adiposo e na glândula mamária, e não tanto em tecidos menos gordurosos. A meia-vida do limoneno, tanto em ratos quanto em humanos, tem sido estimada em torno de 12 a 24 horas, e a excreção ocorre através da urina (Crowell, 1999).

Inúmeras vias (>17) estão envolvidas no metabolismo do limoneno. Em ratos, os dois principais metabólitos de limoneno são o ácido perílico e o ácido di-hidroperílico. Os humanos produzem, além desses dois metabólitos de soro, o limoneno-1,2-diol. Em estudos anteriores, conjugados de ácido perílico e uroterpenol também foram detectados na urina de muitos mamíferos alimentados com limoneno (Ariyoshi et al., 1975).

Os seres humanos estão expostos ao limoneno por meio de alimentos, ar, produtos farmacêuticos e cosméticos devido a sua ampla utilização como fragrância. Inúmeros estudos toxicológicos foram realizados, tanto *in vitro* quanto *in vivo*, para avaliar a toxicidade desse composto. As pesquisas demonstraram que há baixa toxicidade em animais quando o D-limoneno é administrado por via oral, sendo o fígado um órgão amplamente afetado nesse caso. No uso tópico, as avaliações de segurança e de risco mostraram que o emprego de D-limoneno em cosméticos pode ser considerado seguro sob o atual regulamento de cosméticos (Kim et al., 2013b).

Estudos *in vivo* têm confirmado que os limonoides não são tóxicos para os seres humanos. Os resultados mostraram que os animais que consomem uma dieta contendo até 3% de limonoides aglicanas ou limonoides glucosídicos não sofreram consequências tóxicas. Os dados obtidos nos experimentos indicam que seria necessário o consumo de 130 copos de suco de laranja por dia para um efeito proporcional tóxico (Guthrie et al., 2000; Miller et al., 2000, 2006).

O extrato de laranja-amarga (*Citrus aurantium*), é utilizado para controle/perda de peso e melhora no desempenho físico, em combinação com uma ampla variedade de outros ingredientes à base de plantas, incluindo a cafeína. Como consequência, é difícil avaliar a contribuição de cada componente para um determinado resultado ou evento adverso (Stohs; Preuss; Shara, 2012). Kaats et al. (2013) avaliaram a segurança do extrato de laranja-amarga em um estudo duplo-cego controlado por placebo, em que administraram o composto duas vezes por dia, por 60 dias, a um grupo de 25 voluntários saudáveis. Os resultados indicaram que o consumo do extrato não provocou alterações significativas na pressão arterial ou na química do sangue. Além disso, nenhum efeito adverso foi relatado. Os resultados sugerem que o extrato de laranja-amarga pode ser utilizado sem efeitos adversos em uma dose de até 98 mg por dia durante 60 dias.

Mahmoud et al. (2014) investigaram os efeitos da limonina isolada das sementes de laranja-amarga na toxicidade hepática utilizando modelos animais de inflamação hepática aguda. A administração oral de limonina atenuou significativamente os marcadores de dano hepático e de inflamação hepática, bem como o estresse oxidativo. Os resultados indicam um efeito protetor contra a toxicidade hepática associada com inflamação e lesão tecidual via atenuação da inflamação e redução do estresse oxidativo.

4.4 Benefícios à saúde

Inúmeros benefícios à saúde podem ser obtidos com o consumo regular de limonoides. É possível destacar a atuação desses compostos como agentes anti-inflamatórios, na redução do colesterol no sangue e, principalmente, no combate ao câncer.

4.4.1 Prevenção do câncer

A relação inversa entre o consumo de frutas e a incidência de câncer já foi fortemente comprovada em estudos científicos. Diante disso, compostos presentes em alimentos de origem vegetal têm sido isolados e testados como possíveis agentes anticarcinogênicos.

Inúmeros estudos epidemiológicos indicam que os cítricos exercem uma atividade protetora contra o câncer. Antigamente, presumia-se que a vitamina C era a responsável por esse efeito. No entanto, com o passar dos anos, estudos indicaram que os cítricos contêm vários quimiopreventivos, e, entre eles, destacam-se os limonoides.

Os limonoides suprimem a proliferação celular e induzem a apoptose pela inibição de enzimas e vias de transdução de sinais. Além disso, também são considerados os responsáveis pela inibição da metástase tanto em trabalhos realizados em cultura de células quanto em estudos com animais.

O D-limoneno é um composto solúvel em gordura que se deposita nos tecidos ricos em gordura. Esse fato apoia a hipótese de que o uso de D-limoneno exerce quimioprevenção em tecidos como a mama, que são constituídos por uma fração significativa de gordura. Os efeitos bloqueadores quimiopreventivos do limoneno e de outros monoterpenos durante a fase inicial da carcinogênese mamária se devem, provavelmente, à indução de enzimas que metabolizam carcinógenos na fase II, resultando na desintoxicação do carcinógeno. Na fase pós-inicial, a supressão de tumores dos monoterpenos pode ser consequência da indução de apoptoses e/ou da inibição de isoprenilação de proteínas reguladoras de crescimento celular.

Os limonoides podem agir por meio de múltiplos mecanismos na quimioprevenção e na quimioterapia de câncer. No entanto, a ativação das enzimas de fase II constitui o principal mecanismo de ação desses compostos. A glutationa S-transferase (GST) é um sistema enzimático que catalisa a conjugação de glutationa com muitos compostos eletrofílicos, sendo que inúmeros compostos carcinogênicos são altamente eletrofílicos. Os conjugados de glutationa e compostos carcinogênicos são menos reativos e mais solúveis em água, facilitando a excreção. Um aumento da atividade de GST é, por conseguinte, uma elevação no mecanismo que protege contra os efeitos nocivos de xenobióticos, incluindo substâncias cancerígenas. A atividade preventiva dos limonoides em casos de câncer de pulmão e de estômago foi positivamente correlacionada com a indução da atividade de GST (Silalahi, 2002).

Quanto às estruturas dos limonoides, a presença do furano parece ser essencial para tal capacidade indutora de GST, já que essa característica é perdida quando o anel de furano é saturado por hidrogenação. No caso da limonina e da nomilina, a estrutura triterpeno parece desempenhar um papel importante na determinação da atividade indutora de GST relativa desses compostos.

A nomilina é um excelente indutor de GST e, consequentemente, é ativa como um inibidor do desenvolvimento do câncer. No caso da limonina, várias propriedades podem comprometer sua utilização como um agente quimiopreventivo do câncer em seres humanos. O principal problema é que a limonina é intensamente amarga e solúvel apenas em solventes orgânicos. Isso limita o tipo de produto ao qual ela pode ser incorporada quando utilizada como um aditivo alimentar ou um suplemento.

Outro fator importante é que a concentração de limonina e de nomilina em sucos cítricos é relativamente baixa e, por conseguinte, o consumo global desses dois limonoides específicos não é alto, o que constitui um problema em sua aplicação na prevenção do câncer. Além disso, é preciso haver um equilíbrio na flora intestinal para que ocorra a hidrólise dos limonoides glicosídicos com a liberação de limonoides agliconas.

Os limonoides presentes nas sementes desengorduradas de limão promovem uma atividade antiproliferativa em células de câncer de mama. Outro ponto interessante é que eles inibem a enzima aromatase, responsável pela conversão de andrógenos em estrogênio, sendo que o excesso de estrogênio está intimamente relacionado ao câncer de mama. A atividade da aromatase é regulada pela cicloxigenase-2 (COX-2), o que sugere o possível envolvimento de limonoides na regulação da sinalização em vias inflamatórias (Kim et al., 2013a).

Evidências científicas demonstram que a administração de nomilina inibe a formação de nódulos de tumor nos pulmões (68%) e aumenta a taxa de sobrevivência de animais portadores de tumores metastáticos. O composto nomilina também inibe a invasão de células tumorais e a ativação de metaloproteinases de matriz. Além disso, a produção de citocinas pró-inflamatórias e a expressão gênica foram reguladas em células tratadas com nomilina (Pratheeshkumar; Raphael; Kuttan, 2012).

Fuzer et al. (2013) estudaram o efeito protetor do cedrelona no câncer. Esse limonoide foi isolado de *Trichilia catigua* (*Meliaceae*), uma planta nativa brasileira. O composto testado inibiu a proliferação, a adesão, a migração e a invasão de células de tumor da mama. Os efeitos podem ser explicados, pelo menos em parte, pela capacidade do cedrelona de inibir a atividade das metaloproteinases da matriz (MMP). Além disso, o composto se mostrou capaz de promover a apoptose celular.

Um estudo desenvolvido por Kim et al. (2011) descreve que os limonoides podem alterar a via inflamatória por meio da modulação da atividade da MAP quinase p38 em células do músculo liso da aorta vascular humana. A MAP quinase p38 está intimamente relacionada à inflamação e à apoptose, e os limonoides apresentam diferentes efeitos de acordo com sua estrutura química. Entre os sete limonoides analisados, a nomilina foi a que mais inibiu a atividade da MAP quinase p38 (38%), seguida da limonina (19%). Em contraposição, o limonoide obacunona aumentou a atividade de MAP quinase p38 significativamente, em 38%. Esses dados constituem uma forte evidência científica de que a nomilina é um potente inibidor natural da atividade de MAP quinase p38 em células do músculo liso da aorta humana. As diferentes atividades exercidas por esses compostos sugerem que um anel com um grupo acetoxi, presente na estrutura química da nomilina, parece ser essencial para essas atividades (Kim et al., 2011).

A atividade anticâncer dos limonoides é avaliada por meio de misturas de glicosídeos e aglic99onas; consequentemente, não se pode determinar qual a classe mais eficaz (Poulose; Harris; Patil, 2006).

Inúmeros mecanismos estão envolvidos na atividade anticarcinogênica dos limonoides. Em resumo, vários desses compostos têm se mostrado efetivos na quimioprevenção e na quimioterapia de diferentes tipos de câncer.

4.5 Obesidade

O receptor TGR5, acoplado à proteína G e ativado por ácidos biliares, é um alvo promissor para o controle de doenças metabólicas. A ativação do TGR5 pela nomilina preveniu a obesidade e a hiperglicemia em ratos. No estudo, ratos machos alimentados com uma dieta rica em gordura durante nove semanas receberam 0,2% de nomilina durante 77 dias, apresentando menor peso corporal, bem como um nível menor de glicose e insulina no soro. Os resultados sugerem que a nomilina exerce a função biológica de agente contra a obesidade, com efeitos anti-hiperglicêmicos que podem ter sido provocados pela ativação do receptor TGR5 (Ono et al., 2011).

Recentemente, foram avaliados os efeitos preventivos e terapêuticos do D-limoneno em distúrbios metabólicos em ratos induzidos à obesidade por uma dieta com alto teor de gordura. No tratamento preventivo, o D-limoneno foi eficaz na diminuição do tamanho dos adipócitos brancos e marrons, bem como dos triglicerídeos séricos (TG) e da glicemia, além de ter impedido o acúmulo de lipídeos no fígado. Já no tratamento terapêutico, o D-limoneno reduziu TG, LDL, glicemia e tolerância à glicose. Adicionalmente, ele foi efetivo no aumento da lipoproteína de alta densidade (HDL) em ratos obesos. Dessa forma, a ingestão de D-limoneno pode beneficiar pacientes com dislipidemia e hiperglicemia e se tornar um alvo terapêutico para a prevenção e a melhora de distúrbios metabólicos (Jing et al., 2013).

4.6 Doenças cardiovasculares

Estudos indicam a potencialidade dos limonoides em proteger as células contra o estresse oxidativo induzido por H_2O_2 e também em evitar a morte de células neuronais PC12 (Almaliti et al., 2013).

Ao mesmo tempo, outras pesquisas descrevem que o consumo frequente de frutas cítricas está significativamente associado com a reduzida incidência de doenças cardiovasculares. Em particular, seu consumo em quantidades consideráveis promove reduções significativas do risco de infarto, mas não no risco de AVC hemorrágico e de infarto do miocárdio (Yamada et al., 2011).

Yamada et al. (2011) avaliaram o efeito da ingestão de frutas cítricas sobre a incidência de doenças cardiovasculares e seus subtipos em uma população japonesa. O estudo englobou 10.623 participantes de ambos os sexos que não tinham histórico de doenças cardiovasculares nem de carcinoma, e os resultados associaram a ingestão frequente de frutas cítricas com uma menor incidência de doenças cardiovasculares. Adicionalmente, o consumo de frutas cítricas também foi associado à menor incidência de AVC, mas não mostrou relação com as ocorrências de AVC hemorrágico e de infarto do miocárdio.

4.7 Efeitos do processamento

Os compostos bioativos, em sua maioria, são altamente instáveis em condições de processamento e/ou armazenamento (Boxe 4.2). Dessa forma, é preciso entender o comportamento dos limonoides nos processos aos quais as frutas cítricas são submetidas para serem consumidas.

A maior parte do consumo de frutas cítricas ocorre na forma de suco de laranja. Acredita-se que essa bebida fresca é sempre mais saudável por apresentar mais compostos bioativos que aquelas pasteurizadas ou processadas. No entanto, até o momento, foram desenvolvidas poucas pesquisas para entender o comportamento dos limonoides diante dos processos usados na elaboração desse suco.

Quanto ao processo térmico de pasteurização, Bai et al. (2013) detectaram que não há alteração no conteúdo de limonoides no suco de laranja. Diferentemente do que era esperado, as pesquisas demonstraram que o conteúdo de limonoides era superior no suco industrializado em relação ao suco fresco, devido ao processo de extração da indústria incluir partes da casca, que é a principal fonte desses compostos.

As alterações de conteúdo dos compostos bioativos nos frutos não ocorrem apenas durante o processamento na indústria. Evidências científicas apontam que técnicas de processamento doméstico para a elaboração de suco de laranja, como o uso do equipamento *juicer* ou a utilização de força manual para espremer a fruta também podem alterar de modo significativo o conteúdo de limonoides do suco. O suco obtido pelo *blending* apresentou um nível consideravelmente superior de limonoides em relação aos demais (Uckoo et al., 2012).

Oscilações na temperatura de armazenamento que provoquem um início de congelamento podem causar cristalização e precipitação nos limonoides, alterando sua biodisponibilidade.

As técnicas de produção também podem influenciar o conteúdo de limonoides dos frutos. Toranjas orgânicas apresentaram quantidades até 77% superiores de nomilina em comparação com toranjas produzidas de forma convencional (Chebrolu et al., 2012). No entanto, nem a convencional nem a orgânica apresentaram diferença no conteúdo de limonoides quando estocadas a 23 °C ou a 4 °C, demonstrando a pouca influência da temperatura no conteúdo de limonoides.

4.8 Considerações finais

Os limonoides são compostos bioativos amplamente encontrados em frutas cítricas, estando presentes em maiores quantidades nas partes residuais destas, como cascas e sementes. Evidências científicas apontam que esses compostos estão relacionados à prevenção de inúmeras doenças crônicas não transmissíveis, especialmente os diferentes tipos de câncer, demonstrando que existe um potencial a ser explorado em termos de alimentação humana. Novas tecnologias que visem ao aproveitamento dessas fontes potenciais de limonoides devem ser desenvolvidas.

Boxe 4.2 Etileno: contribuições vão além dos aspectos sensoriais

Para melhorar os atributos sensoriais das frutas cítricas e prolongar sua *shelf life*, utilizam-se alguns tratamentos pós-colheita. Normalmente, a coloração dos frutos é determinante na escolha do consumidor, que acredita que os frutos com casca verde não estão aptos ao consumo. Para eliminar esse problema, os citros são tratados com etileno para que desenvolvam uma coloração vermelha/laranja uniforme atrativa. Esse procedimento é bastante avaliado quanto à otimização da concentração de etileno, à temperatura e ao tempo de processo, e também quanto aos efeitos do etileno na concentração de carotenoides na polpa e no suco dos cítricos.

Poucos estudos avaliam a influência desse processo no conteúdo de limonoides. No entanto, é importante entender como o tratamento pós-colheita com etileno afeta os níveis de limonina e nomilina.

Chaudhary et al. (2012) verificaram que os frutos submetidos ao tratamento com etileno apresentavam níveis de nomilina e limonina significativamente superiores aos de frutos que não recebiam o tratamento. Esse comportamento se manteve inalterado durante 14 dias de estocagem. Os resultados indicam que o tratamento com etileno, além de melhorar o aspecto sensorial dos frutos, também promove o aumento dos compostos de interesse biológico.

QUESTÕES

4.1) Onde se pode encontrar limonoides?
4.2) Que motivo leva algumas espécies de laranja, como a laranja-de--umbigo, a serem usadas somente como fruta de mesa?
4.3) Como detectar a solubilidade de um limonoide por meio de sua estrutura química?

4.4) A laranja, a toranja e o suco de limão contêm, em média, 320, 190 e 80 mg/mL de limonoides glicosídicos, respectivamente, enquanto um copo de suco de laranja pode ter cerca de 60 mg. Explicar o motivo dessas diferenças.

4.5) "Em uma pesquisa, devemos considerar que os biomarcadores da ação dos limonoides contra o câncer são os mesmos, independentemente dos estágios em que a doença se encontra." Essa afirmação está correta? Justificar.

4.6) Uma empresa decidiu lançar uma linha de bebidas enriquecidas com limonina visando, principalmente, explorar sua ação como composto bioativo. A empresa fez a escolha correta?

4.7) Em quais formas os limonoides podem estar presentes nos alimentos?

4.8) Quais os possíveis mecanismos de ação dos limonoides contra o câncer?

4.9) Considerando o fruto como um todo, qual é a parte mais rica em limonoides? Ela é amplamente utilizada? Comentar.

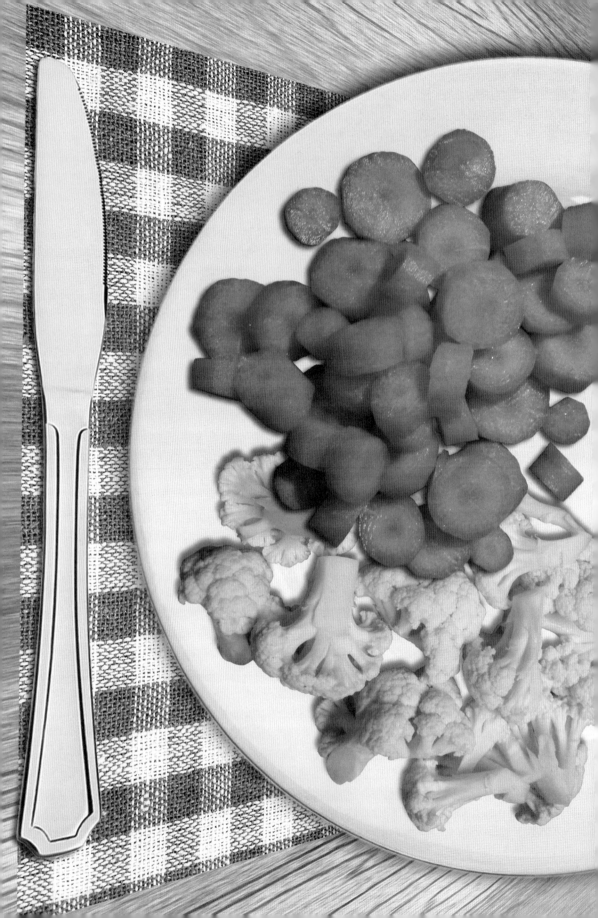

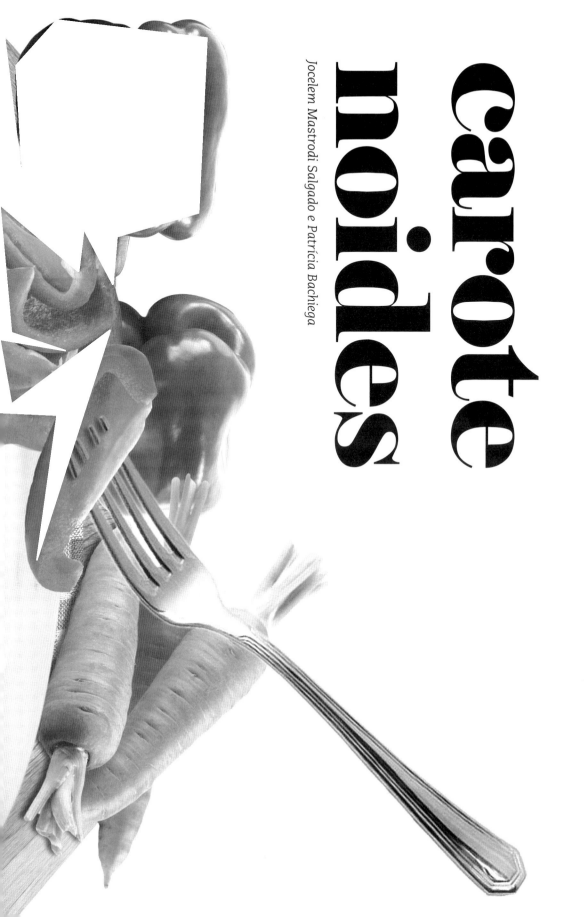

carotenoides

Jocelem Mastrodi Salgado e Patrícia Bachiega

Os carotenoides são uma família de compostos pigmentados naturalmente sintetizados por plantas, bactérias fotossintéticas e algas. Eles são responsáveis, principalmente, pelas colorações vermelha, alaranjada e amarela de frutas e vegetais, gema de ovo, crustáceos cozidos e alguns peixes. Embora sejam considerados micronutrientes por estarem presentes em níveis muito baixos (microgramas/grama) em suas fontes, esses compostos estão entre os constituintes alimentícios mais importantes.

Há mais de 700 carotenoides distribuídos na natureza. Esses metabólitos secundários das plantas exercem funções complexas, que vão desde a de moléculas de sinalização, camuflagem e comunicação entre animais até a de redutores do risco de desenvolvimento de diferentes doenças em humanos, como câncer, doenças cardiovasculares, degeneração macular relacionada à idade e cataratas.

Diante da importância desses compostos, o objetivo deste capítulo é oferecer uma visão geral dos carotenoides e de seus principais mecanismos de ação, responsáveis por muitos benefícios à saúde.

5.1 Química

Nas plantas, os carotenoides estão localizados principalmente nas membranas lipídicas ou armazenados nos vacúolos do plasma. Eles desempenham funções variadas, fazendo, por exemplo, captação de luz, fotoproteção, transferência de elétrons e captação de espécies reativas de oxigênio. Também exercem um papel estrutural nas membranas.

Quimicamente, os carotenoides são compostos lipofílicos com uma estrutura básica de tetraterpeno de 40 carbonos, simétrico e linear, formado a partir de oito unidades isoprenoides de cinco carbonos (Fig. 5.1). Os carotenoides crocetina e bixina apresentam-se como exceção, uma vez que possuem menos de 40 átomos de carbono em sua cadeia. Alguns carotenoides possuem um ou dois anéis betaionona nas extremidades de sua cadeia carbônica, o que lhes confere propriedades de provitamina A.

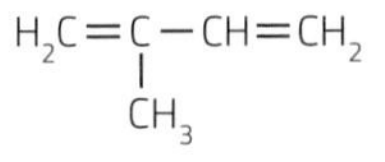

A estrutura dos carotenoides pode ser modificada por meio de várias reações químicas (de-hidrogenação, ciclização, migração de dupla ligação, encurtamento ou extensão da cadeia, reordenamento e isomerização) e dar origem a vários compostos.

Ao longo de sua cadeia encontram-se ainda duplas ligações conjugadas, as

$$H_2C=C-CH=CH_2$$
$$|$$
$$CH_3$$

Fig. 5.1 *Estrutura de um isopreno*
Fonte: *Rao e Rao (2007).*

quais constituem um grupo cromóforo que é responsável pela absorção da radiação, conferindo aos carotenoides sua ação fotoprotetora e determinando as cores dos alimentos. As colorações derivadas desse grupo são influenciadas pelo número de ligações conjugadas. Por exemplo, a cor amarela requer pelo menos sete dessas ligações. O aumento do número dessas ligações implica também um aumento nas bandas de absorção em comprimentos maiores de onda, o que resulta nas cores avermelhadas.

A presença das duplas ligações também pode influenciar a isomerização dos carotenoides, que podem ser *cis-trans*, sendo que os isômeros *trans* são mais estáveis e mais comuns nos alimentos.

Estima-se que 90% dos carotenoides presentes na dieta humana sejam representados por betacaroteno, alfacaroteno, licopeno, luteína e criptoxantina. Em menores concentrações, pode-se encontrar betacriptoxantina, zeaxantina e cantaxantina (Fig. 5.2).

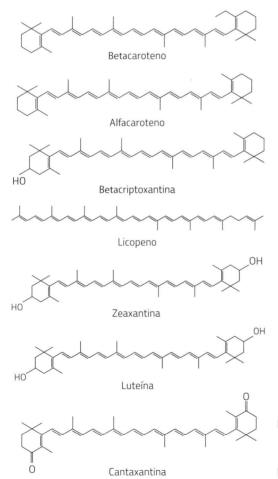

Fig. 5.2 *Estrutura dos principais carotenoides presentes no plasma humano*
Fonte: *Furr e Clark (1997).*

5.2 Classificação

É possível classificar os carotenoides de acordo com vários critérios. O critério que tem como base os átomos presentes em suas estruturas permite classificá-los em dois grupos principais: (a) carotenos ou carotenoides hidrocarbonetos, formados apenas por átomos de carbono e hidrogênio, sendo o alfacaroteno, o betacaroteno e o licopeno os membros mais proeminentes; e (b) oxicarotenoides ou xantofilas, carotenoides com funções químicas oxigenadas que contêm pelo menos um constituinte oxigenado, como a hidroxila (betacriptoxantina), o ceto (cantaxantina), o epóxido (violaxantina) e o aldeído (betacitraurina). Também fazem parte desse grupo a luteína, a zeaxantina e a astaxantina.

Os carotenoides podem ainda ser acíclicos, como o licopeno; monocíclicos, como o gamacaroteno; ou bicíclicos, como o alfacaroteno e o betacaroteno. Outra classificação utilizada leva em conta o número de átomos de carbono presentes em suas moléculas. A maior parte dos carotenoides, principalmente carotenos e xantofilas encontrados nos alimentos, são tetraterpenos (possuem 40 átomos de carbono), os denominados carotenoides C_{40}. Os carotenoides que possuem 30 átomos de carbono são denominados triterpenos (C_{30}) e pertencem à classe do segundo maior grupo, ou seja, o dos apocarotenoides, encontrados em certas bactérias não fotossintéticas.

Além disso, esses compostos podem ser classificados quanto a sua atividade vitamínica A (essa é considerada a principal classificação dos carotenoides). A expressão *vitamina A* se refere a dois grupos diferentes de substâncias consumidas nas dietas alimentares. No primeiro grupo estão as várias formas de vitamina A pré-formadas (retinoides), encontradas exclusivamente em alimentos de origem animal, como, por exemplo, fígado, carne e leite. O segundo grupo compreende os carotenoides provitamina A, presentes, por exemplo, na abóbora, na cenoura e na manga. Após serem ingeridos, esses compostos são biologicamente convertidos em vitamina A.

O Quadro 5.1 exibe essas classificações para alguns carotenoides.

5.3 Fontes

Como já relatado, os carotenoides são sintetizados por plantas e microrganismos; os animais são incapazes de sintetizá-los e dependem, portanto, de suas dietas para adquiri-las.

O Brasil, com sua vasta extensão de terra e, principalmente, seus climas tropicais e subtropicais (os quais favorecem a biossíntese dos carotenoides), possui uma notável variedade de frutas e hortaliças que são fontes de carotenoides, fazendo com que o país seja destaque nesses recursos naturais (Rodriguez-Amaya et al., 2008). O Boxe 5.1 apresenta algumas frutas típicas do Cerrado com alto teor de carotenoides.

Quadro 5.1 CLASSIFICAÇÕES DE ALGUNS CAROTENOIDES

Carotenoides	Quanto ao número de anéis da estrutura	Quanto aos átomos presentes nas moléculas	Quanto ao número de átomos de carbono nas moléculas	Quanto à atividade vitamínica
Licopeno	Acíclico	Caroteno	Tetraterpeno	Inativo
Betacaroteno	Bicíclico	Caroteno	Tetraterpeno	Ativo
Alfacaroteno	Bicíclico	Caroteno	Tetraterpeno	Ativo
Zeaxantina	Bicíclico	Oxicarotenoide	Tetraterpeno	Inativo
Luteína	Bicíclico	Oxicarotenoide	Tetraterpeno	Inativo
Betacriptoxantina	Bicíclico	Oxicarotenoide	Tetraterpeno	Ativo
Alfacriptoxantina	Bicíclico	Oxicarotenoide	Tetraterpeno	Ativo
Cantaxantina	Bicíclico	Oxicarotenoide	Tetraterpeno	Inativo

Boxe 5.1 Teor de carotenoides em frutas típicas do Cerrado brasileiro

Reconhecidas por suas características sensoriais específicas e pelo potencial econômico e nutricional que representam, as frutas nativas brasileiras têm ganhado cada vez mais espaço nos mercados nacionais e internacionais. Pesquisas demonstram que os frutos do Cerrado apresentam uma elevada quantidade de compostos bioativos, com destaque para os carotenoides. Entre esses frutos, pode-se destacar:

- cajá (*Spondias mombin*) – betacriptoxantina;
- buriti (*Mauritia flexuosa*) – betacaroteno, alfacaroteno e luteína;
- araçá (*Psidium* spp.) – all-trans-betacriptoxantina, betacaroteno e luteína;
- cagaita (*Eugenia dysenterica*) – alfacaroteno, betacaroteno, betacriptoxantina e licopeno;
- mangaba (*Hancornia speciosa*) – betacaroteno;
- mama-cadela (*Brosimum gaudichaudii*) – betacaroteno e betacriptoxantina;
- murici (*Byrsonima crassifolia*) – luteína, betacaroteno, betacriptoxantina;
- graviola (*Annona muricata* L.) – betacaroteno, alfacaroteno, betacriptoxantina e luteína;
- araticum (*Annona montana*) – alfacaroteno e betacaroteno.

Nas folhas, os carotenoides estão presentes nos cloroplastos e são mascarados pela clorofila, isto é, há uma parte deles para cada três a quatro partes de clorofila. Nas frutas, esses compostos estão localizados nos cromoplastos; sua quantidade aumenta durante a maturação devido à perda de clorofila, o que intensifica sua cor. Nos seres vivos, os carotenoides encontram-se principalmente no tecido adiposo e no fígado, podendo também ser encontrados no plasma, no coração, nos músculos, nos rins, no pulmão, na pele e no cérebro.

Nas frutas e nos vegetais, as quantidades de carotenoides são altamente variáveis. As diferenças qualitativas e quantitativas podem ocorrer devido a fatores como cultivar/variedade, maturidade na colheita, clima/localização geográfica de produção, época, parte da planta utilizada, condições durante a produção agrícola, manuseio pós-colheita, processamento e condições de armazenamento (Boxe 5.2).

> **Boxe 5.2** Influências da pré e da pós-colheita no perfil de carotenoides
>
> O conteúdo dos compostos bioativos em frutas e vegetais pode ser influenciado diretamente pelos procedimentos de pré e pós-colheita. Isso ocorre por fatores como condições climáticas, tempo de maturação, método de cultivo, tempo de cura, tempo de irradiação, exposição à luz e processamento. Esses são fatores que podem modular as respostas bioquímicas no tecido dos produtos. Além disso, diferentes partes de um mesmo alimento podem apresentar mudanças nos tipos e nas quantidades de carotenoides que possuem, como ocorre com a batata, por exemplo. Segundo pesquisas, a casca desse tubérculo apresenta quantidades significativamente maiores de carotenoides do que a sua polpa (Valcarcel et al., 2015).
>
> Quanto aos processamentos, mesmo aqueles que não envolvem mudanças de temperatura podem degradar os carotenoides nos produtos. No entanto, essas perdas são mais significativas quando processamentos térmicos são utilizados. Na maioria dos vegetais, a secagem reduz em cerca de 10% a 20% o teor de carotenoides. Além disso, o processamento térmico também pode provocar modificações no teor de isômeros de carotenoides como o betacaroteno e a luteína; isso ocorre devido à alteração dos isômeros *trans* para *cis*. Dessa forma, quando

frutas e vegetais são processados termicamente, há maior retenção de isômeros *cis* em vez de *trans*, reduzindo consequentemente a atividade biológica dos carotenoides presentes nos alimentos processados.

Um método amplamente utilizado na indústria de alimentos para reduzir a carga microbiana e inativar enzimas deteriorantes é a alta pressão ou a alta pressão combinada com altas temperaturas. Quanto à influência desses métodos no teor de carotenoides, foi observado que, quando a cenoura, o tomate, os pimentões vermelho e verde, os brócolis e o espinafre foram submetidos à alta pressão (635 MPa por 5 minutos a 20 °C) e à alta pressão aliada à alta temperatura (625 MPa por 5 minutos a 117 °C), não houve alterações significativas no conteúdo de carotenoides (Sánchez; Baranda; Marañón, 2014).

Outro fator que pode ser determinante na quantidade de carotenoides é a localização geográfica. Mais especificamente para o Brasil, estudos demonstraram que os frutos de buriti (*Mauritia flexuosa*) cultivados na região Amazônica (52,86 mg/100 g) apresentaram um conteúdo de carotenoides totais superior ao de frutos cultivados no Cerrado (31,13 mg/100 g). Essa diferença pode estar relacionada ao fato de que na Amazônia as temperaturas e a umidade são mais elevadas do que no Cerrado (Cândido; Silva; Agostini-Costa, 2015).

O amadurecimento do alimento é um fator influente porque durante esse processo ocorre a carotenogênese reforçada, que leva a um grande aumento na quantidade desses compostos. Nos frutos maduros, esses compostos localizam-se no cloroplasto; os hidroxicarotenoides encontram-se principalmente esterificados com ácidos graxos.

Quanto às principais fontes desses compostos, destacam-se os vegetais e as frutas amarelo-alaranjados, os quais fornecem a maior parte do betacaroteno e do alfacaroteno. Os frutos alaranjados fornecem também a alfacriptoxantina, encontrada nas tangerinas, na laranja e no mamão. O licopeno, responsável pela cor vermelha, é o principal constituinte de tomates e seus produtos. Os vegetais de folhas verdes apresentam como principais carotenoides a luteína (45%), o betacaroteno (25% a 30%), a violaxantina (10% a 15%) e a neoxantina (10% a 15%). Esses vegetais podem possuir também zeaxantina, betacriptoxantina, alfacaroteno e luteoxantina, porém, em concentrações inferiores. A luteína e a zeaxantina também podem estar presentes em elevadas quantidades na gema de ovo.

Na maioria das frutas e dos legumes, o betacaroteno é predominante em comparação com seu isômero geométrico alfacaroteno, sendo este último encontrado em um número restrito de frutas e vegetais, como no espinafre, nos brócolis, na batata-doce, na abóbora e na cenoura.

5.4 Metabolismo

A absorção dos carotenoides é influenciada por muitos fatores. Devido a suas propriedades lipofílicas, eles seguem praticamente os mesmos caminhos de absorção de outros compostos lipídicos, mas com a particularidade de necessitar das micelas dos sais biliares.

Para que possam ser absorvidos, primeiramente eles devem ser liberados da matriz alimentar por meio de processos de transformação física, como o cozimento e o corte. Esses processos são importantes para a liberação dos carotenoides, uma vez que estes não se encontram livres no alimento, mas sim associados a proteínas em várias estruturas celulares dos vegetais. Tais processos provocam danos mecânicos nos tecidos dos alimentos, liberando os carotenoides e favorecendo sua absorção, além de poderem melhorar, por exemplo, a liberação do licopeno e do alfa e do betacaroteno.

A digestão dos carotenoides inicia-se na cavidade oral, onde são triturados pelos dentes e lubrificados com a saliva para, posteriormente, serem conduzidos ao estômago. No lúmen gástrico, com a ação dos ácidos, da pepsina e da lipase, são parcialmente liberados da matriz dos alimentos e emulsificados em gotas lipídicas.

A emulsão formada é constituída por um núcleo de triacilglicerol cercado por uma camada monomolecular de proteínas parcialmente digeridas, polissacarídeos e lipídeos (fosfolipídeos e ácidos graxos parcialmente ionizados). As xantofilas, por apresentarem em sua estrutura hidroxilas ou outros grupos funcionais, são compostos mais polares e ficam distribuídas preferencialmente na superfície da emulsão, juntamente com proteínas, fosfolipídeos e ácidos graxos parcialmente ionizados. Já os carotenos localizam-se quase exclusivamente no núcleo do triacilglicerol.

Ao adentrarem no duodeno, são liberadas secreções pancreáticas, biliares e lipases, que são responsáveis pela hidrólise dos compostos presentes nas gotículas emulsificadas, dando origem às micelas mistas compostas de ácidos biliares, ácidos graxos livres, monoglicerídeos e fosfolipídeos.

Nessa etapa, pela ação de colesterol esterase e da lipase pancreática, os ésteres de hidroxicarotenoides são hidrolisados e liberados em forma de carotenoides. A lipase pancreática, dependente da colipase, uma proteína anfipática responsável por unir as regiões polares e apolares, é a principal enzima com capacidade de hidrolisar os triacilgliceróis. Dessa forma, pessoas que sofrem de insuficiência pancreática apresentam baixas concentrações plasmáticas de carotenoides.

Posteriormente, os carotenoides presentes nas micelas são absorvidos pelas células absortivas da mucosa intestinal via difusão passiva. Uma vez nessas células, os carotenoides provitamínicos A podem sofrer clivagem e, consequentemente, ser convertidos em vitamina A.

Os carotenoides provitamina A e os ésteres de retinila sofrem clivagem e são incorporados em quilomícrons, formados por lipoproteínas de baixa densidade constituídas de triacilgliceróis, fosfolipídeos, ésteres de colesterol, colesterol livre e apolipoproteínas. Os quilomícrons, por sua vez, são secretados na linfa e alcançam o sistema sanguíneo. Praticamente todos os ésteres de retinila e os carotenoides livres presentes nos quilomícrons permanecem nas partículas de quilomícrons remanescentes e são rapidamente captados pelo fígado, podendo ser armazenados ou secretados para o plasma para serem distribuídos pelos tecidos.

Após a absorção, esses quilomícrons são transportados via linfa para a circulação até o fígado, onde os hepatócitos incorporam a maioria dos carotenoides em lipoproteínas. A distribuição entre as diferentes classes de lipoproteínas plasmáticas é influenciada pelas características físicas dos carotenoides e pela composição de lipídeos das lipoproteínas. Os carotenoides hidrocarbonetos predominam nas lipoproteínas de muito baixa densidade (VLDL) e nas lipoproteínas de baixa densidade (LDL), enquanto as xantofilas se encontram distribuídas igualmente entre as lipoproteínas de alta (HDL) e baixa (LDL) densidades, e, em menor proporção (por volta de 20%), em VLDL.

Devido ao fato de os carotenoides terem ligações covalentes com as lipoproteínas e até então não possuírem um controle homeostático, as concentrações desses compostos no plasma são dependentes da ingestão. Fisiologicamente, a manutenção dos níveis plasmáticos depende não só da ingestão, mas também da eficiência da absorção intestinal, de sua concentração e posterior liberação dos tecidos para o plasma e de sua taxa catabólica.

Estudos relatam que homens possuem concentrações mais elevadas de licopeno e concentrações menores de alfa e betacaroteno do que as mulheres. Os fumantes apresentam concentrações de carotenoides reduzidas em aproximadamente 30% em comparação às taxas de não fumantes. A concentração média de carotenoides também pode sofrer alteração de acordo com a idade; porém, essa variação não ocorre na mesma proporção em todos os carotenoides.

No organismo humano, os carotenoides localizam-se principalmente no fígado. No entanto, também podem ser encontrados em órgãos como o pâncreas, a pele e a próstata, bem como na mácula lútea, no cólon e no tecido adiposo.

5.5 Biodisponibilidade

O alimento ingerido passa por vários processos durante a digestão, os quais podem acarretar perdas, até ser excretado pelo organismo. Por isso, não se pode afirmar que a quantidade de compostos bioativos presente nos alimentos é necessariamente a mesma absorvida e metabolizada pelo organismo. Assim, torna-se importante o estudo da biodisponibilidade dos compostos bioativos a fim de entender melhor seus processos individuais.

A biodisponibilidade refere-se à porção de carotenoides que, após ser absorvida e entrar na circulação sanguínea, torna-se disponível para utilização nas funções fisiológicas ou no armazenamento no corpo. No entanto, diversos fatores podem influenciar a biodisponibilidade de carotenoides, tais como cozimento, presença de fibras (especialmente da pectina, pois ela aumenta a viscosidade), falta de lipídeos e inadequada produção de bile. Ocorre também uma influência significativa da matriz alimentar, uma vez que, para que sejam absorvidos, os carotenoides precisam ser inicialmente liberados dessa matriz

Como dito anteriormente, a absorção de carotenoides é possível apenas quando eles são incorporados em micelas; sendo assim, fatores que alteram sua formação consequentemente afetam sua biodisponibilidade. A presença de lipídeos é um dos principais fatores que influenciam o processo de formação de micelas, principalmente os ácidos graxos de cadeia longa, como o ácido oleico. Como as frutas e os vegetais apresentam baixos teores de ácidos graxos, é fundamental que eles sejam adicionados durante o processamento e/ou a digestão, proporcionando, assim, um aumento da biodisponibilidade de carotenoides. No entanto, os carotenoides respondem de formas diferentes à adição de ácidos graxos. Aqueles pertencentes à classe dos carotenos, principalmente o licopeno, são mais beneficiados por essa adição do que as xantofilas, por exemplo.

O calor, como já foi citado, é um dos processos responsáveis por alterar a forma isomérica dos carotenoides, principalmente a do licopeno. No entanto, diferentemente do que ocorre com os demais carotenoides, essa alteração favorece a biodisponibilidade do licopeno; uma alternativa para aumentar sua biodisponibilidade e, consequentemente, melhor usufruir de seus benefícios é utilizar tomates cozidos. O molho de tomate é considerado uma fonte de licopeno ainda melhor do que o tomate *in natura*. É interessante também relatar que a presença de alguns carotenoides, como o betacaroteno e a luteína, pode afetar negativamente a biodisponibilidade dele. Isso ocorre porque a presença desses carotenoides nos alimentos pode levar a uma competição durante a absorção intestinal do licopeno.

5.6 Importância dos carotenoides

Valorizados não só pelas cores características que proporcionam aos alimentos, muitos estudos têm comprovado a relação entre uma ingestão maior de carotenoides compostos e um risco menor de desenvolver doenças (Fig. 5.3).

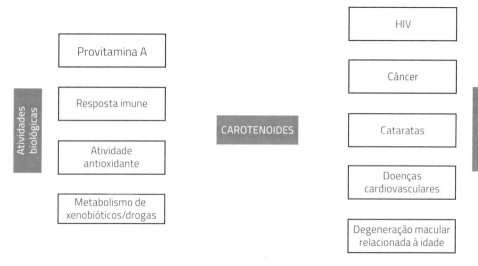

Fig. 5.3 *Papel dos carotenoides na prevenção de doenças crônicas*
Fonte: *Rao e Rao (2007).*

Além de suas propriedades antioxidantes, que contribuem para a estabilidade dos alimentos, pesquisas atuais têm atribuído aos carotenoides diversas propriedades funcionais e ações biológicas. Eles são considerados importantes imunomoduladores, auxiliando na redução dos riscos de desenvolvimento de doenças degenerativas, como câncer, doenças cardiovasculares, cataratas e degeneração macular.

Seus mecanismos de ação envolvem não apenas sua capacidade antioxidante, mas também a modulação do metabolismo carcinogênico, a regulação do crescimento celular, a inibição da proliferação celular, o aumento da diferenciação celular, a estimulação da comunicação célula a célula e a sinalização dependente de retinoides.

5.7 Provitamina A

Para que cresçam e se desenvolvam normalmente, os seres humanos necessitam de diferentes nutrientes essenciais. Caso esses nutrientes não estejam presentes em sua dieta, além do aumento nas taxas de mortalidade e morbidade (porcentagem de portadores de uma determinada doença em relação ao número de habitantes sadios), sua capacidade de desenvolver e trabalhar normalmente também é comprometida.

A deficiência de minerais e vitaminas constitui um problema sério de saúde. Mesmo quando ela se encontra em graus leves, não acarretando qualquer tipo de sintoma clínico aparente, pode afetar negativamente a saúde do indivíduo. Entre as deficiências vitamínicas, a mais comum é a de vitamina A.

O Instituto de Medicina dos Estados Unidos estabeleceu os níveis recomendados de ingestão diária para a população de acordo com a idade, com uma distinção entre mulheres grávidas (770 µg de retinol/dia) e lactantes (1.300 µg de retinol/dia); durante esses períodos, a mãe necessita de uma maior quantidade de vitamina A, já que o feto e o recém-nascido utilizam suas reservas dessa vitamina. Para adultos de 19 a mais de 70 anos de idade, a quantidade recomendada para ingestão é de 900 µg de retinol/dia para homens e 700 µg de retinol/dia para mulheres (Institute of Medicine, 2001).

A vitamina A tem sido apontada como a responsável por importantes processos biológicos no organismo humano. Ela é um fator essencial na embriogênese; na diferenciação e na regulação da proliferação da maioria das células (principalmente células de divisão rápida); na reprodução; na hematopoese; na modulação do sistema imune, que envolve elementos dos sistemas imunes inato e adquirido; e na manutenção da função visual, sendo necessária para a visão colorida e para a visão com baixos níveis de luz.

Dos 700 carotenoides já identificados na natureza, apenas 50 deles apresentam atividade provitamina A. Essa atividade se refere à capacidade de alguns carotenoides de formar vitamina A (retinol e retinal) por ação da enzima caroteno dioxigenase.

O requisito mínimo de um carotenoide com atividade provitamina A é possuir um anel betaionona (Fig. 5.4) não substituído com uma cadeia de polieno de 11 átomos de carbono.

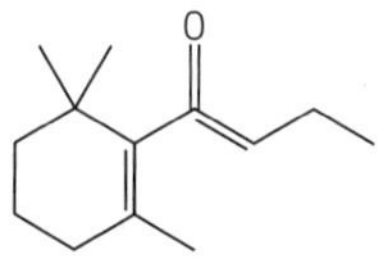

Fig. 5.4 *Estrutura química do anel betaionona*

Betaionona

Sendo assim, apenas o betacaroteno, o alfacaroteno, o gamacaroteno e a betacriptoxantina são provitaminas A (Tab. 5.1). Como o betacaroteno possui em sua estrutura dois anéis betaionona, sua atividade provitamina A é de 100%. Consequentemente, o alfacaroteno e a betacriptoxantina apresentam cerca de 50% da atividade do betacaroteno.

Tab. 5.1 CAROTENOIDES COM ATIVIDADE DE PROVITAMINA A. OS VALORES DA SEGUNDA COLUNA REPRESENTAM A ATIVIDADE DE PROVITAMINA A DESSES CAROTENOIDES EM COMPARAÇÃO COM AQUELA ENCONTRADA NO BETACAROTENO

Carotenoide	Provitamina A (%)
Trans-betacaroteno	100
9-*cis*-betacaroteno	38
13-*cis*-betacaroteno	53
Trans-alfacaroteno	53
9-*cis*-alfacaroteno	13
13-*cis*-alfacaroteno	16
Trans-betacriptoxantina	57
9-*cis*-betacriptoxantina	27
15-*cis*-betacriptoxantina	42
Gamacaroteno	42-50
Betazeacaroteno	20-40

Fonte: Bauernfeind (1972).

No organismo, o retinol, o retinal e o ácido retinoico apresentam-se como formas ativas da vitamina A. O retinol, por meio da ação enzimática da retinol desidrogenase em reação reversível, é convertido em retinal em uma variedade de tecidos. Esse composto é, por sua vez, convertido irreversivelmente em ácido retinoico pela enzima retinal oxidase.

A conversão de carotenoides em equivalentes de retinol (RE; 1 RE = 1 µg de retinol) é o parâmetro de avaliação da atividade biológica desses compostos. Sendo assim, as porcentagens de absorção e conversão de carotenoides são estabelecidas pela seguinte relação: 1 RE = 6 µg de betacaroteno + 12 µg de outros carotenoides. Apesar de o RE ser uma unidade universalmente aceita, outras unidades podem ser usadas para determinar a atividade da vitamina A, entre elas a UI (Unidade Internacional). Sendo assim, 1 UI equivale a

0,3 µg de vitamina A (retinol), ou seja, 1 RE = 3,33 UI ou 1 UI = 0,3 RE (Eitenmiller; Landen; Ye, 2007).

Segundo estudos, a intervenção com betacaroteno (4 mg de betacaroteno) durante três meses aumentou significativamente os níveis séricos de vitamina A em crianças chinesas, alcançando os níveis normais independentemente do grau de deficiência. A morbidade também se apresentou significativamente menor, mostrando, dessa forma, que uma alimentação rica em betacaroteno é eficiente para diminuir a deficiência de vitamina A na população (Lin et al., 2009).

5.8 Carotenoides como agentes antioxidantes

Os carotenoides são considerados compostos com uma elevada atividade antioxidante devido a sua capacidade de desativar os radicais livres por meio do sequestro do oxigênio singlete. Esse oxigênio é uma molécula muito reativa que pode ser gerada diretamente por reações químicas ou indiretamente pelo acréscimo ou pela transferência de energia. A capacidade dos carotenoides de conseguir sequestrar esse oxigênio singlete deve-se à presença de sistemas de duplas ligações conjugadas, sendo que carotenoides com nove ou mais duplas ligações apresentam atividades antioxidantes mais eficientes.

Os mecanismos pelos quais os pigmentos carotenoides protegem os sistemas biológicos contra os danos do $^1O_2$ envolvem tanto os componentes físicos quanto a reação química entre o carotenoide e a molécula de oxigênio excitada. A reação física de extinção abrange a transferência da energia de excitação a partir do $^1O_2$ para o carotenoide, resultando na formação do carotenoide tripleto. Posteriormente, a energia de excitação é inofensivamente dissipada por meio de interações rotacionais e vibracionais entre o carotenoide tripleto e o solvente, regenerando a molécula original de carotenoide. Dessa maneira, ele pode atuar de maneira catalítica, neutralizando o $^1O_2$ potencialmente prejudicial, funcionando como um antioxidante e prevenindo, consequentemente, reações de oxidação.

$$^1O_2 + \text{carotenoide} \rightarrow {}^3O_2 + {}^3\text{carotenoide}$$
$$^3\text{carotenoide} \rightarrow \text{carotenoide} + \text{calor}$$

Entre todos os carotenoides, o licopeno é o composto que possui maior destaque quanto a seu potencial antioxidante, sendo que doses de 30 mg por dia apresentaram resultados benéficos em biomarcadores de estresse oxidativo, especialmente na diminuição de lesões oxidativas do DNA (Devaraj et al., 2008).

5.9 Câncer

O câncer tem tomado, nas últimas décadas, dimensões cada vez maiores, tornando-se indiscutivelmente um problema sério de saúde pública. Entre os tipos de câncer, o de próstata é o segundo mais comumente diagnosticado em todo o mundo, possuindo maior incidência na Austrália e em países da Europa e da América do Norte, e menor em países em desenvolvimento.

Em 1995 foi demonstrado pela primeira vez, por Giovannocci et al. (1995), que o consumo de tomates diminuía o risco de câncer de próstata, sendo o licopeno o responsável por essa diminuição (Boxe 5.3). Desde então, diversos estudos têm surgido com o objetivo de comprovar que ele possui uma eficiente resposta contra o câncer, principalmente o de próstata.

> **Boxe 5.3** A melhor forma de consumir o tomate para prevenir o câncer de próstata
>
> O licopeno, presente em grandes quantidades no tomate, é um dos principais compostos bioativos responsáveis pela redução do risco de desenvolvimento do câncer de próstata. No entanto, atualmente se sabe que a forma de consumir o tomate pode influenciar diretamente a concentração desse composto e, consequentemente, sua eficiência na manutenção da saúde. Sendo assim, para o melhor aproveitamento das propriedades fornecidas pelo tomate, uma dica de consumo é cozinhá-lo, batê-lo em liquidificador e depois proceder ao armazenamento do molho na geladeira. O ideal é consumir meia xícara do molho diariamente. Além disso, para aumentar ainda mais sua eficiência, recomenda-se acrescentar azeite de oliva no momento do consumo (Salgado, 2004).

Estudos realizados *in vitro* e *in vivo*, além de estudos clínicos feitos recentemente, demonstraram uma relação inversa entre a ingestão do licopeno e o risco de desenvolver câncer de próstata. Os mecanismos responsáveis por tal atividade estão relacionados a suas relevantes capacidades antioxidante, de redução da oxidação lipídica e de inibição da proliferação celular. Atualmente, novas vertentes têm afirmado que o licopeno também atua contra o câncer por meio da regulação da expressão dos genes e da modulação do desenvolvimento de tal tumor.

Estudos de metanálise têm demonstrado que a ingestão de carotenoides também está relacionada a uma redução do risco de desenvolvimento de câncer de mama. Os principais carotenoides envolvidos nesse caso são o alfacaroteno, a betacriptoxantina, luteína + zeaxantina e o licopeno.

O consumo de betacriptoxantina e betacaroteno tem demonstrado também possuir uma relação inversa com os casos de câncer de pulmão e de esôfago, respectivamente.

5.10 Degeneração macular relacionada à idade e catarata

Principal causa de cegueira em pessoas com idade superior a 65 anos, a degeneração macular relacionada à idade é uma doença multifatorial. Inicialmente, essa doença acarreta embaçamento da visão central e distorção ou deformação das linhas retas, progredindo até o aparecimento de pontos negros dentro do campo visual central.

Entre os fatores de risco, os mais influentes envolvem determinantes genéticos e ambientais, como exposição à luz solar, idade, tabagismo e estado nutricional.

O pigmento macular é responsável pela atenuação dos comprimentos de onda curtos da luz visível, os quais são mais perigosos do que os comprimentos de onda mais longos. O comprimento de onda curto é considerado mais energético, gerando assim espécies reativas de oxigênio a partir de fotossensibilizadores endógenos, como, por exemplo, a lipofuscina.

A luteína e a zeaxantina constituem exclusivamente os pigmentos de cor amarela da mácula da retina humana, sendo os únicos carotenoides transportados do soro para a retina. Na retina, suas concentrações estão mais elevadas do que em qualquer outra parte do corpo, exercendo um efeito protetor por atuarem tanto como antioxidantes quanto como filtros da luz azul de alta energia. Além delas, outro carotenoide presente em quantidades substanciais na mácula é a *mesozeaxantina*, um esteroisômero da zeaxantina que normalmente não está presente na dieta nem no sangue e que se localiza exclusivamente na mácula central (Fig. 5.5).

A razão entre a luteína e a zeaxantina é de aproximadamente 1:24,4 na retina central e 2:1 na região periférica. Essa razão é maior em crianças com menos de dois anos de idade do que em adultos, o que sugere que a distribuição de luteína é alterada para se adaptar à maturação da retina e à exposição ambiental.

Uma das primeiras comprovações de que a luteína e a zeaxantina influenciam o risco de desenvolvimento de degeneração macular relacionada à idade foi publicada em Seddon et al. (1994). Os resultados desse estudo indicaram que os indivíduos que possuíam níveis mais elevados no sangue e ingeriam doses maiores desses carotenoides apresentavam uma redução de 43% no risco de desenvolver essa doença. A partir de então, diversos estudos comprovaram que doses variando de 10 mg a 20 mg de luteína e de zeaxantina por dia proporcionam um aumento significativo da densidade dos pigmentos maculares (Ma et al., 2012).

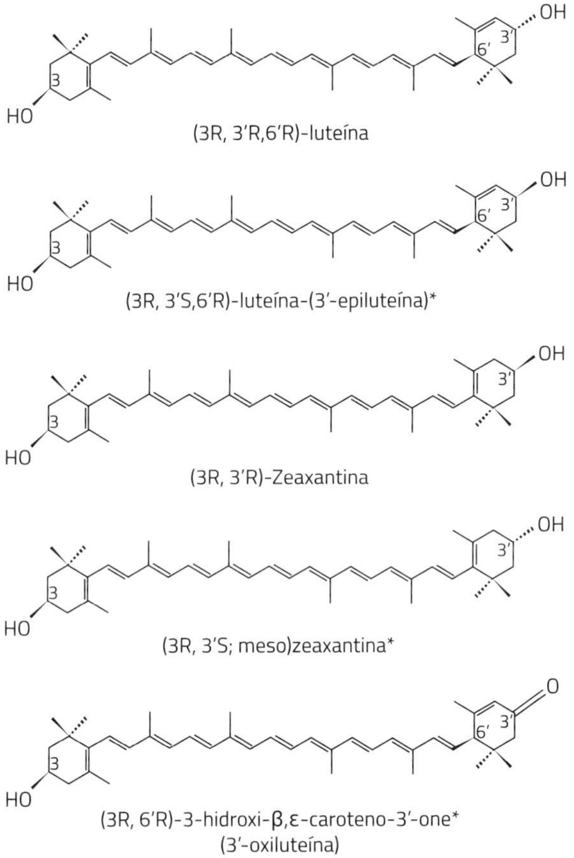

(3R, 3'R,6'R)-luteína

(3R, 3'S,6'R)-luteína-(3'-epiluteína)*

(3R, 3'R)-Zeaxantina

(3R, 3'S; meso)zeaxantina*

(3R, 6'R)-3-hidroxi-β,ε-caroteno-3'-one* (3'-oxiluteína)

Fig. 5.5 Carotenoides xantofilas encontrados na retina humana e na mácula. Os asteriscos denotam metabólitos de luteína e de zeaxantina dietética
Fonte: Bernstein et al. (2010).

Outra doença ocular relacionada ao estresse oxidativo, devido à exposição intensa desse órgão à luz, é a catarata. A lente do olho é a primeira linha de defesa contra o dano foto-oxidativo. Esse dano favorece a precipitação das proteínas no cristalino do olho, ocasionando a catarata. Essa doença provoca opacidade ocular total ou parcial em um ou em ambos os olhos, podendo levar à cegueira.

Assim como ocorre na mácula, a luteína e a zeaxantina são os únicos carotenoides presentes na lente do olho, embora em pequenas quantidades quando comparadas àquelas na mácula; funcionam como filtros da luz azul e como antioxidantes. Dessa forma, a ingestão de luteína e zeaxantina também pode reduzir em cerca de 20% a 50% os riscos de desenvolvimento da catarata.

5.11 Doenças cardiovasculares

O aumento da incidência de doenças cardiovasculares tem sido cada vez mais associado, em geral, ao baixo consumo de frutas e vegetais, e, particularmente, a uma dieta pobre em carotenoides. Estudos demonstraram que pacientes com aterosclerose precoce tinham concentrações séricas menores de luteína e zeaxantina do que os indivíduos saudáveis, comprovando, assim, uma relação inversa entre os níveis séricos de tais carotenoides e o desenvolvimento dessa doença (Xu et al., 2013).

Além desses dois carotenoides, o licopeno também apresentou efeitos positivos contra as doenças cardiovasculares, o que tem sido atribuído a sua capacidade de reduzir significativamente os níveis de LDL oxidada e de colesterol total.

5.12 Considerações finais

Os carotenoides são compostos biologicamente ativos presentes em muitas frutas e verduras. O Brasil constitui-se como um dos países mais ricos em alimentos que são fontes desses compostos, devido, principalmente, a sua grande extensão e a seu clima extremamente favorável para sua biossíntese.

Eles podem ser obtidos por meio da alimentação, sendo que o betacaroteno, o alfacaroteno, o licopeno, a luteína e a criptoxantina destacam-se como os principais carotenoides presentes na dieta do brasileiro. Após o consumo, os carotenoides são absorvidos pelo organismo do mesmo modo que os compostos lipídicos, por possuírem propriedades lipofílicas.

Responsáveis pelas cores vermelha, alaranjada e amarela características de diferentes frutas e vegetais, os carotenoides exercem ainda outras funções indispensáveis nas plantas. No entanto, eles têm ganhado mais destaque em decorrência dos benefícios promovidos ao organismo humano. Diversos estudos já mostram a relação inversa entre o consumo dos carotenoides e a incidência de diversas doenças.

Além de precursores de vitamina A, os carotenoides também têm se destacado como uma importante alternativa na prevenção de doenças como o câncer, a catarata, a degeneração macular e doenças cardiovasculares. Os mecanismos envolvidos nesses processos são diversos; no entanto, sua capacidade antioxidante se destaca.

Apesar de os benefícios dos carotenoides já possuírem comprovações científicas, mais estudos devem ser promovidos a fim de elucidar detalhadamente todos os mecanismos de ação desses compostos.

Questões

5.1) Sabe-se que os carotenoides são compostos presentes em frutas e vegetais, principalmente no tomate e seus subprodutos. Qual é a função desses compostos nas plantas e onde eles estão localizados?

5.2) Os carotenoides possuem estruturas que podem ser facilmente modificadas. Explicar por que isso pode ocorrer e quais são os processos que influenciam essa modificação.

5.3) Sabendo que os carotenoides pertencem, principalmente, a dois diferentes grupos, classificar os seguintes compostos: zeaxantina; licopeno; alfa e betacaroteno; astaxantina; luteína; betacriptoxantina; violaxantina; cantaxantina; betacitraurina. Justificar sua resposta.

5.4) Susan possui dois tomates em diferentes períodos de maturação, um no início e outro chegando ao fim. Levando em conta a concentração de licopeno presente nesses tomates, qual deles você recomendaria para consumo? Por quê?

5.5) Dona Maria se preocupa muito com sua saúde e sua alimentação, e por isso possui em sua geladeira uma grande quantidade de frutas e vegetais: brócolis, cajá, melão, melancia, couve-flor, pitanga, abóbora, pimentões vermelho e amarelo, mamão, tomate, pêssego, agrião, almeirão, cenoura, abobrinha, couve, vagem, mandioquinha, maracujá, rúcula, milho-verde e acerola. No entanto, ela não sabe por que esses alimentos são importantes e pediu sua ajuda. Explicar para Dona Maria a importância de cada um dos itens em sua geladeira e listar os principais compostos bioativos presentes em cada um deles.

5.6) No almoço de hoje, José ingeriu uma salada com uma grande quantidade de carotenoides: cenoura, brócolis, milho e tomate. Ao terminar a refeição, como de costume, foi tirar um cochilo. No entanto, seu organismo não descansou, pois estava fazendo a digestão. Atentando-se aos carotenoides que José consumiu, explicar como ocorrem a digestão e a absorção deles.

5.7) Joana levou seu filho Pedro ao médico, e, de acordo com os exames, o garoto apresentava níveis séricos de retinol de 0,6 µmol/L. Qual foi o possível diagnóstico do médico? Na tentativa de melhorar o quadro de saúde de Pedro, quais alimentos você recomendaria que a mãe incluísse na dieta da criança? Por quê? Explicar também qual o mecanismo de ação dos compostos bioativos presentes na alimentação recomendada.

5.8) Mariana tem um ritmo de vida acelerado e estressante. Além disso, é fumante e, devido à correria do dia a dia, não se alimenta de forma adequada. Preocupada com o risco de desenvolver alguma doença crônica por causa, principalmente, dos radicais livres que são formados em seu corpo, Mariana buscou elaborar sua dieta de forma mais consciente, incluindo nela diversas frutas e vegetais. Levando em consideração a capacidade antioxidante dos carotenoides, quais alimentos ricos nesses compostos você recomendaria a Mariana? Por quê? Explicar também como esses compostos neutralizam os radicais livres.

5.9) Aos 45 anos, João passou por um exame rotineiro de próstata. Os resultados foram muito bons; no entanto, ele ainda se preocupa com o risco de desenvolver câncer de próstata. Por essa razão, seu médico recomendou-lhe que passasse a consumir mais tomates. Imaginando que você seja o médico, explicar a João o porquê dessa recomendação; indicar também a quantidade do alimento a ser consumida.

5.10) Roberto é um oftalmologista muito preocupado com a saúde de seus pacientes, principalmente dos idosos. Sabendo do risco que estes últimos correm de sofrer degeneração macular, Roberto lhes recomenda sempre que consumam alimentos ricos em luteína e zeaxantina. Explicar o porquê de tal recomendação, o mecanismo de ação desses compostos e as doses que devem ser ingeridas pelos pacientes do médico.

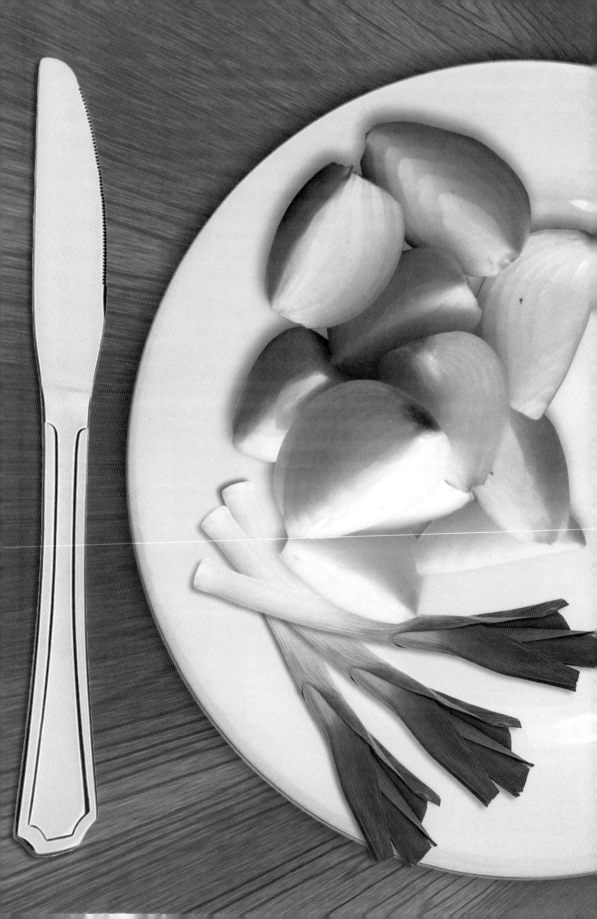

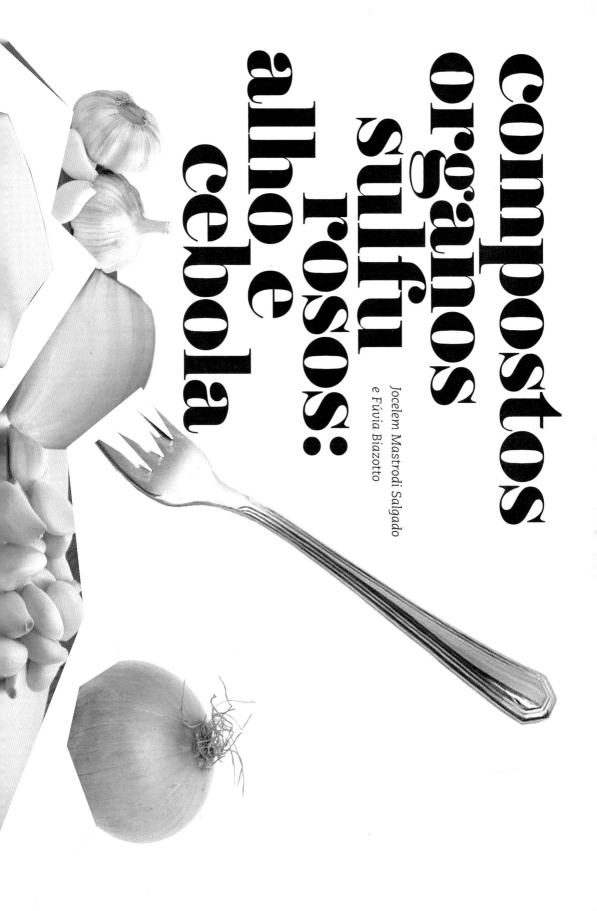

compostos orgânos sulfurosos: alho e cebola

Jocelem Mastrodi Salgado
e Fúvia Biazotto

Existem diversas evidências provenientes de investigações científicas que indicam as ações fisiológicas e medicinais derivadas do consumo de compostos organossulfurosos. Esses compostos são moléculas orgânicas que contêm em sua estrutura química um ou mais átomos de enxofre. Encontram-se amplamente distribuídos nos vegetais, porém, ocorrem predominantemente no gênero *Allium*, conferindo sabor e odor característicos.

O cultivo de cebola (*Allium cepa*) e alho (*Allium sativum*) caminha junto com a história da humanidade. Existem referências sobre ambos em livros como a Bíblia e o Alcorão, o que de certo modo reflete a importância que nossos antepassados atribuíam a esses alimentos, tanto sob o aspecto culinário – *flavor* conferido às diversas preparações – quanto sob aspectos nutricionais e curativos (Boxe 6.1).

Boxe 6.1 Você sabia?

Durante os primeiros jogos olímpicos na Grécia, os atletas ingeriam alho para melhorar seus desempenhos esportivos. Na Índia, o alho vem sendo usado há séculos como loção antisséptica no cuidado de ferimentos e ulcerações. Na China, chá de cebola e alho é recomendado para dores de cabeça, febre, cólera e disenteria. E, durante a Segunda Guerra Mundial, o alho foi utilizado como antisséptico na prevenção de gangrena. Atualmente, esses vegetais bulbosos ainda são muito utilizados na medicina popular em todo o mundo na cura de diversas doenças.

Botanicamente, a cebola e o alho são membros do gênero *Allium*, uma vez que ambos compartilham da presença de bulbos e de odores característicos. Inclusive, o termo *Allium* (de origem grega) é um alerta sobre o odor e o sabor pungentes típicos desses vegetais. Os odores fortes advêm da presença de compostos sulfurosos em seu óleo essencial.

Em virtude do clima frio, os vegetais do gênero *Allium* são amplamente cultivados em países de clima temperado, com exceção de algumas espécies que se desenvolvem no Chile (*Allium juncifolium*), no Brasil (*Allium sellovianum*) e na África tropical (*Allium spathaceum*). Em geral, são plantas bulbosas anuais e bianuais, com cerca de 1,0 m a 1,5 m de altura. O tamanho do bulbo é variável entre as espécies, podendo até ser formado por bulbilhos (dentes), como é o caso do alho. Além do bulbo e do odor, as espécies de alho podem ser reconhecidas por suas belas flores. Juntamente com as flores, pode-se encontrar ao final de cada talo umbrelas carentes de folhas (Block, 2010).

O *Allium* é um dos gêneros de plantas com o maior número de espécies existentes, contendo cerca de 600 a 750 espécies. Entre elas, as mais conhecidas no Brasil são o *A. sativum* (alho), o *A. cepa* (cebola), o *A. schoenoprasum* (cebolinha) e o *A. ampeloprasum* (alho-poró). A origem desses vegetais ainda é especulada; evidências sugerem que o alho e a cebola tenham sido primeiramente domesticados na Ásia central e, provavelmente, levados para a Europa durante as expedições de Marco Polo ou de comerciantes de especiarias.

São considerados plantas ornamentais, principalmente em Londres e outros locais na Europa. A Holanda lidera o comércio dessas plantas ornamentais, muitas delas exóticas. Apesar de serem tradicionalmente conhecidas por seu papel curativo, a maioria das espécies, sobretudo as mais exóticas, foram ainda pouco estudadas segundo seus princípios ativos. No entanto, essa perspectiva vem se alterando principalmente em decorrência dos resultados positivos obtidos com o emprego de fitoquímicos, em especial os compostos sulfurosos, presentes nesse gênero. Embora o mercado venha se aquecendo por causa do comércio dessas plantas para o desenvolvimento de fármacos ou ornamentos, hoje, assim como antigamente, a principal via de consumo no mundo ainda é a alimentação, seja como parte integrante, seja como flavorizante.

6.1 Componentes nutricionais e bioativos

As formas de cultivo e consumo são determinantes para que haja disponibilidade de fitoquímicos em concentrações suficientes para uma ação terapêutica. A composição nutricional e de compostos bioativos presentes na cebola e no alho, portanto, é variável e depende do cultivar analisado, do estágio de maturação, das condições ambientais e agronômicas empregadas, do tipo de processamento utilizado, da manipulação dos vegetais e do período de estocagem. Quanto mais fria a temperatura da região de plantio, maior a concentração de fitoquímicos, pois esta depende do quanto a planta responde às agressões ambientais (Marchiori, 2003).

As maiores concentrações de compostos bioativos encontram-se nos bulbos. Contudo, no caso dos sulfurados, uma parte significativa dos compostos são somente sintetizados e liberados após a ruptura do tecido, isto é, quando o alho e a cebola são amassados, partidos, cortados ou mastigados.

De forma geral, são encontrados compostos como lectinas, prostaglandinas, frutanos, pectina, adenosina, vitaminas B1, B2, B3, B6, B7, C e E, biotina, ácido nicotínico, ácidos graxos, glicolipídeos e glicoproteínas, fosfolipídeos, aminoácidos essenciais, compostos fenólicos e, principalmente, compostos sulfurosos característicos dessa família (Fig. 6.1) (Corzo-Martínez; Corzo; Villamiel, 2007).

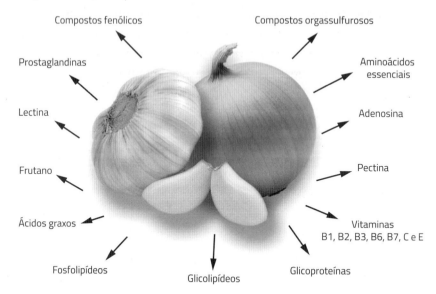

Fig. 6.1 O gênero Allium e sua composição nutricional

Apesar de tanto o alho quanto a cebola serem fontes de compostos sulfurosos, sabe-se que o alho contém uma concentração três vezes maior dessas substâncias (Rana et al., 2011; Fenwick; Hanley, 1985).

6.2 Biossíntese dos compostos organossulfurosos

Evidências provenientes de diversas investigações científicas indicam que as ações biológicas e medicinais derivadas do consumo de *Allium* resultam, em sua maioria, da presença de compostos organossulfurosos no gênero.

O bulbo intacto tem como substâncias principais os sulfóxidos de cisteína, especialmente a aliina, a metiina, a isoaliina e as gamaglutamilcisteínas. No alho, essas substâncias são reservas de cisteínas e estão associadas à proteção do vegetal contra microrganismos agressores. Durante a vida do vegetal, esses compostos são gradualmente biotransformados e depois oxidados para a formação dos sulfóxidos de cisteína pelo aumento dos níveis enzimáticos de gamaglutamiltranspeptidase. O mais importante composto organossulfuroso inicial encontrado no bulbo intacto de alho é a aliina (sulfóxido S-alil-cisteína). São encontrados também gamaglutamil-S-alil-cisteína (GSAC), sulfóxido S-metil-cisteína (metiina), sulfóxido S-*trans*-1-propenil-

-cisteína, S-2-carboxipropilglutationa e S-alil-cisteína (SAC), ainda que em pequenas quantidades (Iciek; Kwiecien; Wlodek, 2009).

6.2.1 Formação dos compostos organossulfurosos no alho

No bulbo de alho intacto, as gamaglutamilcisteínas (gamaglutamil-S--trans-1-propenil-cisteína, gamaglutamil-S-alil-cisteína e gamaglutamil-S-metil-cisteína), por meio de reações de hidrólise e oxidação, dão origem aos sulfóxidos de cisteína, como a metiina e a aliina (Fig. 6.2). Em temperatura ambiente, a metiina e a aliina acumulam-se naturalmente até que haja a liberação da alinase.

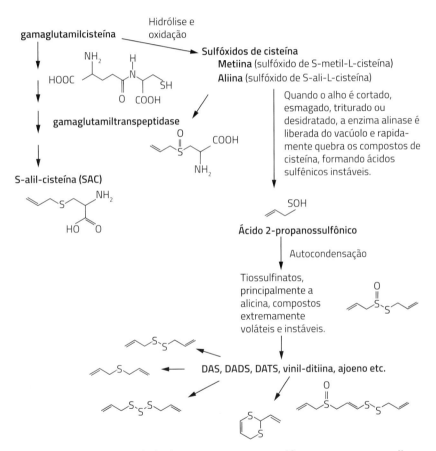

Fig. 6.2 *Formação dos principais compostos organossulfurosos presentes no alho*
Fonte: Corzo-Martínez, Corzo e Villamiel (2007).

Ainda no bulbo intacto, as gamaglutamilcisteínas são convertidas em sulfóxidos de cisteína, podendo também ser convertidas em S-alil-cisteína (SAC) e S-1-propenil-cisteína por meio da ação enzimática da gamaglutamiltranspeptidase. A SAC é um dos biomarcadores do consumo de alho, e seus níveis são quantificados a partir de amostras de urina (Singh; Singh, 2008). Posteriormente, esse composto será convertido em S-alil-mercaptano-cisteína (SAMC) e S-metil-cisteína (SMC) (Fig. 6.3).

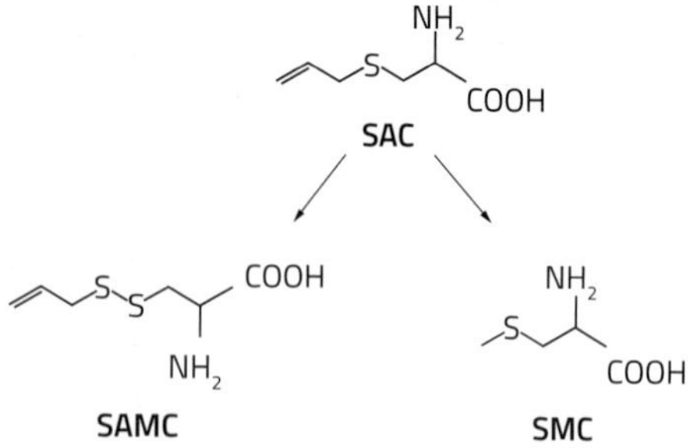

Fig. 6.3 *Esquema químico da formação de SAMC e SMC a partir de SAC*

Com a ruptura do bulbo (macerado, cortado, mastigado etc.) há a liberação da enzima alinase, que rapidamente degrada os sulfóxidos de cisteína em ácidos sulfênicos instáveis. Por meio de reações de condensação, são formados tiossulfinatos, dos quais cerca de 70% correspondem à alicina (alil-2-propeno tiossulfinatos), composto ativo mais conhecido do alho e responsável por seu sabor picante.

Os tiossulfinatos, no entanto, são altamente voláteis e instáveis, e por isso são instantaneamente degradados em sulfeto de dialil (DAS), dissulfeto de dialil (DADS) e trissulfeto de dialil (DATS). São esses compostos derivados da alicina os responsáveis pelo forte odor do alho. Em condições apropriadas, a alicina pode ser transformada em outros compostos lipossolúveis, como o ajoeno e a vinil-ditiina. Finalmente, o DADS, o DATS e o tetrassulfeto de dialil, por redução, são transformados em alil-mercaptano e alil-persulfeto.

6.2.2 Formação dos compostos organossulfurosos na cebola

Assim como no alho, a formação dos compostos sulfurosos na cebola inicia-se com a hidrólise/oxidação da gamaglutamilcisteínas em sulfóxidos de cisteína. Em presença da alinase, liberada pela ruptura do tecido, esses bioativos são decompostos em sequência em derivados da alicina.

Por meio da hidrólise da isoaliina é sintetizado o propanetial-S-óxido, mais conhecido como fator lacrimal. Esse composto poderá dar origem aos tiossulfinatos por dimerização ou via hidrólise de propionaldeídos, ácido sulfúrico e sulfeto de hidrogênio (ácido sulfídrico) (Fig. 6.4).

6.3 Estrutura química e características

Os compostos organossulfurosos são divididos em compostos lipossolúveis e hidrossolúveis, cada qual com sua ação específica em deter-

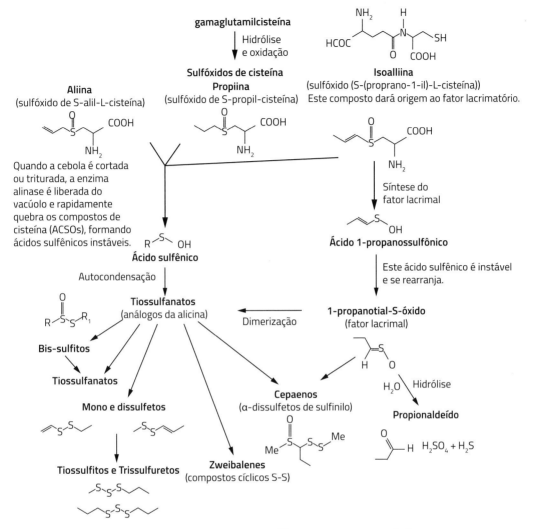

Fig. 6.4 *Formação dos principais compostos organossulfurosos presentes na cebola*
Fonte: Corzo-Martínez, Corzo e Villamiel (2007).

minados tecidos-alvo. O Quadro 6.1 mostra os componentes organossulfurosos hidrossolúveis e lipossolúveis presentes no alho. Todos os compostos apresentados são responsáveis pelo odor, sabor e pungência característicos do alho. Na Fig. 6.5 são demonstradas as fórmulas químicas dos principais derivados da alicina.

6.4 Metabolismo do alho

Pouco se sabe a respeito do metabolismo do alho e de seus compostos sulfurosos no organismo humano. Contudo, sabe-se que o processo de ruptura dos tecidos é fundamental para a formação dos fitoquímicos associados aos benefícios à saúde.

Quadro 6.1 Compostos hidrossolúveis e lipossolúveis do alho

Solúveis em água	Solúveis em óleo
S-alil-cisteína	Dissulfeto de dialil
Aliina	Trissulfeto de dialil
S-propil-cisteína	Sulfeto de metilalil
S-etil-cisteína	Dissulfeto de dipropil
S-metil-cisteína	Sulfeto de dipropil
Se-(metil)-selenocisteína	Alil-mercaptano
Selenometionina	Alil-metil-sulfeto
Selenocisteína	

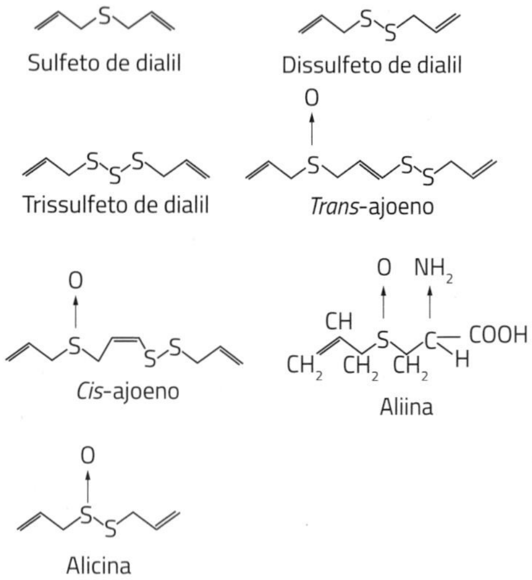

Fig. 6.5 Alicina e seus derivados: sulfeto de dialil, dissulfeto de dialil, trissulfeto de dialil, trans-ajoeno, cis-ajoeno e aliina

A partir de estudos conduzidos em ratos, demonstrou-se que a alicina não é apropriadamente metabolizada quando a administração é feita via oral. O composto foi observado no estômago, no intestino e no fígado sem ter sido convertido em seus compostos derivados. Porém, quando a alicina foi colocada em contato direto com o sangue fresco, houve uma rápida conversão do composto em alil-mercaptano.

Diferentemente do esperado, não foram encontrados traços de alil-mercaptano na urina ou no sangue dos indivíduos suplementados com alho. Contudo, foi encontrado, nas vias áreas e/ou urinárias, o composto sulfeto de metil-alilo (AMS), sugerindo que o alil-mercaptano é posteriormente decomposto a AMS (Amagase et al., 2001; Egen-Schwind; Eckard; Kemper, 1992).

O AMS não foi encontrado no hálito de pessoas que ingeriram alhos cozidos, já que a cocção inativa completamente a alinase necessária para converter aliina em alicina.

6.5 Problemas relacionados ao consumo de alho e cebola

Apesar dos benefícios advindos do consumo desses vegetais, há um grande complicador relacionado a eles: o sabor intenso característico que dificulta seu consumo. No caso do alho, o odor é exalado inclusive pelo suor em até 72 horas após o consumo. A seguir, são relatadas as razões pelas quais esses alimentos são pungentes e conferem halitose; também se explica por que as cebolas provocam lágrimas.

6.5.1 Pungência do alho e da cebola

Cortar o alho e colocá-lo cru na boca ou sobre os lábios causa uma queimação dolorosa, similar àquela provocada por cebola fatiada, pimenta, gengibre, mostarda, *wasabi* e canela. Cortar alho e cebola pode também causar irritações e inflamações na pele e na mucosa (Boxes 6.2 e 6.3).

Boxe 6.2 Por que as cebolas nos fazem chorar?

É sugerido que o fator lacrimal ativa as terminações nervosas das *fibras de dor* (nociceptores) presentes na camada superior da córnea. Quando ativadas, as fibras enviam sinais para o cérebro, o que resulta na sensação de dor e na liberação de lágrimas em resposta aos sinais emitidos à glândula lacrimal.

Existem diversos conselhos oferecidos por donas de casa referentes a como evitar o "choro" ao cortar cebolas, tais como acender um fósforo ou uma lâmpada (que "queimam" o fator lacrimal), segurar um fósforo apagado entre os dentes (ideia sem fundamento; sugere-se, nesse caso, que o enxofre presente no fósforo atrai o fator lacrimal), colocar uma colher de madeira ou um pedaço de pão entre os dentes, ou respirar pela boca. O uso de lentes de contato também é aclamado por supostamente diminuir a lacrimação. Entretanto, até mesmo respirar os vapores da cebola pode desencadear o "choro", já que o nariz está fisiologicamente ligado aos olhos. Opções mais razoáveis incluem refrigerar a cebola (o que reduz a síntese do fator lacrimatório), colocá-la em água fervente por 5 a 10 segundos (tempo suficiente para provocar perda ou inativação da atividade sintética do composto), ou fatiá-la a cebola embaixo da água ou próximo a uma nuvem de vapor, com o intuito de solubilizar os voláteis lacrimatórios, ou embaixo de um exaustor ou ventilador, para dispersar ou aspirar o fator lacrimal.

Boxe 6.3 Hálito de alho

O mau hálito após o consumo de alho decorre da liberação de concentrações significativas de derivados da alicina na região oral. Bactérias presentes na saliva humana também podem contribuir para a halitose por meio da conversão de substâncias sem odor em tiossulfinatos de odor ruim.

Depois do consumo, os derivados da alicina não degradados na região oral passam por estômago, intestino, corrente sanguínea e, finalmente, fígado, onde são pouco metabolizados. Esses compostos continuam a circular pelo organismo até serem eliminados pelos alvéolos pulmonares e pelo suor. O AMS, um dos derivados da alicina, fica retido no organismo por mais de 30 horas após o consumo de alho; é isso o que prolonga a halitose, mesmo após higienização.

A alicina pode facilmente passar pela pele, o que explica a origem do mau hálito de alho quando a pele é exposta a esse alimento. Outro fato interessante é que indivíduos que mastigam o alho, mas não o engolem, não apresentam mau hálito prolongado, corroborando a tese de que o hálito de alho inicialmente é originado na boca e só depois provém do intestino.

Nociceptores são neurônios que respondem a estimulações de dor. Quando expostos a estímulos de dor, como calor, ou a químicos como aqueles presentes no alho e na cebola, eles emitem um sinal que desencadeia a inflamação, a qual provoca a percepção de dor. Nociceptores químicos utilizam-se de receptores de potencial transitório que, ao serem ativados, mediam a liberação do fluxo de íons de cálcio em terminações de neurônios específicos comumente encontrados na boca e na pele. O fluxo de íons excita os neurônios e resulta em inflamação local e dor. Enquanto muitos químicos ativam os canais de íons por meio de ligações prontamente reversíveis, sabe-se que os compostos presentes no alho, na cebola, na mostarda e em alimentos apimentados ligam-se covalentemente aos grupos tiols de cisteínas residuais presentes no canal proteico. Um efeito similar pode ser provocado por substâncias como a acroleína, a fumaça, poluentes encontrados no ar e gases provocadores de lágrimas, os quais causam instantânea dor e irritação nos olhos. No alho, as substâncias responsáveis por esse efeito são os isotiocianatos, e, na cebola, o propanetial-S-óxido (fator lacrimal).

Extratos de alho parecem também mediar a vasodilatação por meio da ativação desses receptores. Contudo, não está bem estabelecido como essa ação pode contribuir para a atividade hipotensiva do alho. Esses receptores estão presentes no homem e até nos nematoides, o que sugere que essas substâncias estão associadas à defesa contra o herbivorismo; daí a ação repelente observada.

6.6 Efeito do processamento

Os benefícios do alho e da cebola dependem dos compostos bioativos neles presentes. Sabe-se que a quantidade dessas substâncias é variável durante o desenvolvimento do vegetal e o período de estocagem, assim como depende do cultivar analisado, do local de plantio e das técnicas agronômicas e industriais utilizadas. Outro fator que influencia tanto alhos quanto cebolas é a atividade da alinase. Como visto, é somente por meio da ação dessa enzima que se formam os derivados da alicina, sendo estes os fitoquímicos de maior importância biológica à saúde.

Por isso, pode-se dizer que a formação dos compostos biologicamente ativos em alhos e cebolas é dependente da ação da alinase, enzima que se desnatura na presença de calor e em um pH < 3,5, assim como no estômago e na presença da maioria dos solventes não polares (Staba; Lash; Staba, 2001) (Fig. 6.6).

No mercado existem diversos produtos à base de alho e cebola. Entre eles, a forma mais comumente encontrada é a da pasta de alho (alho branqueado em conserva, fermentado ou não). O branqueamento (processo de conservação em que os alimentos são mergulhados rapidamente em água fervente) é realizado com o intuito de descolorir o alho e inativar a enzima alinase, que está envolvida na liberação dos compostos responsáveis pelo sabor pungente. Tanto a pasta de alho fermentada quanto a não fermentada apresentaram níveis reduzidos de gamaglutamilcisteína e, por consequência, de sulfóxidos de cisteína (metiina e aliina) e derivados da alicina; por outro lado, foi detectado um aumento do conteúdo de SAC. Entre os processamentos realizados nesse produto, a maior retenção de compostos organossulfurosos, com exceção da SAC, foi obtida para alhos fermentados em salmoura e mantidos refrigerados; neste caso, os compostos foram mantidos até um ano após a produção (Beato et al., 2012). Ainda sobre o branqueamento, foi observada uma redução significativa da capacidade antioxidante do alho, sendo essa perda progressiva com o aumento da temperatura e do tempo de exposição ao calor (Kinalski; Pelayo; Noreña, 2014).

Alhos fritos (a 180 °C por 5 minutos) também apresentam uma queda

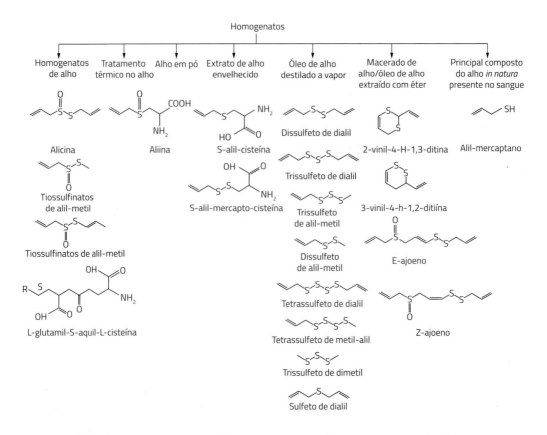

Fig. 6.6 *Principais compostos organossulfurosos presentes após o processamento do alho*
Fonte: Corzo-Martínez, Corzo e Villamiel (2007).

acentuada nos teores de compostos organossulfurosos em relação à versão *in natura*; no caso da alicina, foi identificada uma perda de 87% (Queiroz, 2010).

Os vegetais do gênero *Allium* são fontes de agentes antiplaquetários que podem contribuir para a prevenção de doenças cardiovasculares. No entanto, seu consumo em geral é realizado após o processo de cocção. Como visto anteriormente, as altas temperaturas podem degradar a enzima alinase, influenciando os teores e a diversidade de compostos organossulfurosos neles presentes. A atividade antiplaquetária de cebolas cozidas foi avaliada segundo o método de cocção (fogão convencional e micro-ondas); o período de exposição; e a área de superfície (dente de alho íntegro, cortado em quatro partes e triturado). A partir dos resultados obtidos, concluiu-se que o aquecimento é sempre danoso à atividade antiplaquetária. Segundo os parâmetros estudados, a redução da atividade fisiológica foi maior em alhos preparados em micro-ondas, triturados e expostos a períodos prolongados em alta temperatura (Cavagnaro; Galmarini, 2012).

Outros produtos à base de alho e cebola presentes no mercado são o óleo de alho, o pó de alho e cebola, o alho envelhecido e o alho negro envelhecido. O óleo de alho, em geral, é obtido via destilação a vapor, enquanto os pós são produto da desidratação e da pulverização. No óleo há presença de DAS, DADS, DATS e sulfeto de alil-metil, enquanto nos pós, devido à desativação da alinase, o maior componente presente é a aliina e uma pequena fração de compostos sulfurosos solúveis em óleo (Tsai et al., 2012; Queiroz, 2010).

O processo de envelhecimento do alho ameniza o forte odor e os possíveis efeitos colaterais advindos do consumo do óleo ou do alho cru. O alho envelhecido é obtido pela inserção do bulbo ou de fatias de alho em uma solução de vinagre ou álcool por 6 a 20 meses. O conteúdo de organossulfurosos durante esse período torna-se extremamente distinto daquele encontrado no óleo de alho; a alicina é degradada e os compostos hidrossolúveis como a SAC e o SAMC tornam-se mais abundantes. Existem traços de substâncias de óleo solúveis, tais como sulfetos de alil (Tsai et al., 2012; Morihara; Hayama; Fujii, 2011; Amagase, 2006).

Outros compostos também presentes são os flavonoides e as saponinas, além de macro e micronutrientes essenciais (Ichikawa et al., 2006; Imai et al., 1994). Todos esses compostos do alho envelhecido fazem com que ele seja relacionado a efeitos anticarcinogênicos, antiateroscleróticos, imunomoduladores, hepatoprotetores e antienvelhecimento, sendo que, no caso do alho cru, foram identificados teores mais altos de antioxidantes (Capasso, 2013; Lau, 2006; Amagase et al., 2001).

O alho negro envelhecido é uma nova forma de preparação do alho baseada no uso de altas temperaturas e umidade. Como qualquer outro alho envelhecido, o alho negro é uma rica fonte de compostos sulfurosos, tais como a S-alil-cisteína e seus derivados (DAS, DADS, DATS, ditiinas e ajoeno), S-alil-mercapto-cisteína e tetra-hidro-b-carbolina. É também mais rico em enzimas antioxidativas, como o superóxido dismutase, e polifenóis do que o alho normal e o alho envelhecido. Dessa maneira, o alho negro tem um alto potencial antioxidante *in vitro* e *in vivo* e pode estar associado à prevenção de diversas doenças (Kim et al., 2011).

6.7 Família *Allium* × prevenção de doenças

Os vegetais do gênero *Allium* são dotados de uma matriz rica em fitoquímicos. E, apesar de os compostos organossulfurosos serem citados como os principais responsáveis pelos benefícios à saúde, existem na composição dessas bulbosas várias outras substâncias que podem atuar sinergicamente. Diversos artigos de revisão foram publicados com o intuito de avaliar os efeitos do consumo do gênero *Allium* sobre a saúde humana. Nas próximas seções, seguem as principais conclusões obtidas por esses trabalhos e algumas atualizações. São abordados tanto os organossulfurosos quanto algumas outras substâncias que podem estar atuando conjuntamente com os compostos de enxofre.

6.7.1 Atividade antimicrobiana

Na medicina popular, o alho e a cebola são utilizados há séculos no controle de doenças causadas por fungos, bactérias, infecções virais e parasitoses. Entre as substâncias presentes nessas bulbosas, tem-se constatado que os compostos organossulfurosos são os principais agentes antimicrobianos, com destaque para a alicina. Apesar de ser extremamente volátil e pouco solúvel em água, a alicina é capaz de inibir o crescimento microbiano em pequenas concentrações de fungos, bactérias gram-positivas ou negativas, protozoários e até mesmo viroses.

Além dos compostos organossulfurosos, estudos mais recentes têm demonstrado que algumas proteínas e saponinas, assim como alcaloides, peptídeos e compostos fenólicos também presentes nesse gênero, podem atuar sinergicamente, conferindo atividades antimicrobianas.

Sendo assim, devido a sua eficiência antimicrobiana, alhos e cebolas podem ser utilizados como preservativos naturais e controladores do crescimento microbiológico (Sung et al., 2014; Lanzotti; Bonanomi; Scala, 2013). Para se ter uma ideia, a ação do alho sobre alguns tipos de bactéria equivale a cerca de 1% da ação exercida pela penicilina. É por isso que, apesar de não ser um substituto de antibióticos, o alho é uma excelente alternativa como coadjuvante no combate a infecções bacterianas (Chaturvedil; Chaturvedil, 2011).

Atividade antiparasitária

Com relação aos efeitos que alho, cebola e seus constituintes podem ter sobre os protozoários parasitas, somente poucos estudos foram publicados.

A giardíase é uma infecção intestinal ocasionada pelo protozoário giárdia. É contraída pelo consumo de água e alimentos contaminados e, em alguns indivíduos, pode causar esteatorreia (diarreia com excesso de gorduras), perda de peso e cólicas intestinais. Apesar de comum e frequentemente assintomática, a giardíase prejudica o metabolismo de gorduras, tornando-se preocupante principalmente em crianças de famílias com baixa renda, em que o contágio é frequente e o tratamento, escasso. Quando não tratada, pode afetar o desenvolvimento normal das crianças. Entre os compostos presentes no alho, o DATS é capaz de inibir o crescimento do parasita, podendo ser um aliado no combate à doença (Lung et al., 1994; Corzo-Martínez; Corzo; Villamiel, 2007). Além da giardíase, o DATS apresentou resultados significativos para *Entamoeba histolytica* e *Trichomonas vaginalis*. Na China, esse composto derivado da alicina é comercializado sob o nome de *dasuansu* e é empregado no tratamento dessa e de outras patologias.

Na literatura científica existem relatos de que o alho e a cebola também podem ser efetivos contra *Opalina ranarum, Opalina dimidicita, Balantidium entozoon, Trypanosoma brucei, Leptomonas, Crithidia, Spironucleus vortens, Eimeria papillata* e *Babesia* contudo ainda são necessários mais estudos comprobatórios.

Atividade antifúngica

Estudos *in vitro* e *in vivo* têm demonstrado que o alho e seus derivados são efetivos contra uma ampla gama de fungos e esporos, incluindo *Candida, Trichophyton, Torulopsis, Rhodotorula, Cryptococcus, Aspergillus* e *Trichosporon* (Davis, 2005). Ele também pode ser utilizado como coadjuvante sinérgico da anfotericina B, um dos fármacos mais prescritos em tratamentos de micoses. Extratos de cebola são efetivos inclusive contra os esporos, e o óleo essencial é capaz de inibir o crescimento e o desenvolvimento de fungos dermatológicos (micoses) (Zohri; Abdel-Gawad; Saber, 1995).

A esterigmatocistina é uma micotoxina produzida por diversas espécies de fungos, entre elas a *Aspergillus* spp., que pode estar presente em cereais, pães, queijos, especiarias, café, grãos de soja, pistache, castanhas, entre outros. No organismo, essa micotoxina induz diferentes efeitos tóxicos, mutagênicos e carcinogênicos. Em animais, ela é reconhecida pela International Agency for Research on Cancer (Iarc) como um carcinógeno 2B (possíveis carcinógenos a humanos) e pode ser precursora da aflotoxina B1 (AFB1).

Apesar de ser cem vezes mais fraca que a AFB1, ela está amplamente distribuída nos alimentos, e por isso pode ser considerada mais danosa ao organismo que a própria AFB1. O óleo essencial de cebola apresentou resultados positivos no controle da síntese de esterigmatocistina e do crescimento micelial de *Aspergillus* spp., podendo ser uma via interessante de obtenção de alimentos seguros que atendam a uma crescente demanda por alimentos minimamente processados, sem conservantes e/ou aditivos químicos (Kocic-Tanackov et al., 2012).

Quanto aos seus mecanismos de ação, propõe-se que os fitoquímicos presentes em alhos e cebolas atuem sobre esses microrganismos de forma multifatorial, reduzindo os níveis de oxigênio nas células fúngicas, inibindo a síntese de lipídeos, proteínas e ácidos nucleicos e alterando a síntese ou a composição da parede celular (Gupta; Porter, 2001; Tansey; Appleton, 1975).

Além dos compostos sulfurosos presentes, alhos e cebolas contêm ainda proteínas e peptídeos, como a allicepina isolada do bulbo de cebolas, que tem demonstrado ação antifúngica (Wang; Ng, 2001, 2004; Lam; Wang; Ng, 2000).

Atividade antibacteriana

Existe uma extensa literatura sobre os efeitos antibacterianos do alho e da cebola. O que os estudos vêm demonstrando é que o gênero *Allium* é efetivo contra um amplo espectro de bactérias gram-positivas e gram-negativas, tais como: *Shigella dysenteriae, Staphylococcus aureus, Escherichia coli, Pseudomonas aeruginosa, Streptococcus* spp., *Klebsiella, Micrococcus, Bacillus subtilis, Mycobacterium, Clostridium, Salmonella* spp. e *Proteus mirabilis*. Algumas dessas bactérias são resistentes a antibióticos como a penicilina, a estreptomicina, a doxiciclina, a cefalexina, entre outros. Grande parte dos estudos tem creditado a sensibilidade das enterobactérias patológicas à presença da alicina nesses vegetais (Miron et al., 2000). Entre as bactérias gram-negativas, somente o alho foi efetivo (Griffiths et al., 2002). Também foi verificado que outros microrganismos, além daqueles descritos anteriormente, são vulneráveis à ação bactericida do *Allium*: *Streptococcus mutans, Streptococcus sobrinus, Porphyromonas gingivalis* e *Prevotella intermedia*, principais bactérias responsáveis pela cárie dental e pela periodontite adulta (Bakri; Douglas, 2005).

Em ambos os vegetais, os principais compostos bactericidas *in vivo* são os derivados da alicina, como DAS, DADS e ajoeno. Estudos epidemiológicos demonstraram que o DAS e o DADS provenientes do alho podem proteger o organismo contra as infecções provocadas pelo *Helicobacter pylori*. Sabe-se que o *H. pylori* é um dos principais agentes causadores das gastrites crônica, péptica e duodenal. O dano prolongado à mucosa provocado por essa bactéria pode aumentar a incidência de câncer de estômago. Sendo assim, por combater essa bactéria, pode-se inferir que esses compostos organossulfurosos são também agentes importantíssimos no combate a esse tipo de câncer.

A tuberculose é uma doença altamente infecciosa que compromete cerca de um terço da população mundial (Agarwal, 2004). Até alguns anos atrás, pensava-se que a doença estivesse quase extinta do planeta; contudo, os índices de incidência da doença vêm crescendo principalmente em virtude de algumas cepas de *Mycobacterium tuberculosis* terem se tornado resistentes aos múltiplos fármacos disponíveis. Extratos de alho e cebola exibiram uma atividade inibitória contra duas das cepas multidrogas-resistentes de

M. *tuberculosis*. Tais resultados demonstram a potencialidade desses dois vegetais no combate à tuberculose.

Além dos compostos sulfurosos, existem na literatura relatos de que os compostos da quercetina oxidada, encontrados em cebola, também apresentam ação antibacteriana.

Atividade antiviral

Vários produtos comerciais à base de alho, incluindo alho em pó, tabletes, cápsulas, óleo de alho macerado, óleo de alho destilado a vapor, alho envelhecido e óleo fermentado de alho, já tiveram sua atividade antiviral estudada contra herpes, influenzas A e B, viroses, citomegalovírus, vírus da estomatite vesicular, rinovírus, vírus da imunodeficiência humana (HIV), pneumonia e rotavírus.

A atividade antiviral desses produtos parece ser dependente da preparação e do processamento empregados, sendo que os produtos com altas doses de alicina e DADS, DATS e ajoeno foram os que exibiram as melhores atividades antivirais (Weber, 1992).

Além dos compostos com enxofre, estudos demonstram que a quercetina também apresenta atividade antiviral e é capaz de aumentar a biodisponibilidade de algumas drogas (Wu et al., 2005).

Apesar da popularidade do alho e de seus suplementos contra o resfriado comum, existem dados insuficientes provenientes de testes clínicos quanto à ação do alho na prevenção ou no tratamento da gripe. São necessários mais estudos de qualidade que comprovem esses benefícios, pois até o presente momento os efeitos comprovados por algumas pesquisas apoiam-se apenas em evidências pouco concretas.

6.7.2 Atividade antitoxicidade

O processo de desintoxicação de xenobióticos é feito em duas fases: a fase 1 envolve a transformação das moléculas dos xenobióticos (compostos químicos estranhos ao organismo humano, como pesticidas, fungicidas etc) por meio do citocromo P450 (CYP450), mais especificamente o citocromo P450 2E1 (CYP2E1). Para realizar suas reações enzimáticas, o CYP450 utiliza-se de moléculas exógenas ou endógenas. Essa fase catalisada pela monoxigenase consiste, em sua maioria, de reações de hidroxilações, oxidações e hidrólises, as quais levam à formação de compostos derivados. Na fase 2, esses derivados são então conjugados com o ácido glicurônico, a glutationa ou o sulfato maléficos (Tsai et al., 2012).

O objetivo dessas duas fases é aumentar a polaridade e a solubilidade dos xenobióticos para reduzir a toxicidade e facilitar a sua excreção. Paradoxalmente, as enzimas de fase 1 produzem compostos mais reativos, tóxicos e carcinogênicos do que o composto original. Alguns dos mais poderosos carcinogênicos são formados *in vivo* pela ação da catálise da monoxigenase sobre compostos anteriormente não tão maléficos (Tsai et al., 2012; Iciek; Kwiecien; Wlodek, 2009; Corzo-Martínez; Corzo; Villamiel, 2007).

Compostos organossulfurosos derivados do alho, quando testados em modelos animais, demonstraram inibir o câncer por meio de modificações nas enzimas de desintoxicação, tais como as do citocromo CYP450 (Chun et al., 2001). Tanto o DAS quanto o DADS inibiram eficientemente uma das isoenzimas do citocromo CYP2E1 (unidade do citocromo CYP450 associada aos xenobióticos), as quais são responsáveis pela ativação de nitrosaminas, hidrazinas e benzeno (Wargovich, 2006). A inibição do CYP2E1 reduz as propriedades carcinogênicas desses compostos.

O DAS e seus derivados oxidados (DASO e DASO$_2$), por meio do bloqueio das enzimas de fase 1, também demonstraram inibir o desenvolvimento do câncer derivado da exposição a produtos químicos carcinogênicos e mutagênicos. Os efeitos foram observados quando os compostos organossulfurosos foram administrados antes, durante ou logo após o tratamento com tetracloreto de carbono, N-nitrosodimetilamina e acetoaminofeno em roedores (Yang et al., 2001).

Existem evidências de que os compostos de enxofre derivados do alho (DAS, DADS e AMS) são também capazes de reduzir significativamente a CYP2E1 hepática, a qual está relacionada à diminuição da atividade da enzima P-nitrofenol-hidroxilase. No organismo, essa enzima dependente do citocromo CYP2E1 é que dá origem a metabólitos carcinogênicos (Davenport; Wargovich, 2005).

Ao mesmo tempo que os compostos organossulfurosos reduzem a atividade da CYP2E1, eles aumentam a atividade das isoenzimas protetoras do DNA (CYP1A1, CYP1A2, CYB2B1 e CYP3A2). Em ratos tratados com 200 mg/kg de DAS e AMS, houve um aumento dessas isoenzimas de maneira tempo-dependente, tendo sido observado o aumento 24 horas após o tratamento. O óleo de alho (30 mg/kg a 200 mg/kg de peso corpóreo) pode também levar a um incremento das isoenzimas CYP1A1, CYP1A2, CYB2B1 e CYP3A2 no fígado, exercendo certa proteção (Iciek; Kwiecen; Wlodek, 2009).

Existem diversas evidências de que os derivados dos compostos sulfurosos induzem as enzimas de fase 2, como a glutationa S-transferase, o epóxido hidrolase, a quinona redutase e o glucuronato transferase, as quais aumentam a excreção dos compostos tóxicos, tornando-os mais inativos e facilmente excretáveis. A glutationa S-transferase (GST) é uma enzima importante de desintoxicação que remove eletrólitos prejudiciais, incluindo carcinógenos, por meio da conjugação com a glutationa. Qualquer substância que aumente os níveis ou a atividade da GST tem potencial quimiopreventivo. Vários autores têm descrito que a elevação da GST é ativada pelos compostos DAS, DADS e DATS presentes no alho.

O potencial modulatório na atividade e na expressão das enzimas envolvidas na desintoxicação é frequentemente correlacionado com o número de átomos de carbono nos alil-sulfetos, sendo que a ação sobre as enzimas de fase 1 cresce no sentido DAS > DADS > DATS, enquanto o efeito sobre as enzimas de fase 2 cresce no sentido inverso (Iciek; Kwiecien; Wlodek, 2009).

Atividade antioxidante

As oxidações de DNA, proteínas e lipídeos por espécies reativas de oxigênio (ROS) constituem um importante fator no envelhecimento e em muitas doenças crônico-degenerativas, como o câncer, doenças cardiovasculares e inflamatórias, e neurodegenerativas, como o Alzheimer. Pesquisas científicas evidenciam que dietas ricas em vegetais e frutas promovem um aporte significativo de fitoquímicos antioxidantes, como de vitamina C e E, glutationa, compostos fenólicos e pigmentos, os quais podem oferecer proteção contra danos celulares.

O estresse oxidativo é um estado no qual há um desequilíbrio entre a quantidade de radicais livres gerados e o número de moléculas antioxidantes presentes no organismo. É considerado um dos principais fatores responsáveis pelo aparecimento das doenças crônico-degenerativas.

A proteção do alho contra o estresse oxidativo é atribuída a sua capacidade de potencializar a atividade das enzimas antioxidantes, como a superóxido dismutase (SOD), a glutationa S-transferase (GST), a gamaglutamato cisteína ligase, entre outras já estudadas (Hassan; Hafez; Zeghebar, 2010; Kay et al., 2010; Wu et al., 2001).

Entre os produtos derivados do alho, o alho negro, seguido do alho envelhecido, é o que apresenta maiores teores de antioxidantes, inclusive superiores aos do alho fresco e de outros produtos comerciais. Isso se deve ao próprio processamento, que aumenta a estabilidade e a biodisponibilidade dos compostos sulfurosos solúveis em água, como a SAC e o SAMC, potentes antioxidantes.

A SAC e o SAMC são os principais compostos de enxofre presentes no alho envelhecido. No entanto, alguns compostos solúveis em óleo também estão presentes como DAS, DATS, DADS (Amagase et al., 2001), os quais são formados durante o processo normal de envelhecimento. Flavonoides, saponinas e micro e macronutrientes essenciais, como a lectina, também estão presentes no alho envelhecido e podem ser responsáveis por parte da atividade antioxidante contida nele.

Particularmente, devido a sua capacidade antioxidante, o alho envelhecido reduz o risco de doenças cardiovasculares e cerebrovasculares, bem como inibe a peroxidação lipídica e a oxidação de LDL (Amagase et al., 2001; Lau, 2006). Também exerce atividade anti-inflamatória, inibindo o estresse oxidativo induzido pela ativação do fator kappa B, associado à expressão das enzimas pró-inflamatórias, como o óxido nítrico sintase (NOS) e a cicloxigenase II.

Além disso, estudos têm demonstrado que o alho envelhecido possui um efeito radioprotetor (Lau, 1989) que blinda a célula contra os danos gerados pela radiação ionizante e os raios ultravioleta (UV). Também protege as membranas dos eritrócitos, os quais têm um importante papel na manifestação clínica da anemia falciforme (Ballas; Smith, 1992), e previne as toxicidades cardíaca e hepática desencadeadas por diversos oxidantes ambientais, químicos ou fármacos (Borek, 1997; Wang et al., 1998).

Finalmente, o alho envelhecido também vem sendo associado à ação antienvelhecimento. Estudos demonstraram que esse derivado do alho *in natura* promove o aumento da sobrevivência neuronal, das funções cognitivas, da memória e da longevidade, diminuindo as deficiências no aprendizado e na memória. Devido a sua atividade neurotrófica (efeito protetor aos neurônios), esse alimento destaca-se como uma alternativa potencial no tratamento de doenças neurodegenerativas, como o Alzheimer, a demência e o Parkinson.

Quando comparado ao alho *in natura*, o alho negro apresenta um aumento respectivo de 13, 10 e 7 vezes em relação à atividade da SOD, em relação à atividade antioxidante sobre o peróxido de hidrogênio e em relação ao conteúdo de compostos fenólicos totais (Sato; Kohno; Niwano, 2006).

6.7.3 Atividade anticancerígena

Nas últimas décadas, diversos estudos epidemiológicos têm demonstrado haver uma correlação inversa entre a ingestão de alho e o desenvolvimento de câncer. Segundo uma avaliação realizada pela U.S. Food & Drug Administration (FDA) sobre o consumo de alho e a incidência de 19 tipos de câncer humanos, destaca-se o alto potencial antitumoral desse vegetal sobre os cânceres de estômago, colón-retal, mama, pulmão e endotelial. Existem ainda poucas evidências a respeito de sua ação sobre o risco de cânceres de colón, próstata, esôfago, laringe, boca, ovário e rins (Kim; Kwon, 2009).

O mecanismo preciso da ação anticancerígena ainda não está esclarecido; postula-se que o alho atue em nível molecular na regulação da proliferação celular, no aumento da apoptose tumoral, no bloqueio do ciclo celular, na inibição e na ativação carcinogênica, na modulação das respostas do sistema imune e no aumento das enzimas de fase 2, incrementando, dessa forma, sua capacidade antioxidante. Em muitas células cancerosas, os compostos organossulfurosos do alho podem exibir potencial para suprimir o crescimento de células cancerosas e interromper o ciclo celular. As evidências indicam que a propagação tumoral e a metástase são suprimidas na presença do alho e de seus compostos organossulfurosos.

Entre os compostos presentes no alho, sugere-se que o DAS e suas versões oxidadas, DASO e DASO2, mais DADS, DATS e SAC, promovam atividades anticâncer nas fases precoces e tardias da carcinogênese, enquanto na cebola os compostos responsáveis pelos mesmos efeitos seriam o sulfeto de dipropil (DPS) e o dissulfeto de dipropil (DPDS). Outros compostos de enxofre, como o SAMC, o ajoeno e a metiina, juntamente com o DADS e o DATS, podem inibir a proliferação celular pela indução de apoptose em culturas de células humanas, como, por exemplo, as células humanas leucêmicas.

Além dos compostos organossulfurosos betaruboside, uma saponina esteroide isolada do alho e compostos organo-selênio são também responsáveis pela atividade anticarcinogênica do alho e da cebola. O alho e a cebola enriquecidos com selênio têm maior atividade anticarcinogênica do que as plantas comuns (El-Bayoumy et al., 2006). Esse efeito pronunciado é alcançado, em parte, pela substituição do enxofre pelo selênio. Foi comprovado que os compostos com selênios têm ação anticancerígena superior à de seus correspondentes S-análogos. Por exemplo, o dialil-seleneto é pelo menos 300 vezes mais ativo do que o DAS na redução de tumores de câncer em mamíferos (Corzo-Martínez; Corzo; Villamiel, 2007; El-Bayoumy et al., 2006).

A quercetina e o kaempferol da cebola também possuem propriedades anticancerígenas. Particularmente, eles têm efeito antineoplásico (capacidade de destruir neoplasmas ou células malignas) por meio da inativação enzimática, da indução das enzimas de desintoxicação e da indução da apoptose e devido a suas propriedades antioxidantes e anti-inflamatórias. Além disso, estudos recentes têm relatado que a quercetina potencializa o uso de algumas drogas anticancerígenas, como o tamoxifeno, utilizado para tratar e prevenir o câncer de mama (Shin; Choi; Li, 2006; Wu et al., 2005).

Além da atividade anticarcinogênica, vários estudos têm focado sua atividade antimutagênica; alguns organossulfurosos, como o DAS, têm demonstrado a capacidade de promover a reparação do DNA, evitando a perpetuação de mutações e o início de processos cancerosos.

Portanto, é possível concluir que, embora a ingestão diária mínima necessária para reduzir o risco de câncer ainda não tenha sido determinada, a ingestão de alho e cebola pode auxiliar o organismo contra o desenvolvimento do câncer. O Instituto Nacional do Câncer dos Estados Unidos concluiu que o alho pode ser considerado um dos alimentos com maior potencial de prevenção do câncer (NIH, 2008).

6.7.4 Sistema imune

A imunomodulação é uma estratégia interessante para melhorar o mecanismo de defesa do organismo, principalmente em idosos, pacientes com câncer e indivíduos com imunodepressão. Fitoquímicos capazes de estimular o sistema imune são capazes de aumentar a proliferação de macrofilos, células T e B e linfócitos grandes granulares (células NK), o que torna o organismo mais apto a se defender.

Uma grande variedade de efeitos imunomoduladores tem sido procurada em diferentes produtos derivados do alho, principalmente no alho envelhecido; o mesmo não ocorre no caso da cebola. De acordo com algumas pesquisas, o alho envelhecido foi capaz de estimular a produção de linfócitos, macrófagos e fagócitos, além de induzir a infiltração de linfócitos em tumores. Ele também promoveu a liberação do fator de necrose tumoral alfa (TNFα), do interferon gama (IFNγ) e das citocininas dos tipos IL2 e IL12 (Schäfer; Kaschula, 2014; Kyo et al., 2001). Em outros estudos, o alho envelhecido promoveu um aumento nos teores de células NK e glóbulos brancos, assim como nos índices de óxido nítrico (NO) e em agentes antitumorais como o interferon alfa (IFNα) (Kuttan, 2000).

Em amostras de sangue humano após o consumo do extrato de alho, foram encontradas citocininas anti-inflamatórias e reduzidos teores de monócitos, citocininas dos tipos IL1α, IL6, IL8, IL2, células T, IFNγ e TNFα (Keiss et al., 2003; Makris et al., 2005).

O óleo de alho suprimiu a produção de prostaglandinas e óxido nítrico, bem como inativou os macrófagos, promovendo propriedades anti-inflamatórias (Chang; Chen, 2005). Sugere-se que a ação do alho sobre o NO se deva, particularmente, a sua propriedade antioxidante, a qual mantém os níveis de glutationa estáveis, remove o excesso de peróxidos e inibe a ativação do fator kappa B (Ide; Lau, 2001; Schäfer; Kaschula, 2014).

A partir de estudos em que foram utilizados compostos purificados de alho, demonstrou-se que os compostos com possíveis propriedades imunoestimuladoras presentes nessa bulbosa são a alicina, a aliina, o DATS, o DADS, o ajoeno e o DAS.

6.7.5 Atividade hipo-homocisteinemia

O fumo, as alterações no perfil de lipídeos séricos, a hipertensão e o diabetes são fatores de risco que são convencionalmente associados ao aparecimento de doenças cardiovasculares. No entanto, muitos pacientes com manifestações clínicas de aterosclerose prematura não apresentam nenhum desses indícios. Nos últimos dez anos, novos fatores de risco de desenvolvimento de doenças vasculares arterioscleróticas têm sido descritos, como a hiper-homocisteinemia, o que permitiu o desenvolvimento de novas técnicas diagnósticas.

A homocisteína é um aminoácido contendo enxofre formado durante o metabolismo da metionina, um aminoácido essencial obtido via dieta. A determinação da homocisteína plasmática total (HYC) tornou-se uma ferramenta muito útil, já que valores moderadamente elevados desse biomarcador constituem um importante fator de risco para o desenvolvimento e o progresso de alterações vasculares.

Há vários fatores que provocam o aumento da homocisteína, seja por causa congênita, devido a alterações metabólicas hereditárias, seja por causa adquirida, tendo uma origem multifatorial. A causa mais comum de hiper-homocisteinemia é a deficiência de ácido fólico, vitamina B6 e/ou B12 e/ou consumo de drogas que interferem no metabolismo dessas vitaminas.

Como o alho é fonte dessas vitaminas e ainda contém diversos compostos de aminotiol, tais como SAMC, DAS, DADS, entre outros, sugere-se que a ingestão de alho possa ser uma forma eficaz de reduzir os níveis plasmáticos de homocisteína. Vários estudos têm tido resultados interessantes que comprovam a eficácia do alho envelhecido na redução da concentração plasmática de homocisteína; contudo, seu mecanismo de ação ainda não está bem esclarecido e mais estudos são necessários para corroborar essas evidências.

6.7.6 Doenças cardiovasculares

Entre as patologias crônicas existentes, as doenças cardiovasculares (DCVs) são responsáveis por um índice significativo de mortalidade. Em muitos países, as DCVs representam aos governos um grave problema público de saúde. Segundo a World Health Organization (WHO), entre as doenças cardiovasculares a mais preocupante em termos de mortalidade é a aterosclerose (AT), tanto em indivíduos do sexo masculino quanto nos do sexo feminino (WHO, 2011).

Uma das fases mais críticas da patogênese da aterosclerose ocorre quando os lumens dos vasos sanguíneos, já com flexibilidade reduzida, tornam-se mais estreitos; isso contribui para o aumento da pressão arterial, a formação de coágulos e, futuramente, a obstrução completa do vaso ou da artéria sanguínea. Quando a obstrução ocorre em artérias do coração ou do cérebro, a aterosclerose pode ser fatal.

Diversos fatores metabólicos podem desencadear a AT, como a hipertensão arterial, o diabetes, a hipercolesterolemia (colesterol alto) e o excesso de peso ou obesidade. Além desses fatores, a falha no relaxamento do vaso como resultado do estresse oxidativo também pode ser um fator crítico no desenvolvimento da aterosclerose.

Assim como a etiologia da aterosclerose, as DCVs também têm uma origem multifatorial, podendo surgir a partir de quadros de hipertensão, hipercolesterolemia, diabetes, fatores hereditários, hiper-homocisteinemia, aumento do dano oxidativo, tabagismo e a própria aterosclerose.

Os distúrbios cardiovasculares são considerados como doenças crônicas associadas à inflamação, uma vez que estão relacionados ao aumento da produção e da liberação de mediadores inflamatórios, tais como as espécies reativas de oxigênio (ROS), fator de necrose tumoral alfa (TNF-α), interleucina 6 (IL-6), metabólitos do ácido araquidônico e óxido nítrico. Isso explica por que fitoquímicos com ação anti-inflamatória e hiperlipidêmica e propriedades antioxidantes são capazes de diminuir a incidência de aterosclerose.

As propriedades cardioprotetoras do alho e da cebola vêm sendo extensivamente estudadas e, segundo os resultados obtidos até o momento, pode-se afirmar que os resultados são extremamente promissores.

Entre os numerosos compostos presentes nesses vegetais, a alicina tem sido apontada como o principal componente ativo relacionado às funções terapêuticas cardiovasculares (Chan et al., 2013; Sun; Ku, 2006).

Nos tópicos a seguir, são discutidos os efeitos dos principais compostos presentes no alho e na cebola sobre os fatores metabólitos desencadeadores de DCVs.

Efeito sobre o metabolismo lipídico

Os indivíduos hiperlipidêmicos apresentam níveis anormais de lipoproteínas e/ou lipídeos no sangue. Fisiologicamente, o aumento dessas substâncias na corrente sanguínea significa maiores probabilidades de a lipoproteína de baixa densidade (LDL) entrar em contato com os macrófagos presentes nos vasos sanguíneos. A exposição da LDL às células de defesa desencadeia processos inflamatórios que favorecem o surgimento de placas ateroscleróticas, o estreitamento do lúmen vascular e, subsequentemente, uma série de doenças cardiovasculares, incluindo ataque cardíaco e derrame.

Vários estudos utilizando ratos e coelhos suplementados com óleo de alho ou alho cru relataram que o consumo de alho diminui significativamente o teor de colesterol total, LDL, lipoproteínas de densidade muito baixa (VLDL), bem como aumenta significativamente os níveis de lipoproteínas de alta densidade (HDL). Quanto à suplementação realizada com o alho envelhecido, foi relatada uma redução no desenvolvimento de placas ateroscleróticas (Effendy et al., 1997).

A maioria dos estudos aponta que o alho e seus fitoquímicos são hipolipidêmicos na medida em que inibem as enzimas sintetizadoras de colesterol hepático, aumentando, assim, a rotatividade do colesterol e sua excreção. Outro mecanismo sugerido refere-se à inibição da absorção do colesterol a partir do lúmen intestinal, atividade esta que é realizada pelas saponinas.

A alicina e seus compostos derivados são os principais biocompostos responsáveis pelos efeitos hipolipidêmicos do alho, tanto em humanos quanto em animais (Chan et al., 2013). Alguns dos compostos derivados da alicina que demonstram ter efeitos benéficos sobre os fatores relacionados às DCVs são o ajoeno, o metil-ajoeno, o DAS, o DATS e a SAC. A metiina e a quercetina, ambas mais abundantes na cebola do que no alho, mostraram que também têm a capacidade de reduzir os níveis de colesterol sérico e a severidade da aterosclerose (Glasser et al., 2002).

Efeito hipotensivo

A hipertensão aflige cerca de um terço da população de muitos países ao redor do mundo. Estima-se que em 2025 1,6 bilhão de adultos apresentarão doenças cardiovasculares associadas à hipertensão (WHO, 2011). A pressão alta é uma doença multifatorial definida por pressões sistólicas (PS) maiores que 140 mmHg e/ou pressões diastólicas (PD) maiores que 90 mmHg. Indivíduos com pressão sanguínea próxima a esses valores são considerados pré-hipertensos.

As propriedades hipertensivas do alho foram reportadas como similares às obtidas com os fármacos existentes para o tratamento dessa disfunção, o que fez dele um dos alimentos mais estudados pelos cientistas da área de nutrição humana.

Com referência à atividade hipertensiva do alho, uma metanálise realizada a partir de 11 estudos reportou que o alho, em diferentes doses e preparações, é capaz de reduzir a pressão sanguínea de indivíduos hipertensos (Ried et al., 2008), além de não apresentar efeitos significativos em indivíduos não hipertensos (Shouk et al., 2014; Reinhart et al., 2008).

Sabe-se que o estresse oxidativo pode induzir a disfunção endotelial, a inflamação, o aumento da contração da musculatura lisa e, eventualmente, a hipertensão. Na seção anterior, discutiu-se que o alho, principalmente sua versão envelhecida, é um potente agente antioxidante que pode atuar reduzindo o estresse oxidativo no organismo. Sendo assim, um dos possíveis mecanismos da ação do alho é o aperfeiçoamento do sistema antioxidante, que reduz o estresse oxidativo e, portanto, os fatores desencadeadores da hipertensão.

Outro possível mecanismo de ação refere-se à expressão do fator kappa B. Sabe-se que essa molécula está envolvida em diversos processos de sinalização e condições patológicas que predispõem o organismo à aterosclerose e à hipertensão. Em modelos animais, tem sido demonstrado que a expressão desse fator, juntamente com o aumento de espécies reativas de oxigênio (ROS), contribui para o desenvolvimento de danos renais e hipertensão. Já quando esse fator é suprimido nos animais, há uma redução da pressão sanguínea. A SAC presente no alho foi capaz de reduzir a expressão do fator kappa B, bem como os níveis de ROS no organismo. Outros estudos ainda demonstraram que a SAC e o alho podem reduzir a ativação do fator kappa em diferentes tipos celulares, inclusive em células endoteliais (Lee et al., 2011).

Alguns estudos investigaram o efeito do alho na contração muscular in vitro e concluíram que sua ação hipotensora pode ser, pelo menos em parte, devido ao efeito relaxante direto que produz na musculatura lisa (Aqel; Gharaibah; Salva, 1991). Outros estudos sugerem que o alho pode também exercer um efeito vasodilatador indireto, induzindo a produção de sulfeto de hidrogênio, um potente vaso dilatador, a partir de aminoácidos contendo enxofre, os quais estão presentes em quantidades significativas em extratos de alho (Shouk et al., 2014).

Em condições de hipertensão, a liberação da enzima renina no organismo converte o angiotensinogênio circulante e inativo em angiotensina I, a qual é então transformada em angiotensina II por meio da ativação da enzima conversora de angiotensina (ECA). A formação de angiotensina II induz o aumento da vasoconstrição e estimula a reabsorção de sódio e água, o que, consequentemente, leva ao aumento da pressão sanguínea. Sendo assim, compostos capazes de inibir a ECA são atrativos quando o quesito é a hipertensão (Shouk et al., 2014).

A SAC, conjuntamente com o Captopril (medicação indicada para o tratamento da pressão arterial), foi capaz de inibir a ECA e reduzir a pressão sanguínea (Asdaq; Inamdar, 2010). Diversos outros estudos também têm corroborado essa teoria, inclusive tendo a alicina como uma das responsáveis pela inibição da ECA (Sharifi; Darabi; Akbarloo, 2003).

Uma droga sintetizada por meio da reação entre a alicina e o medicamento Captopril foi testada em ratos hipertensos. O produto da reação, chamado alil-mercapto-captopril, proporcionou uma melhor proteção contra a hipertensão ao inibir a ECA. Além disso, foram também atribuídos ao fármaco as melhoras observadas nos níveis de colesterol sanguíneo e triglicerídeos, fatores estes também relacionados ao aumento da pressão arterial (Miron et al., 2000).

Atividades antiplaquetária, antitrombótica e antifibrótica

As principais funções das plaquetas do sangue são manter a integridade hemostática dos vasos sanguíneos e cessar hemorragias após a ocorrência de lesões. Tanto o alho quanto a cebola têm demonstrado exercer múltiplos benefícios cardiovasculares, entre eles o aumento da fibrólise e das atividades antiplaquetária e antitrombótica. Contudo, quando fervidos ou cozidos, têm seus efeitos muito reduzidos ou não significativos.

O alho e a cebola foram efetivos na inibição da formação de tromboxanos (TX, lipídeo da família dos eicosanoides com origem nas plaquetas), provavelmente como resultado direto da inibição não competitiva com a enzima cicloxigenase (COX). Para que tal inibição ocorra, é necessário que o tromboxano-A sintase produzido pela COX aja sobre as plaquetas. Desse modo, ao competir com a COX, o alho e a cebola interferem na cascata de reações que levaria à formação dos tromboxanos. Quando os níveis de TX estão em desequilíbrio no nosso organismo, há o favorecimento da hipertensão, da agregação plaquetária e da formação de trombos (Moon et al., 2000; Ali; Thomson; Afzal, 2000; Vilahur; Badimon, 2013).

Um estudo sobre o efeito do consumo de alho na formação do TX reportou uma redução de 80% nos níveis de tromboxanos após 26 semanas. Extratos de cebola também foram capazes de reduzir os níveis de TX; contudo, sua atividade foi cerca de 13 vezes menor do que a do alho (Chen et al., 2000; Moon et al., 2000).

Durante o processo de ativação plaquetária há um gradual aumento citoplasmático de íons cálcio e TX, além de ativação dos receptores de glicoproteínas IIb/IIa. Outros moduladores envolvidos na agregação plaquetária são as lipoxigenases, a proteína quinase C, o monofosfato ciclo guanina, a adenosina e o óxido nítrico (NO). O alho age na redução da agregação plaquetária e na subsequente formação dos trombos ao inibir justamente esses mediadores citados. Ele ainda pode agir na redução da ligação das plaquetas com o fibrinogênio, o que também reduz o processo de agregação plaquetária (Rahman, 2007).

Sabe-se ainda que a atividade antiplaquetária exibida nesses vegetais é substancialmente afetada pela relação genótipo-ambiente-tempo de armazenamento, uma vez que todos esses parâmetros influenciam de alguma maneira a formação de compostos organossulfurosos. Portanto, não é de se admirar que o alho se destaque em comparação com a cebola quando o assunto é atividade antiplaquetária; como já visto anteriormente, a concentração de compostos de enxofre nessa bulbosa é três vezes maior do que aquela contida na cebola.

Os dois compostos que mais têm demonstrado efeitos sobre a agregação plaquetária são a alicina e o ajoeno; porém, outros compostos presentes na cebola, tais como a betaclorogenina e a quercetina, também são potenciais agentes antiplaquetários.

6.7.7 Dose recomendada, suplementação e segurança

Consumido durante séculos, o alho é considerado um alimento seguro. Contudo, devido a suas possíveis interações com medicamentos, diversos riscos à saúde já foram relatados, principalmente em decorrência do consumo excessivo. Em particular, lesões no trato gastrointestinal e reações alérgicas. A FDA recomenda que seu consumo diário seja de 600 mg a 900 mg, o que corresponde aproximadamente a dois ou três dentes médios. Para o alho envelhecido não há comprovação de toxicidade, mutagênese e/ou teratogênese (Tsai et al., 2012; Corzo-Martínez; Corzo; Villamiel, 2007).

Indivíduos alérgicos ao enxofre (constituinte dos compostos organossulfurosos) podem apresentar dermatites, asma, rinite, conjuntivite, urticária, anafilaxia, edema, angioedema e pênfigo (doença imune que se caracteriza pela presença de bolhas na epiderme e nas mucosas da boca, da vagina e do pênis). O potencial alergênico desencadeado por esses alimentos foi amplamente estudado nas últimas décadas. Ocorrem, de modo geral, em donas de casa e chefes de cozinha,, que os manipulam muito para a confecção de refeições, ou em indivíduos que fazem uma suplementação excessiva. O alho é classificado como alergênico tipo I e tem como compostos desencadeadores o DADS, o dissulfeto alil-propil, o alil-mercapto e a alicina (Tsai et al., 2012; Jappe et al., 1999).

Os efeitos secundários mais comuns do consumo de alho em pequenas e médias quantidades são o mau hálito e o suor característicos. Já quando é consumido em excesso, podem ocorrer perturbações gastrointestinais, como ardência, diarreia, flatulência e modificações da flora intestinal. Quando em contato direto com a pele, o alho pode provocar dermatite alérgica, queimaduras e bolhas (Davis, 2005). A SAC apresenta uma menor toxicidade se comparada à alicina e ao DADS (Borrelli; Capasso; Izzo, 2007).

6.7.8 Interação com medicamentos

Devido a sua composição e ação funcional, o alho é capaz de modular a atividade enzimática e os níveis de transporte celular no fígado, no pulmão, nos rins e no intestino. Essa ação aumenta as possibilidades de interação entre alho e medicamento, podendo provocar até mesmo a redução ou o aumento da eficácia terapêutica deste.

O alho contém alguns compostos, ajoeno principalmente, que lhe conferem uma atuação antitrombótica; assim, a ingestão de grandes quantidades de alho cru ou de certos suplementos à base de alho é contraindicada para indivíduos que tomam medicamentos com anticoagulantes, como o Warfarin, por exemplo, já que a atividade anticoagulante pode aumentar, provocando uma hemorragia. Todavia, o alho envelhecido, diferentemente do alho cru, pode ser consumido sem que haja efeitos colaterais (Macan et al., 2006). Estudos ainda mostram que o alho envelhecido pode ser consumido juntamente com estatinas, doxorrubicina, fluorouracil e outros medicamentos (Budoff et al., 2004).

Formulações que incluem alho e cebola e que são utilizadas juntamente com medicamentos são muito analisadas segundo suas capacidades de estimular enzimas do citocromo P450 no fígado, que são responsáveis pela metabolização de substâncias exógenas. Diversos estudos têm relatado que a ingestão de cebola, que possui alto teor de quercetina, diminui a biodisponibilidade oral da ciclosporina, que é utilizada para inibir a rejeição pós-transplante de órgãos (Yang et al., 2006).

Estudos para determinar a influência da quercetina na coadministração como inibidor de protease saquinavir (droga antiviral para portadores do HIV) também foram realizados. No entanto, são necessários mais estudos para determinar se as concentrações intracelulares desse medicamento são alteradas.

Ao contrário dos produtos de alho em pó, que contêm compostos solúveis em óleo derivados de enxofre, como a alicina DAS e o DADS, o alho envelhecido não estimula as enzimas do P450 nem produz toxicidade gastrointestinal grave. Relata-se que a suplementação com alho envelhecido, diferentemente do alho em pó, é capaz de aumentar o suprimento de darunavir (inibe a replicação do DNA do HIV-1 através da inibição da protease do vírus), porém, assim como o alho cru, reduz a ação do saquinavir (Demeule et al., 2004). Sugere-se então que a ação do alho envelhecido sob esses medicamentos deva-se à competição pelo mesmo sítio de ligação e a uma cooperação positiva com sítios de ligação distintos em resposta ao efeito do alho sob o saquinavir e o darunavir, respectivamente (Berginic et al., 2010).

Baseado no que foi exposto anteriormente, a ingestão de alho, cebola e seus derivados deve ser avaliada, assim como as doses a serem ingeridas, seus efeitos em longo prazo, e a segurança e a eficácia da suplementação escolhida. O objetivo dessas ações é minimizar o risco de efeitos secundários adversos.

6.8 Considerações finais

O alho e a cebola são alimentos importantes dentro do grupo de alimentos funcionais. Inúmeras propriedades terapêuticas têm sido relacionadas a eles, principalmente em virtude de sua composição rica em compostos organossulfurosos.

Esses alimentos, por meio de seus fitoquímicos, são alternativas interessantes à medicina tradicional. Tomados os devidos cuidados, podem ser utilizados juntamente com outros medicamentos, potencializando a ação no tratamento de diversas patologias.

Apesar de já serem amplamente estudados, ainda resta identificar biomarcadores confiáveis que esclareçam a ação de cada um de seus compostos, eliminando, assim, as controvérsias encontradas entre os estudos aqui revisados. O embasamento científico para mostrar os mecanismos de ação, bem como a identificação de novos compostos, é importante para o avanço científico, e pode fazer com que o alho e a cebola venham a ser caracterizados como alimentos multifuncionais.

Questões

6.1) Após ler uma notícia de jornal sobre a importância dos compostos organossulfurosos para a saúde, Ricardo decidiu aumentar sua ingestão desses bioativos. Quais alimentos poderiam ser indicados? Quais são os principais compostos organossulfurosos relacionados aos benefícios à saúde?

6.2) Qual a importância dos processos de maceração, trituração e corte na formação dos bioativos sulfurosos? Comentar também como a temperatura pode influenciar esses processos.

6.3) O manuseio da cebola (corte, maceração etc.) faz com que os olhos lacrimejem; contudo, o mesmo não ocorre no manuseio do alho. Explicar por que isso acontece, descrevendo como ocorre a cascata de reações químicas.

6.4) O tipo de processamento aplicado ao *Allium* pode influenciar a composição dos compostos organossulfurosos desses alimentos. Explicar essa afirmativa relacionando os seguintes produtos: alho e cebola *in natura*, alho negro ou envelhecido, alho e cebola em pó ou frito, pasta de alho ou de cebola e óleo de alho.

6.5) Em um programa de culinária, Amanda aprendeu uma maneira fácil e saborosa de estender a vida de prateleira dos alimentos. A dica era agregar alho e cebola a eles. Com base em evidências científicas, seriam esses alimentos realmente conservantes alimentares?

6.6) Explicar por que o alho é considerado um dos alimentos fundamentais no combate ao câncer.

6.7) Uma das particularidades dos compostos organossulfurosos encontra-se em sua atividade hipo-homocistêmica. Comentar a relevância dessa atividade para as doenças cardiovasculares e como esses compostos bioativos reduzem os níveis de homocisteína.

6.8) Com problemas cardíacos, Alberto procurou uma nutricionista com a intenção de adotar uma dieta mais saudável. Seriam o alho e a cebola alguns dos alimentos indicados no combate a doenças cardiovasculares?

6.9) Existe uma dose diária recomendada em relação ao consumo de alho? Quais são as restrições ao seu consumo?

6.10) Além de ter em sua composição substâncias antioxidantes, o alho é capaz de modificar o *status* oxidativo do organismo por outra via. Que via é essa? Qual processamento de alho você indicaria para promover o enriquecimento desse alimento com compostos antioxidantes?

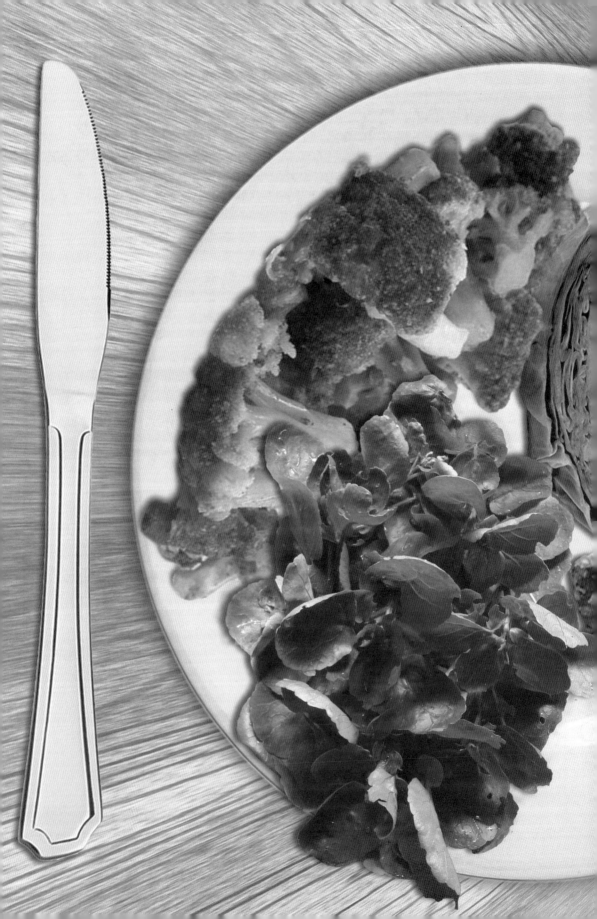

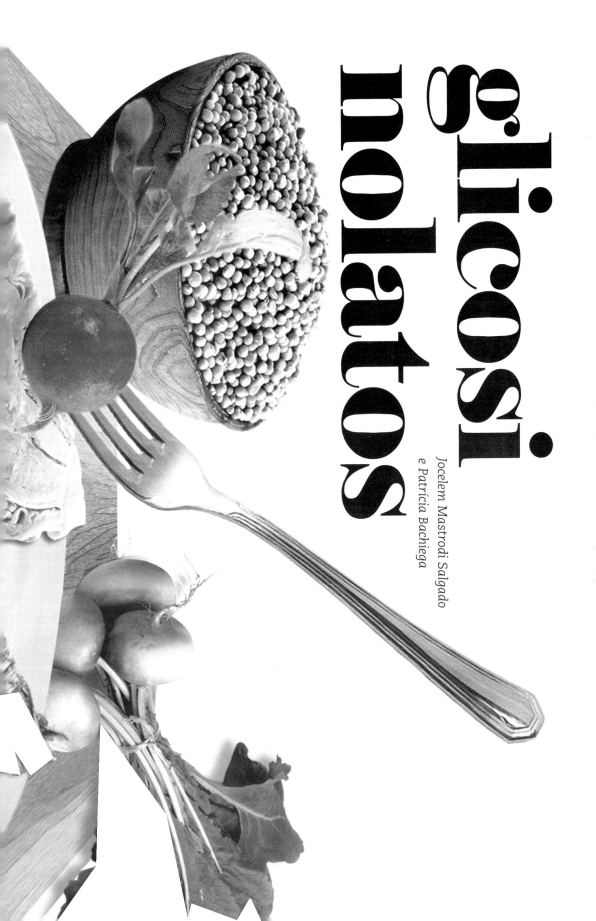

glicosinolatos

Jocelem Mastrodi Salgado
e Patrícia Bachiega

s brássicas são um grupo de vegetais que pertencem à família *Brassicaceae*. Denominada anteriormente de *Cruciferae*, nome dado devido à disposição cruciforme de suas pétalas, essa família possui grande importância econômica e contém cerca de 340 gêneros e 3.700 espécies. Consumidos em uma variedade de formas, tais como brotos, folhas, inflorescência, caules, raízes ou óleos extraídos de suas sementes, os principais representantes dessa família incluem brócolis, repolho, couve-flor, rabanete, couve, mostarda, nabo, agrião, *wasabi*, couve-de-bruxelas e couve-rábano.

Atrativos devido ao sabor característico, esses vegetais também devem fazer parte de nossa dieta regularmente em virtude de seus elevados conteúdos de compostos benéficos à saúde, tais como compostos fenólicos e flavonoides, carotenoides, clorofila, vitaminas (A, C, E e K), sais minerais (cálcio e potássio), fibras dietéticas e ácido fólico. Além dessa variedade de compostos, esses vegetais apresentam também uma rica quantidade de compostos denominados glicosinolatos (Boxe 7.1), os principais responsáveis pelos benefícios à saúde apresentados por esses alimentos, tema que será abordado neste capítulo.

Diante da representativa importância que possuem na prevenção de doenças crônicas não transmissíveis, principalmente o câncer, este capítulo abordará desde a estrutura química e sua formação até o mecanismo de ação dos glicosinolatos e seus produtos de hidrólise.

> **Boxe 7.1** Como surgiram os glicosinolatos?
>
> Indícios apontam que a descoberta dos glicosinolatos, metabólitos secundários das plantas da ordem das Brassicales, ricas em enxofre, ocorreu cerca de 200 anos atrás. A descoberta dos primeiros glicosinolatos deu-se no início do século XIX; foram, então, nomeados de *sinigrina*, isolada nas sementes de mostarda-preta (*Brassica nigra*), e *sinalbina*, isolada nas sementes de mostarda-branca (*Sinapis alba*). Nos anos seguintes, observou-se que esses compostos se decompunham em decorrência da atividade de um componente denominado, inicialmente, *mirosina*, o qual é atualmente conhecido como *mirosinase* e que também foi isolado pela primeira vez nas sementes de mostarda-preta.

Em 1897, Gadamer fez a primeira proposição de uma estrutura geral dos glicosinolatos (Fig. 7.1A). No entanto, essa estrutura não era capaz de explicar a ocorrência dos subprodutos da hidrólise induzida pela mirosina – os nitrilos – em óleos de mostarda. Sendo assim, Ettlinger e Lundeen, em 1956, revisaram essa estrutura geral e definiram uma nova para o "protótipo dos glicosinolatos presentes no óleo de mostarda" (Fig. 7.1B). Esta era composta de um grupo beta--D-tioglicose, uma cadeia lateral (R) e uma oxima sulfonada; no ano seguinte, a nova estrutura foi comprovada por síntese.

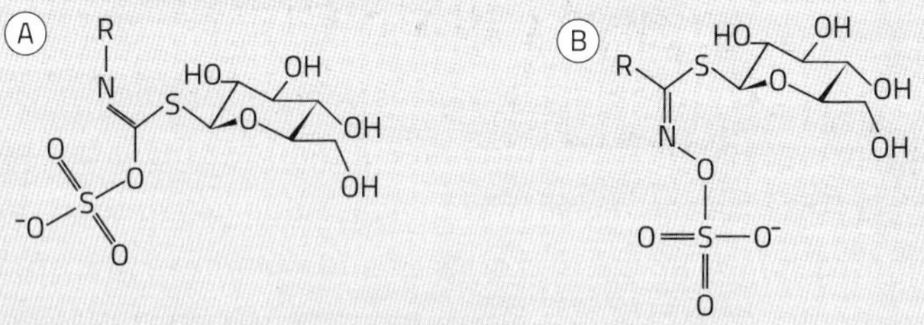

Fig. 7.1 *Estrutura dos glicosinolatos proposta por (A) Gadamer e (B) Ettlinger e Lundeen*
Fonte: Hanschen et al. (2014).

7.1 Química e biossíntese

Os glicosinolatos apresentam uma variedade de estruturas químicas. Entre elas, as mais numerosas englobam cadeias de carbono, tanto as ramificadas quanto as lineares. Apesar de apresentarem uma estrutura química variada, em razão da estrutura de sua cadeia lateral (R) modificada, esses compostos possuem uma característica em comum: a presença de um grupo beta-D-tioglicose (Fig. 7.2).

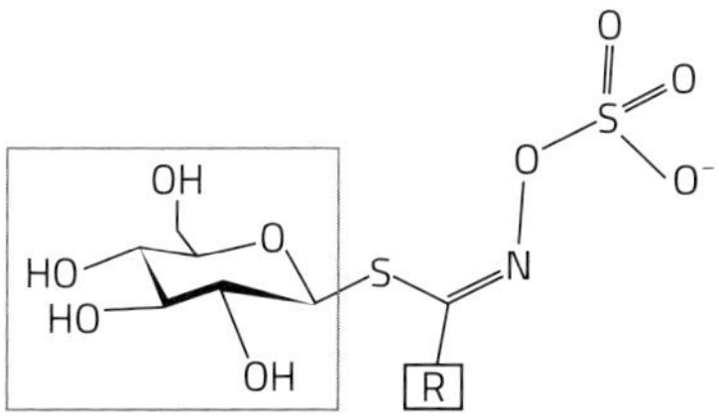

Fig. 7.2 *Estrutura geral dos glicosinolatos, com destaque para o grupo beta-D--tioglicose*
Fonte: Ares et al. (2014).

A natureza da cadeia lateral possui uma determinante influência nas classes estruturais dos glicosinolatos, que podem ser agrupados, geralmente, em *alifáticos* (alquil, alquenil e hidroxialquil), *heterocíclicos* (indóis) e *aromáticos*.

Devido a essas variações, um único vegetal pode conter diferentes classes desses compostos. Um exemplo disso são os brócolis, um dos alimentos mais ricos que há em glicosinolatos e no qual já foram identificados 16 tipos diferentes destes, sendo os principais a glicorafanina, a glicoiberina, a glicoalissina, a progoitrina, a gliconasturtina, a sinigrina, a gliconapina, a glicobrassicanapina, a glicobrassicina e a neoglicobrassicina.

Os glicosinolatos também contêm, em sua maioria, duplas ligações, grupos hidroxila ou carbonila, ou ligações de enxofre em vários estados de oxidação. Outro pequeno grupo de benzilglicosinolatos possui, em sua ligação glicosídica com o anel aromático, uma molécula de açúcar ramnose ou arabinose adicional, apesar de a presença desses açúcares ainda não possuir um significado conhecido.

Quanto a sua biossíntese, os glicosinolatos são compostos derivados de aminoácidos como a metionina, o triptofano e a fenilalanina. Mais especificadamente, os glicosinolatos indóis derivam sobretudo de triptofano, dos alifáticos de metionina e, por fim, dos aromáticos (de fenilalanina, em sua maioria). Resumidamente a biossíntese ocorre em três passos: primeiro há um alongamento das cadeias de aminoácidos precursores; em seguida, dá-se a formação da estrutura do núcleo dos glicosinolatos; por fim, acontecem as modificações em sua cadeia lateral.

7.2 Produtos de hidrólise

Os glicosinolatos estão presentes em elevadas quantidades nos vegetais. No entanto, eles são compostos biologicamente inativos. Para que desempenhem um papel importante na saúde humana, precisam ser convertidos em seus respectivos isotiocianatos (Fig. 7.3).

Glicosinolatos	Produtos de degradação
Glicobrassicina	Indol-3-carbinol
Glicorafanina	Sulforafano
Gliconasturtina	Fenetil isotiocianato
Sinigrina	Alil isotiocianato
Glicoerucina	Erucina

Fig. 7.3 *Principais glicosinolatos e seus respectivos produtos de degradação*

A conversão de glicosinolatos em suas formas ativas (isotiocianatos) nos alimentos se inicia quando estes são submetidos a processos de fermento, mastigação ou corte; quando há danos nos tecidos provocados por contusões ou congelamento-descongelamento; durante o cultivo, a colheita, o manuseio ou o transporte e o processamento mecânico.

Após esses processos, a enzima mirosinase (beta-tioglucosidase), peça fundamental na conversão, é ativada, e, em presença de água, entra em contato com os glicosinolatos, provocando sua hidrólise imediata e originando os produtos derivados da hidrólise: porção aglicona, glicose e sulfato. A porção aglicona, por sua vez, é instável e se reorganiza para dar origem aos isotiocianatos, tiocianatos, nitrilas, epitionitrilas, oxazolidinas-2-tionas e/ou substâncias indólicas (Fig. 7.4).

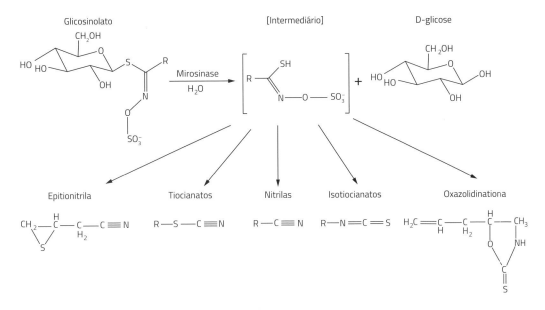

Fig. 7.4 *Hidrólise dos glicosinolatos pela enzima mirosinase e seus diferentes produtos de hidrólise*
Fonte: Vig et al. (2009).

Nas plantas, os glicosinolatos estão armazenados em todas as partes. No entanto, a enzima mirosinase fica armazenada em compartimentos celulares diferentes daqueles em que estão os glicosinolatos com o intuito de evitar possíveis danos à própria planta.

Os produtos da hidrólise formados dependem de fatores como a estrutura do glicosinolato precursor e as condições em que a reação ocorre, entre as quais se destaca a de pH. Observa-se que, nas faixas de pH entre 4 e 7 e na presença de ácido ascórbico, os compostos formados são, principalmente, os tiocianatos. Em condições ácidas, os principais produtos são as nitrilas. Já com o pH entre 6 e 7, são formados os isotiocianatos estáveis. No entanto, nos glicosinolatos que contêm uma cadeia lateral beta-hidroxilada ou uma parte indólica, isso não acontece. O indol-3-carbinol é formado por uma sequência de condensações a dímeros, trímeros e tetrâmeros (Holst; Williamson, 2004).

Cerca de 200 glicosinolatos diferentes já foram identificados em diversas plantas. Destes, a maioria produz isotiocianatos. Porém, apenas um pequeno número deles pode ser consumido por seres humanos.

Além da mirosinase, microrganismos presentes na flora intestinal humana, mesmo em pequenas quantidades, também podem contribuir para o processo de conversão. Dessa forma, interferências na microbiota, como tratamentos com antibióticos, podem prejudicar a conversão. Ainda não há estudos muito desenvolvidos a respeito de enzimas degradadoras da microbiota intestinal; no entanto, segundo Bones e Rossiter (2006), três espécies de *Bifidobacterium* (*B. pseudocatenulatum*, *B. adolescentis* e *B. longum*) são as principais envolvidas na degradação de glicosinolatos no trato intestinal humano.

7.3 Metabolismo

O metabolismo dos isotiocianatos nos tecidos animais se dá por meio do ácido mercaptúrico. Primeiramente, ocorre a conjugação da glutationa catalisada pela glutationa transferase (GST); em seguida, ocorre clivagem sucessiva do resíduo γ-glutamil por γ-glutamiltransferase, remoção da glicina por citeinilglicinase e, por fim, N-acetilação por N-acetiltransferases, que origina a N-acetilcisteína (conjugados de ácidos mercaptúricos) (Dinkova-Kostova; Kostov, 2012).

Como dito anteriormente, após o consumo de vegetais fontes de glicosinolatos, estes serão primeiramente convertidos em isotiocianatos pela ação da mirosinase vegetal presente no intestino delgado ou pela ação da mirosinase bacteriana presente no cólon. Posteriormente, em cerca de 2 a 3 horas, os metabólitos oriundos dessa degradação poderão ser detectados na urina humana.

7.4 Efeitos de cozimento e armazenamento

A quantidade de glicosinolatos nos alimentos é variável devido à presença desses compostos ser influenciada por diferentes fatores, tais como variedade da planta, condições de crescimento, fatores climáticos, épocas de cultivo, distribuição nas partes da planta (sementes, caules, folhas e raízes) e condições de armazenamento (tipo e duração).

Entre os principais vegetais que contribuem para a inserção de glicosinolatos na dieta, destacam-se os brócolis, a couve-de-bruxelas, a couve-flor e o rabanete (Boxe 7.2). Alguns outros vegetais podem ser ingeridos na forma crua, como a rúcula, a couve, o agrião, o rabanete, o repolho e a mostarda. No entanto, de maneira geral, as brássicas são consumidas após algum procedimento de preparação, o que pode influenciar o teor de glicosinolatos e seus produtos de degradação.

Boxe 7.2 Compostos bioativos presentes nos subprodutos de brócolis

O cultivo de brócolis está associado a uma elevada produção de resíduos, já que seus subprodutos (folhas e caules), que representam 70% de seu peso total, são descartados (Fig. 7.5). No entanto, pesquisas têm se voltado a comprovar que esses subprodutos apresentam uma composição bioativa semelhante às partes tradicionalmente comestíveis. Sendo assim, há um maior incentivo à utilização dos subprodutos e, consequentemente, à redução do impacto ambiental e ao aumento de seu valor econômico.

Os glicosinolatos encontrados nas folhas de brócolis de diferentes cultivares são: glicoiberina, glicorafanina, glicoerucina, gliconapina, glicotropaeolina, glicobrassicina, gliconasturtina, glicoalissina, 4-hidroxiglicobrassicina, 4-metoxiglicobrassicina, neoglicobrassicina e sinigrina (Ares et al., 2014). Os brócolis são um dos principais vegetais fonte de sulforafano, composto bioativo com grande atividade anticarcinogênica. Amplamente encontrado nas inflorescências (585 µg g^{-1} de matéria seca), as folhas e os caules de brócolis também demonstraram ser fontes importantes desse composto, apresentando, respectivamente, teores de 420 e 229 µg g^{-1} de matéria seca (Campas-Baypoli et al., 2010).

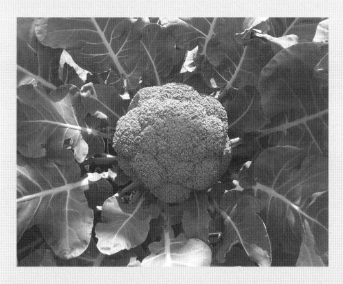

Fig. 7.5 *Folhas e inflorescência de brócolis*

A influência desses métodos deve-se, principalmente, ao fato de que esses compostos são sensíveis a altas temperaturas, característica muito comum na maioria dos compostos bioativos. Diante disso, o modo de preparo é um fator determinante para o melhor aproveitamento e a redução das perdas desses compostos.

Os glicosinolatos também são compostos altamente polares, ou seja, podem ser solubilizados em água, o que acarreta sua lixiviação quando os vegetais são submetidos ao cozimento. No entanto, a quantidade de compostos que sofre lixiviação é influenciada pela quantidade de água utilizada, pelo tempo de cozimento e pelo tipo de processo empregado. Dessa forma, a preparação de outros alimentos na água do cozimento das brássicas é uma alternativa importante no que diz respeito à redução da perda de glicosinolatos.

Os métodos que utilizam pequenas quantidades de água, como o de cozimento a vapor, apresentam-se como uma excelente alternativa para reduzir a perda de tais compostos. Porém, o tempo de cozimento não deve ultrapassar quatro ou cinco minutos; a partir desse intervalo, a mirosinase poderá ser degradada, impedindo que os compostos inativos presentes no vegetal sejam transformados nos compostos bioativos responsáveis pelos benefícios à saúde.

A prática de cozimento por ebulição, apesar de ser a mais difundida, é apontada como uma das técnicas em que mais se perdem glicosinolatos (Tab. 7.1). Isso ocorre porque, durante longos períodos de cozimento (que duram mais que três minutos), há uma inativação significativa da enzima mirosinase, o que provoca a degradação dos derivados de glicosinolatos. Outro fato importante é que a atividade da mirosinase é aumentada em temperaturas de até 60 °C, mas, em temperaturas mais elevadas, sofre desnaturação. Além disso, como dito anteriormente, os glicosinolatos e seus produtos de degradação são solúveis em água; sendo assim, durante esse processo, cerca de 80% dos glicosinolatos podem ser perdidos por lixiviação na água.

Com relação ao uso do micro-ondas, Rungapamestry et al. (2007) comprovaram que seres humanos que consumiram brócolis cozido por dois minutos apresentaram uma absorção de sulforafano (medida por meio do ácido mercaptúrico na urina) três vezes maior do que aqueles que o ingeriram após um cozimento de cinco minutos. Sendo assim, é possível dizer que o tempo de cozimento no micro-ondas afeta diretamente a produção de sulforafano.

O armazenamento também pode ser um fator influente na perda de glicosinolatos. Quando os brócolis, a couve-de-bruxelas, a couve-flor e o repolho verde foram armazenados em temperatura ambiente (mínima de 12 °C e máxima de 22 °C) ou no compartimento próprio para armazenamento de vegetais no refrigerador doméstico durante sete dias, não houve perdas significativas desses compostos, demonstrando que ambas as formas de armazenamento são adequadas (Song; Thornalley, 2007).

Tab. 7.1 INFLUÊNCIA DO COZIMENTO POR EBULIÇÃO NO TEOR DE GLICOSINOLATOS EM DIFERENTES VEGETAIS

Vegetal	Tempo de cozimento	Porcentagem de perda de glicosinolatos	Referência
Brócolis, couve-de-bruxelas, repolho e couve-flor	20 minutos	50-76%	Tiwari et al. (2015)
Couve-de-bruxelas, couves-flores branca e verde, brócolis e couve-galega	10-15 minutos	35,3-72,4%	Cieślik et al. (2007)
Brócolis, couve-de-bruxelas, couve-flor e repolho verde	30 minutos	58-77%	Song e Thornalley (2007)
Couves-flores verde e roxa	15 minutos	68-69%	Kapusta-Duch et al. (2016)

O congelamento de vegetais é amplamente utilizado e altamente eficiente no armazenamento por longos períodos de tempo. Esse método também é comumente usado em residências, uma vez que é prático ao consumidor. No entanto, antes de realizar o congelamento, métodos preliminares, como branqueamento e cozimento, devem ser utilizados para evitar a degradação dos glicosinolatos.

Nas folhas de couve, o método de congelamento acarretou uma redução de 9% nos glicosinolatos quando comparado às folhas após o pré-tratamento (branqueamento e cozimento). No entanto, o pré-tratamento da couve congelada também influenciou os níveis desses compostos, sendo que o branqueamento acarretou uma perda menor quando comparada à do cozimento após o armazenamento de um ano (Korus et al., 2014). Sendo assim, esse é um método que pode ser facilmente incorporado à rotina; sua vantagem é reduzir as perdas dos compostos quando os vegetais são submetidos ao congelamento.

7.5 Efeitos benéficos à saúde: proteção contra a carcinogênese

A contribuição das brássicas à saúde humana vem de longa data. Um número significativo de estudos farmacológicos e epidemiológicos comprova que, quando inseridos na dieta humana, esses vegetais auxiliam na proteção contra diferentes doenças crônicas, como, por exemplo, demência, doenças cardiovasculares, diabetes tipo 2, degeneração macular relacionada à idade, obesidade, disfunção imune e, principalmente, diferentes tipos de câncer.

Os primeiros indícios de que os produtos da hidrólise dos glicosinolatos poderiam proporcionar benefícios à saúde humana datam de 1960 e 1970. A partir de então, diversos pesquisadores se mobilizaram para investigar a fundo tais benefícios.

A atividade biológica mais conhecida e estudada dos isotiocianatos é a sua capacidade de inibir o desenvolvimento do câncer; funcionam como agentes potencialmente quimiopreventivos contra os cânceres de pulmão, colorretal, mama, próstata e pâncreas.

Os mecanismos de ação dos isotiocianatos são diversos e podem atuar nas diferentes fases de desenvolvimento do câncer. Entre os principais mecanismos, pode-se destacar alterações no metabolismo de substâncias que podem provocar o desenvolvimento do tumor devido a mudanças nas atividades das enzimas que metabolizam as drogas; e atividades antioxidantes, anti-inflamatórias e imunomoduladoras, ou seja, aumentam a resposta imunológica, incrementando o mecanismo de defesa do organismo. Além disso, esses compostos também podem atuar na inibição da angiogênese (formação de novos vasos sanguíneos) e da metástase (formação de novos tumores), na indução da parada do ciclo celular e na apoptose (morte celular programada) (Fig. 7.6).

Devido à ampla capacidade de provocar efeitos que estão envolvidos na patogênese de doenças crônicas, os isotiocianatos são promissores agentes de proteção. Além disso, eles podem fornecer uma estratégia segura e de baixo custo para auxiliar na redução do risco do desenvolvimento de diversas doenças crônicas.

A seguir são detalhados os principais mecanismos de ação dos isotiocianatos no câncer.

7.5.1 Mecanismo de indução das enzimas de fase I e II

Talalay et al. (1978) foram os pioneiros em fornecer explicações plausíveis sobre o mecanismo de ação dos isotiocianatos. Segundo esses pesquisadores, os isotiocianatos são capazes de reduzir a ativação de substâncias com potencial de provocar a formação de tumores por meio da inibição da fase I e da indução da transcrição de enzimas citoprotetoras (fase II), mecanismo este mais explorado e comprovado atualmente.

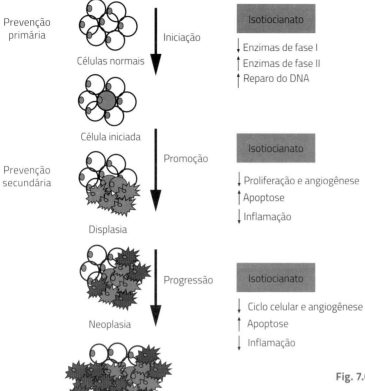

Fig. 7.6 Mecanismos de ação dos isotiocianatos na prevenção do câncer
Fonte: Hanschen et al. (2014).

As enzimas celulares – e mais particularmente as enzimas do citocromo P450 – são responsáveis por transformações em diversos produtos químicos carcinogênicos, os quais, a partir dessas transformações, podem se tornar prejudiciais ao DNA ou a outras moléculas celulares. Diversos estudos têm demonstrado a ação dos isotiocianatos sobre tais enzimas, em que provoca inibição direta, por meio de competição, ou inibição irreversível.

Entre os isotiocianatos, o sulforafano é o que mais se destaca devido a sua capacidade de induzir potentes enzimas que desintoxicam carcinogênicos nas células humanas, como, por exemplo, a quinona redutase-1 (QR-1), a glutationa transferase (GST), a UDP-glucuronosiltransferase (UGT), a γ-glutamil-cisteína-sintetase (γ-GCS), a tiorredoxina redutase (TR) e a heme oxigenase-1 (HO-1).

Com relação à atividade de cada uma dessas enzimas, observa-se que as enzimas de fase I (enzimas do citocromo P450) são responsáveis por aumentar, na maioria das vezes, a reatividade dos compostos solúveis em gordura e, como consequência, formar moléculas reativas que podem apresentar maior toxicidade do que a molécula de origem. Enquanto isso, as enzimas de fase II (glutationa S-transferase, aldeído redutase, S-metil transferase, N-acetil transferase) aumentam a solubilidade em água, promovendo a excreção desses metabólitos, o que resulta em uma diminuição do estresse oxidativo e evita danos ao DNA das células.

Dessa forma, para que as células estejam protegidas contra danos ao DNA causados por carcinógenos e espécies reativas de oxigênio, as enzimas da fase I devem ser inibidas e as enzimas de fase II, induzidas. Essa proteção pode ser obtida com o consumo de vegetais fontes de isotiocianatos, o que já foi comprovado por estudos in vitro e in vivo. Esses compostos exercem uma modulação na atividade dos sistemas enzimáticos por meio da desativação das enzimas do citocromo P450 e da bioativação de enzimas de desintoxicação da fase II.

7.5.2 Atividade antioxidante

A sequência de eventos que conduz ao desenvolvimento do câncer tem seu início na sensibilização das células a danos em suas estruturas devido à diminuição da expressão de enzimas com potencial antioxidante e ao aumento da produção das espécies de radicais livres.

O poder antioxidante dos glicosinolatos e de seus produtos de hidrólise pode ser considerado indireto, uma vez que, como dito anteriormente, eles agem por modulação de enzimas que metabolizam xenobióticos (compostos químicos estranhos ao organismo), não neutralizando de forma direta os radicais livres, que é o mecanismo de ação dos carotenoides e das vitaminas C e E, por exemplo.

O mecanismo antioxidante dos glicosinolatos funciona com base na capacidade que esses compostos têm de induzir proteínas citoprotetoras, incluindo enzimas antioxidantes, como a quinona oxidorredutase, a glutationa S-transferase, a gamaglutamil cisteína e a glutationa redutase. Tal mecanismo transforma os isotiocianatos, em especial o sulforafano, em potentes agentes antioxidantes capazes de minimizar o estresse oxidativo e os danos a tecidos e células, ações já comprovadas por meio de testes in vivo e in vitro.

7.5.3 Inibição de tumores e apoptose

Outro mecanismo de ação protetora dos isotiocianatos contra o câncer deve-se a sua capacidade de inibir a proliferação celular. Resultados promissores foram alcançados com os alil isotiocianatos, o benzil isotiocianato e o fenetil isotiocianato; foi demonstrado que, quando incubados com células cancerígenas, exerciam inibição quase que completa do crescimento delas (Zhang; Tang; González, 2003).

Embora por razões ainda não totalmente esclarecidas, diversos estudos comprovaram que os isotiocianatos são mais tóxicos para as células transformadas e malignas do que para as células normais.

Em 1998 surgiram as primeiras evidências de que os isotiocianatos podem induzir a apoptose. A partir de então, diversos estudos foram desenvolvidos com o intuito de explicar e comprovar tal mecanismo. Relatou-se também que, além da apoptose, os isotiocianatos são capazes de induzir a parada do ciclo celular. O primeiro estudo comprovando esse mecanismo foi realizado em 1993, quando células foram tratadas com 2,5-10 µM de alil isotiocianatos, benzil isotiocianato e fenetil isotiocianato (Hasegawa; Nishino; Iwashima, 1993).

Entre os isotiocianatos, destaca-se o fenetil isotiocianato, que foi capaz de induzir a apoptose em células de câncer de cólon. Sua ação anticarcinogênica depende da dose utilizada, e o resultado favorável deve-se a sua atuação via cascata de caspases, essenciais na apoptose celular, na inibição do citocromo P450 e na indução das enzimas de desintoxicação de fase II. Além disso, o fenetil isotiocianato também possui efeito inibidor sobre as capacidades de adesão, migração e invasão, promovendo assim um forte efeito anti-invasivo e antimigratório.

7.5.4 Atividade anti-inflamatória

Estudos científicos têm demonstrado que há uma relação direta entre câncer e inflamação. Segundo estudos epidemiológicos, 25% dos casos de câncer podem estar relacionados a um processo inflamatório.

As primeiras evidências dessa relação começaram a surgir no século XIX, quando o pesquisador Rudolf Virchow observou que nos tecidos neoplásicos havia uma presença significativa de leucócitos. A partir de então, diversas pesquisas voltaram-se para a inflamação, sendo que apenas na década passada foi possível obter evidências sobre a influência das respostas inflamatórias nas diferentes fases do desenvolvimento tumoral (iniciação, promoção, invasão e metástase).

A capacidade da inflamação de aumentar a progressão do câncer deve-se ao fornecimento de moléculas bioativas ao microambiente tumoral. Os principais fatores de crescimento que auxiliam na sinalização proliferativa são as enzimas modificadoras da matriz extracelular, que facilitam a angiogênese, a invasão e a metástase; fatores pró-angiogênicos; e fatores de sobrevivência que limitam a morte celular. O processo inflamatório pode ainda acarretar a liberação de espécies reativas de oxigênio, causando mutação nas células próximas e acelerando a evolução da doença.

Os compostos bioativos das brássicas, além de terem a capacidade de modular o desenvolvimento tumoral pelo aumento da expressão das enzimas de fase II, também têm se mostrado importantes moduladores da resposta inflamatória. Seus efeitos anti-inflamatórios devem-se, principalmente, a sua capacidade de suprimir as vias de sinalização do fator nuclear kappa B (NF-kB), que é o responsável pela transcrição de mais de 500 genes que controlam a inflamação, a imunorregulação, a proliferação, a adesão, o crescimento celular e a formação do tumor.

7.6 Câncer de pulmão

O câncer de pulmão ainda é uma das principais causas de morte no mundo, mesmo havendo inúmeras campanhas de conscientização da população sobre os malefícios do tabaco. Estudos demonstram que um consumo maior de brássicas (mais de três porções semanais) está associado a reduções significativas no risco de desenvolver câncer de pulmão. Outro fato interessante é que em mulheres que nunca fumaram a incidência desse tipo de câncer foi menor em decorrência da inserção de brássicas em suas dietas (Herr; Büchler, 2010; Wu et al., 2013).

Entre os isotiocianatos, o de maior destaque na prevenção e/ou redução de risco de desenvolver câncer de pulmão é o fenetil isotiocianato. Em modelos animais, esse composto bioativo tem demonstrado resultados importantes na redução de tumores induzidos por 4-(metilnitrosamino)-1--(3-piridil)-1-butanona e benzopireno, principais agentes cancerígenos existentes na fumaça do cigarro. Além disso, ele foi capaz de reduzir os danos ao DNA e as alterações moleculares provocadas pelo cigarro, levando a uma redução significativa da incidência do câncer de pulmão.

7.7 Câncer de cólon

Atualmente, os tratamentos para o câncer de cólon já estão bem estabelecidos e envolvem cirurgia, radioterapia, quimioterapia ou uma combinação de radioterapia com quimioterapia. Entretanto, além de as taxas de mortalidade ainda serem muito elevadas, essas intervenções acarretam inúmeros efeitos colaterais que inviabilizam o bem-estar do paciente. Tais efeitos enfatizam a alternativa de uma alimentação rica em vegetais fontes de glicosinolatos, uma vez que diversas pesquisas já demonstraram que eles também são eficientes no combate ao câncer colorretal.

Entre os isotiocianatos que mostraram resultados satisfatórios na prevenção do câncer em questão, pode-se destacar a brassinina, composto capaz de inibir o crescimento celular cancerígeno por meio da paralisação do ciclo celular.

7.8 Câncer de próstata

O câncer de próstata é uma doença que apresenta diferentes mecanismos e vias de sinalização que influenciam sua evolução, o que aumenta a possibilidade de desenvolvimento de resistência ao tratamento convencional. Os isotiocianatos apresentam-se como uma importante estratégia para a redução do desenvolvimento do câncer de próstata, uma vez que podem atuar na paralisação do ciclo celular, na apoptose e na redução do risco de metástase e angiogênese por diferentes vias de sinalização.

Desde 1990, estudos a respeito da relação entre o consumo de brássicas e o câncer de próstata vêm demonstrando que o consumo desses vegetais foi significativamente menor em homens que apresentavam o diagnóstico positivo para o câncer de próstata em relação aos homens com um resultado negativo para a doença.

Até alguns anos atrás, as evidências de que o consumo elevado de brássicas poderia reduzir o risco de câncer de próstata eram modestas. Entretanto, atualmente, diversos trabalhos deixam cada vez mais explícito que o consumo de três a cinco porções por semana de brócolis e couve-flor retardam o processo de evolução desse tipo de tumor (Agnoli et al., 2005).

Entre os principais isotiocianatos estudados, destacam-se o sulforafano, o fenetil isotiocianato, o benzil isotiocianato e o alil isotiocianato. No entanto, recentemente, a erucina, composto encontrado principalmente na rúcula, tem despertado intenso interesse. Ela tem sido considerada um promissor fitoquímico na prevenção do câncer prostático, uma vez que promove de forma dose-dependente o aumento significativo da expressão das proteínas que são responsáveis pela regulação do crescimento celular, além de inibir a proliferação das células cancerígenas.

7.9 Câncer de mama

Grandes avanços em direção a terapias específicas para o controle do câncer de mama têm sido alcançados. No entanto, a doença continua a representar um importante problema de saúde pública para as mulheres de todo o mundo.

Uma relação inversa entre consumo de brássicas e câncer de mama tem sido evidenciada em estudos epidemiológicos. O benzil isotiocianato, apesar de possuir uma estrutura relativamente simples, tem mostrado uma expressiva atividade contra o câncer de mama por meio do desencadeamento de um conjunto complexo de eventos de sinalização, que resultam na morte celular por apoptose. Testes *in vivo* comprovaram também que esse composto é um eficaz fitoquímico na prevenção desse tipo de câncer, pois retarda de maneira significativa o crescimento de células tumorais implantadas em ratos.

O sulforafano também se destaca no cenário da prevenção do câncer de mama, já que inibe a invasão das células cancerígenas ao inibir a expressão de enzimas ligadas à metástase. Por essa razão, o sulforafano é um aliado promissor na prevenção da invasão do tumor de mama e de metástase *in vivo*.

Outro isotiocianato que tem despertado interesse na prevenção do câncer de mama é o fenetil isotiocianato. A suplementação com esse composto acarretou a diminuição da sobrevivência do tumor e a redução de sua incidência em modelos animais.

7.10 Câncer pancreático

O câncer pancreático tem como característica particular sua extensiva invasão no local do tumor e a disseminação precoce, o que torna ainda mais difíceis o diagnóstico e o tratamento contra a doença, que ocupa o quarto lugar em causas de morte relacionadas ao câncer nos países ocidentais.

Estudos comprovam que há uma relação inversa entre o consumo de brássicas e o risco de desenvolver câncer no pâncreas. Entre os isotiocianatos, o sulforafano tem demonstrado resultados significativos. Com base em estudos *in vitro* e *in vivo*, pode-se afirmar que esse composto bioativo é capaz de reduzir em até 45% o crescimento do tumor (Li et al., 2013).

7.11 Considerações finais

Os glicosinolatos são compostos presentes majoritariamente nas brássicas, sendo que os sabores e odores característicos desses vegetais são oriundos de seus produtos de hidrólise.

Para que se tornem biologicamente ativos, eles têm de ser convertidos em isotiocianatos. Essa conversão se inicia quando os vegetais fontes de glicosinolatos passam por processos de ferimento e mastigação. Além disso, para que ocorra a completa conversão, a intermediação de uma enzima denominada mirosinase é essencial.

A preservação dos glicosinolatos nas brássicas depende enormemente do modo como elas são preparadas para consumo. Diversos estudos já comprovaram que os métodos de cozimento que utilizam pouca quantidade de água são os mais indicados; o que mais se destaca é o cozimento a vapor. Já o cozimento com fervura ou em micro-ondas é inadequado, uma vez que ocasiona a inativação da mirosinase.

O interesse nesses compostos tem crescido cada vez mais devido ao seu extraordinário potencial na prevenção de vários tipos de câncer, como, por exemplo, de pulmão, colorretal, mama, próstata e pâncreas.

Os mecanismos de ação dos glicosinolatos responsáveis por tal atividade são diversos. No entanto, pode-se destacar a capacidade que esses compostos possuem de diminuir a ativação de enzimas pró-carcinogênicas e aumentar a transcrição de enzimas citoprotetoras.

Diante de todas as comprovações científicas expostas durante este capítulo, os glicosinolatos são compostos que se apresentam como promissores na prevenção do câncer. No entanto, é sempre válido lembrar que mais estudos são necessários para comprovação e certificação dos mecanismos de ação pelos quais esses compostos bioativos agem.

Questões

7.1) Bernadete foi à feira no domingo e, preocupada com sua alimentação, comprou várias verduras: brócolis, repolho, couve-flor, mostarda e rabanete. No entanto, ela não sabe a importância desses alimentos para a saúde. Sendo assim, explicar-lhe essa questão e dizer também qual ou quais são os compostos bioativos presentes nesses alimentos e qual seria sua contribuição para a saúde.

7.2) Sabendo que os glicosinolatos necessitam serem convertidos em outros compostos para se tornarem biologicamente ativos, explicar como esse processo ocorre, quais são os produtos formados e qual a importância dessa conversão.

7.3) Após o consumo dos vegetais fontes de glicosinolatos, esses compostos são metabolizados, passando por diversas transformações até serem eliminados. Discorrer a respeito do metabolismo dos isotiocianatos.

7.4) Paulo está com uma forte inflamação na garganta e seu médico recomendou que ele fizesse o tratamento com o medicamento Azitromicina. Sabendo que esse medicamento é um antibiótico, quais consequências esse tratamento poderia acarretar sobre os glicosinolatos?

7.5) Diversos fatores podem influenciar o composto formado a partir da conversão dos glicosinolatos. Citar um desses fatores e explicar qual sua influência.

7.6) No almoço de domingo, Ivone decidiu fazer uma salada com brócolis e couve-flor. Para cozinhar esses vegetais, ela aqueceu a água até que estivesse fervendo e então adicionou os vegetais, deixando-os por 20 minutos. O modo de preparação que Ivone utilizou está correto? Por quê? Qual seria a melhor recomendação para a preparação desses alimentos?

7.7) Diversos estudos já vêm comprovando a relação dos isotiocianatos com a saúde, demonstrando que esses compostos apresentam atividades anticancerígenas através de diversos mecanismos. Explicar sua capacidade de inibir o tumor e promover a apoptose.

7.8) Sabendo que os isotiocianatos são capazes de modular a atividade das enzimas de fase I e II, explicar qual a importância dessa modulação e qual a função de cada uma dessas enzimas, assim como qual o principal isotiocianato com tal capacidade.

7.9) A capacidade antioxidante que muitos alimentos apresentam é uma das principais ferramentas na prevenção de diversas doenças. Diante dessa afirmação, argumentar por que ela é importante. Além disso, explicar por que os glicosinolatos recebem a denominação de antioxidantes indiretos.

7.10) Escolher um determinado tipo de câncer e explicar por qual mecanismo de ação os glicosinolatos atuaram e foram eficientes em sua prevenção. Informar também qual foi a dose mais eficiente e como esse estudo foi conduzido.

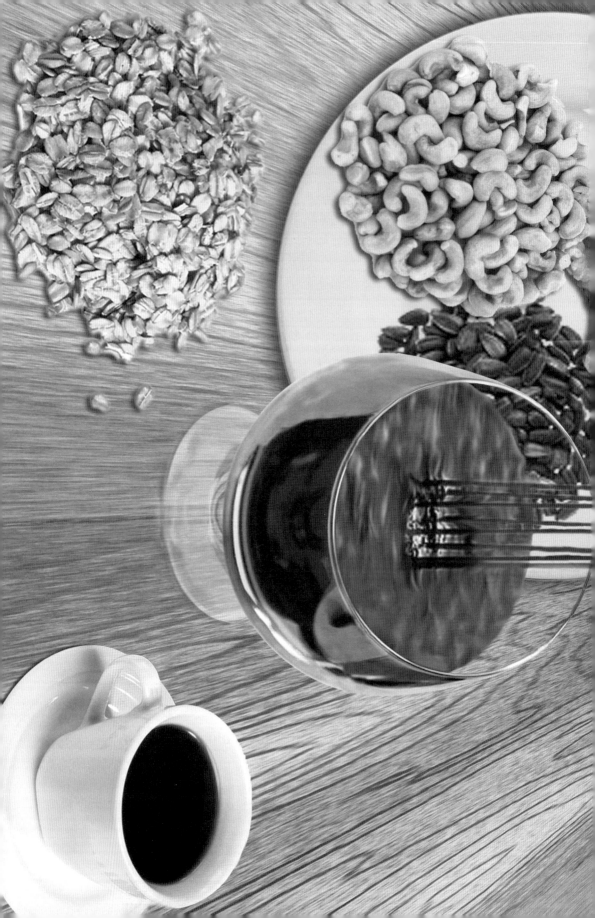

lignanas

Jocelem Mastrodi Salgado e Flávia Biazotto

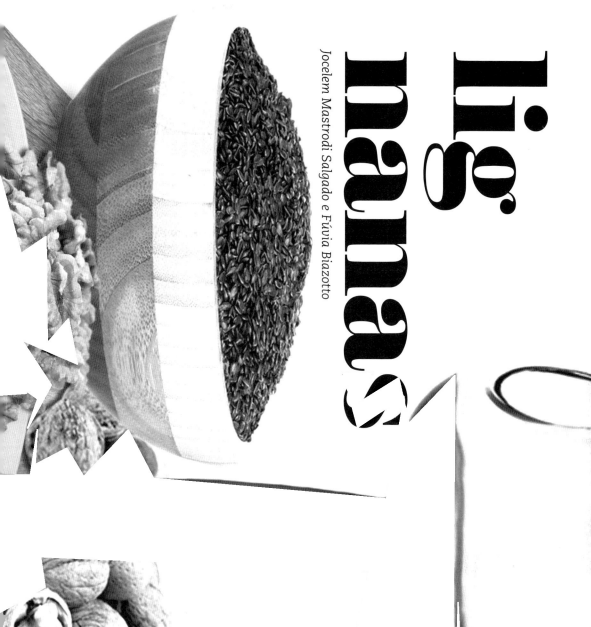
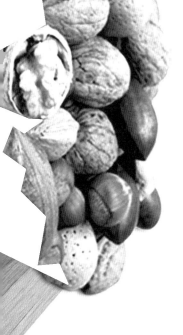

Estudos têm sugerido que dietas ricas em carboidratos complexos – presentes em grãos, frutas e vegetais – e pobres em gorduras, principalmente as saturadas, estão associadas com a redução do risco de doenças crônico-degenerativas (DCD). Os benefícios à saúde, primordialmente atribuídos à presença de fibras solúveis e insolúveis nesses alimentos, advêm também da presença de compostos bioativos a elas associados, como é o caso das lignanas.

Lignanas são compostos bioativos, não nutrientes, não calóricos, que designam um grupo diverso de compostos naturais presentes em uma infinidade de vegetais superiores. Foram identificadas e descritas pela primeira vez por Haworth em 1936 e ganharam destaque, principalmente devido a sua importância à saúde humana, a partir da descoberta das lignanas mamíferas enterolactona e enterodiol.

Em dois trabalhos independentes realizados em 1979, pesquisadores identificaram na urina de humanos e de macacos (*Chlorocebus pygerythrus*), durante o ciclo menstrual, dois compostos fenólicos até então desconhecidos.

Análises subsequentes desse material demonstraram que os compostos encontrados eram de origem vegetal e possuíam um comportamento semelhante ao das moléculas de hormônios; receberam o nome de lignanas mamíferas ou lignanas animais, de maneira a distingui-las das lignanas vegetais.

Os principais difenólicos encontrados na urina e também em outros fluidos biológicos foram a enterolactona (ENL) [*trans*-2,3-*bis*(3-hidroxibenzil)-γ--butirolactona] a seu derivado enterodiol (END) [*trans*-2,3-*bis*(3-hidroxibenzil)-butano-1,4,-diol].

Desde então, diversos trabalhos foram realizados com o intuito de compreender melhor essa classe de compostos. Mais recentemente, as lignanas passaram também a ser foco de pesquisas para cientistas de alimentos, nutricionistas, médicos e farmacêuticos mediante a descoberta de diversas propriedades de interesse à saúde, como antioxidante, anti-inflamatória, fitoestrogênica e anticâncer.

Neste capítulo, em virtude da importância fisiológica das lignanas e das novas informações obtidas sobre o seu papel no organismo, todos os seus aspectos serão discutidos mais profundamente.

8.1 Química

As lignanas e as ligninas são ambas compostos derivados do ácido hidroxicinâmico. Nos vegetais, atuam no sistema de defesa como antioxidantes, biocidas ou fitoalexinas. Contudo, as semelhanças terminam aí. Elas são muito diferentes entre si e não devem ser confundidas umas com as outras. Enquanto as lignanas são produzidas no interior da célula por meio de processos de dimerização, as ligninas são produzidas na parede celular por polimerização. Lignanas são dímeros estereoespecíficos resultantes do acoplamento oxidativo do ácido cinâmico e/ou do álcool cinamílico, podendo ser encontradas nos alimentos sob as formas aglicona (livre) ou glicosídica (associada a açúcares).

Já as ligninas são longos polímeros constituídos a partir dos álcoois cumarílico, coniferílico e sinapílico, e, diferentemente das lignanas, são polímeros racêmicos encontrados nos tecidos e vasos secundários de todos os vegetais superiores.

As lignanas são difenólicos presentes na porção fibrosa dos vegetais. São formadas pela dimerização oxidativa de fenóis, C_6C_3, e definidas quimicamente como compostos nos quais as duas unidades C_6C_3 estão ligadas por um átomo central que as conecta a cada extremidade da cadeia. Os compostos pertencentes a esse grupo são classificados segundo suas semelhanças estruturais.

O termo *lignana* foi cunhado por Haworth para dímeros de unidades de fenilpropanoides ligados pelos carbonos β-β' da cadeia lateral. Diversos derivados dessa cadeia podem ser posteriormente formados pela união dessa molécula central com outras unidades, dando origem a trímeros e tetrâmeros, também denominados sesquilignanas e dilignanas, respectivamente.

Desde 1940, reconheceu-se a existência de outras ligações além da β-β'. Esses novos compostos derivados do acoplamento oxidativo de propenilfenóis e alifenóis foram denominados neolignanas em virtude de sua relativa independência biossintética. Porém, apesar da distinção de nomenclatura, as lignanas, assim como as neolignanas, são dímeros oxidativos homolignoides formados por unidades (C_3-C_6) (Pan et al., 2009; Willfor; Smeds; Holmbom, 2006).

Quando ingeridas, as lignanas vegetais são hidrolisadas e metabolizadas em enterolignanas ou lignanas animais pela microflora bacteriana presente no cólon. As lignanas animais mais comumente encontradas são a enterolactona e o enterodiol, geralmente presentes em amostras de fluidos corporais, tais como urina, fezes e sangue. Por serem mensuráveis e indicarem que houve consumo de lignanas, tanto a enterolactona quanto o enterodiol são utilizados como biomarcadores em estudos clínicos.

As lignanas animais, apesar de conterem em sua molécula o mesmo esqueleto encontrado em seu precursor vegetal, são distinguidas por apresentarem em sua estrutura apenas um único grupo metil-hidróxi, enquanto seus precursores vegetais contêm em suas moléculas diversos grupos hidróxi, metóxi ou metilenodióxi nos anéis aromáticos (Bannwart et al., 1989). Outra peculiaridade das lignanas animais é sua similaridade ao estrogênio, característica que lhes confere atividade hormonal.

Entre os 62 tipos de lignanas encontradas na natureza, em sua maioria sob a forma glicosídica, as de maior interesse são as lignanas vegetais pinoresinol (PINO), lariciresinol (LARI), secoisolariciresinol (SECO), matairesinol (MAT), siringaresinol (SIR), medioresinol (MED), arctigenina (ARG), 7-hidroximatairresinol (HMR), sesamina (SES), e as lignanas animais enterolactona (ENL) e enterodiol (END) (Fig. 8.1) (Hanhineva et al., 2012).

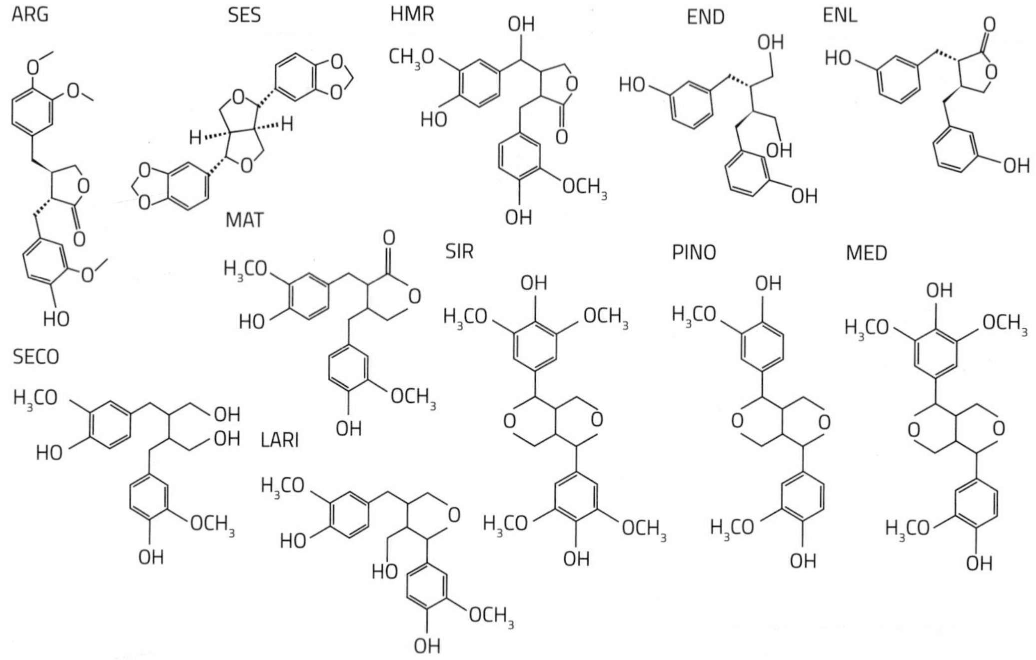

Fig. 8.1 *Fórmulas estruturais das principais lignanas vegetais e animais*
Fonte: *adaptado de Landete (2012).*

8.2 Metabolismo e biodisponibilidade

Após a descoberta das lignanas, foram necessários anos até que os pesquisadores desvendassem que as lignanas animais presentes nos fluidos corporais eram provenientes da ação microbiana sobre as lignanas vegetais obtidas via dieta. Foi de fato somente em 1981 e 1982 que se comprovou a importância das bactérias intestinais para a bioconversão das lignanas vegetais em animais.

Pouco ainda se sabe sobre a relevância da contribuição dos processos de mastigação, salivação e hidrólises químicas e enzimáticas para a biodisponibilidade das lignanas no organismo. Em virtude do breve período em que o alimento permanece na cavidade oral, é improvável que as bactérias ali presentes também sejam capazes de biotransformar as lignanas vegetais presentes no alimento. A improbabilidade da bioconversão também se aplica ao esôfago e ao estômago devido às condições físicas e químicas inapropriadas à proliferação bacteriana.

Se existente, a relevância desses processos citados estaria provavelmente relacionada com o aumento de superfície de contato entre a bactéria e o alimento. Em contraste, o íleo e o cólon, ao propiciarem a colonização das bactérias, são as porções do trato gastrointestinal que mais influenciam a biodisponibilidade de lignanas, concentrando aproximadamente 10^7 e 10^{12} de células viáveis/grama de tecido, respectivamente (Clavel; Doré; Blaut, 2006).

Ao depender da flora intestinal, a biodisponibilidade das lignanas, bem como a sua bioconversão em lignanas animais, varia de organismo para organismo; ela está sujeita não só a fatores genéticos inerentes ao indivíduo, mas também a sexo, diversidade de bactérias presentes e ocorrência ou não de microflora bem estabelecida e saudável. O uso de antibióticos, o tempo de trânsito intestinal, a meia-vida das moléculas e o tipo de lignana ingerida também são fatores determinantes no processo de bioconversão (Mabrok et al., 2012; Kilkkinen et al., 2004).

Uma vez no intestino, as lignanas vegetais (geralmente SECO, LARI, MAT e PINO) podem ser convertidas em enterodiol ou enterolactona. No caso da SECO e da PINO, a biotransformação pelas bactérias não é 100%, e são geradas cerca de 50% a 32% de enterodiol e 21% a 19% de enterolactona, respectivamente. Já no caso da LARI, a taxa de conversão é de 100%, dos quais 46% são enterolactona e 54% são enterodiol. Durante esse processo, as bactérias, primeiramente, transformam as lignanas vegetais em enterodiol e, finalmente, em enterolactona. Distinta das demais, a MAT é diretamente convertida em enterolactona a uma taxa de 62% de rendimento. Outras lignanas, como a ARG, a SES e a SIR, em contato com as bactérias intestinais, também são convertidas em enterolactonas (Clavel; Doré; Blaut, 2006).

O primeiro passo para a bioconversão ocorre pela ação de enzimas bacterianas que hidrolisam a porção glicosídica da molécula. Em seguida, o enterodiol é formado por meio de reações de de-hidroxilação e demetilação, podendo ou não ser oxidado em enterolactona, embora o inverso não aconteça (Fig. 8.2).

A absorção desses compostos ocorre nas primeiras porções do intestino, principalmente no intestino delgado. Sua conjugação acontece no fígado ou no intestino, podendo ou não os compostos percorrer a circulação entero-hepática e ser reabsorvidos. A excreção ocorre lentamente pela urina e pelos sais biliares (Yoder, 2015).

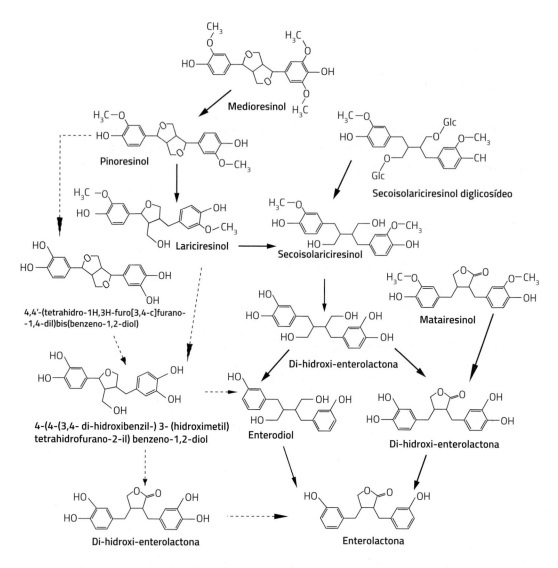

Fig. 8.2 *Biotransformação microbiana de lignanas vegetais em seus precursores animais END e ENL. As flechas contínuas indicam rotas metabólicas conhecidas; as flechas pontilhadas indicam possíveis rotas metabólicas*

Fonte: Yoder (2015).

As lignanas vegetais são inertes e não são absorvidas pelo intestino em virtude de sua natureza polimérica. Diferentemente das lignanas animais (biomarcadores), as vegetais são encontradas em pequenas quantidades nos fluidos corporais.

8.3 Fonte

Nos alimentos, as lignanas estão concentradas no farelo de cereais e na camada externa de sementes oleaginosas, mas podem também estar presentes em menores quantidades em vegetais, frutas e bebidas, como o café, o suco de laranja, o vinho tinto e chás. Apesar de os alimentos conterem, em geral, 2 mg lignana/100 g de alimento, a linhaça e o gergelim contêm mais de 300 mg/100 g de semente (Peterson et al., 2010).

Devido a sua ocorrência em diversos grupos alimentares, a ingestão de lignanas na alimentação é frequente, mas não em concentrações suficientes para exercer seus benefícios. No entanto, se houver consumo diário de vários alimentos que contenham esses compostos, a quantidade consumida poderá ser suficiente para que os benefícios atribuídos a eles sejam sentidos.

O consumo de lignanas na alimentação ocidental deriva de fontes como grãos e cereais integrais, feijões, vegetais, frutas e bebidas como vinho e café, fontes estas com baixo teor de lignanas, porém de consumo frequente. Já os orientais consomem frequentemente alimentos ricos em lignanas, como gergelim, amendoim e derivados de soja. Além disso, é habitual o consumo de produtos submetidos a processos fermentativos, que possivelmente proveem maior biodisponibilidade desses ativos. Alguns valores de lignanas nos alimentos são dados na Tab. 8.1.

Tab. 8.1 TEOR DE LIGNANAS NOS ALIMENTOS EXPRESSOS EM μg/100 g DE BASE FRESCA

Fonte alimentar	SECO	PIN	LARI	MAT	SIR	MED	TOTAL
Sementes e castanhas							
Semente de linhaça	294.210	3.324	3.041	553	-*	-	301.129
Semente de gergelim	66	29.331	9.470	481	-	-	39.348
Semente de girassol	7,3	6.814,5	1.052	123,1	-	-	7.997,2
Amendoim	53	0	41	0	-	-	0
Castanha de caju	133	0	496	0	-	-	629
Cereais							
Centeio	462	1.547	1.505	729	3.540	858	-
Trigo	868	138	672	410	882	232	-
Aveia	90	567	766	440	897	112	-
Milho	125	33	69	21	2,4	-	-
Frutas in natura							
Damasco	31	105	314	0	-	-	450
Uva verde	0,2	-	-	1,3	-	-	-
Toranja	26,3	-	-	0	-	-	-
Kiwi	174,6	-	-	7,2	-	-	-
Pera asiática	7	0	21	-	1	1	31
Azeitona	55,9	-	-	2,7	-	-	-
Pera	9,9	-	-	0,7	-	-	-

Tab. 8.1 (continuação)

Fonte alimentar	SECO	PIN	LARI	MAT	SIR	MED	TOTAL
Framboesa	11,6	17,7	8,2	0,3	-	-	37,7
Morango	5,1	20,8	22,9	0,1	-	-	48,9
Yuzu	26	654	192	-	293	125	1.291
Frutas desidratadas							
Damasco	147,6	190,1	62,1	0,6	-	-	450
Ameixa	106,2	100,2	116,9	0,3	-	-	323,6
Tâmara	1,8	103,8	71,5	2,1	-	-	117,5
Uva	9,2	0,8	11,5	0,2	-	-	22,0
Vegetais							
Brócolis	5,8	6,1	82	0,1	-	-	93,9
Aspargo	743	122	92	14	58	3	1.034
Repolho	2,6	44,2	32,3	0,1	-	-	79,1
Cenoura	93	19	60	0	-	-	171
Abobrinha	18	37	64	0	-	-	119
Vagem	29	24	220	0	-	-	273
Alho	42	481,9	59,4	4,8	-	-	583,2
Rúcula	78,3	-	-	3,4	-	-	-
Espinafre	0,2	0,3	3,1	0,1	-	-	3,8
Pimentão verde	7	1	164	0	-	-	172
Pimentão vermelho	7	1	106	-	-	-	113
Tomate	1,2	1,9	60	0	-	-	9,1
Tomate-cereja	16	19	38	-	3	3	80
Batata	0,4	0,2	0,6	0	-	-	1,2
Bebidas							
Suco de laranja	8	0,1	0,2	0	-	-	1,4
Suco de romã	0	2,1	0	0	1,8	0,5	4,4
Leite de vaca	0,4	0,3	0,3	0,1	-	-	0,9
Leite de soja	1,1	30	6,6	0	-	-	-
Café	9,4-16,1	0,4-1,5	9-13	-	-	0-0,7	18,7-31,3
Chá preto	5-6,2	27-40,5	28,9-30,8	1,1-1,5	-	-	63,6-77,1
Chá verde	12,9	5,7	18,7	2,0	-	-	39,2
Cerveja	0-1	12,6-22,2	5,9-9,2	0	-	-	18,5-32,2
Vinho tinto	41,7-61,3	6,3-11,9	8,6-15,9	5,9-7,8	-	-	69,1-91,3
Vinho branco	5,2-7,6	1,7-3	4,6-11,9	2,7-3,1	-	-	15,5-23,8

*Traços indicam a não quantificação dessa lignana pelo estudo.

Fonte: adaptado de Landete (2012).

A maior fonte de lignanas é a linhaça, predominantemente a SECO, seguida por PIN, LARI e MAT (Bartkiene; Juodeikiene; Basinskiene, 2012; Milder et al., 2005). O gergelim é a segunda maior fonte; entre as lignanas presentes em sua semente, destacam-se a PIN e a LARI, sendo a SES a lignana majoritária e característica do gergelim.

Com relação aos cereais, os maiores teores de lignanas foram encontrados no centeio, no trigo, no triticale, na aveia, no trigo-vermelho, no arroz japonês, no arroz selvagem, no trigo-mourisco, na cevada, no amaranto, no milho, no milheto, na quinoa e nos arrozes vermelho e marrom.

Nos vegetais, os maiores teores foram encontrados no repolho, na couve-de-bruxelas e na couve, predominantemente PIN e LAR. Feijão-verde, pimentão e abobrinha também são fontes consideráveis de lignanas. As frutas, em relação aos demais alimentos, são as que contêm os menores teores de lignanas. Foram encontradas lignanas no pêssego, no *kiwi*, na uva verde, em frutas vermelhas e em frutas desidratadas, como damasco, ameixa e passas. O fruto com maior teor de lignana é o *yuzu* (*Citrus ichangensis* x *C. reticulata* var. *austera*), uma fruta cítrica originária do leste asiático.

Das bebidas avaliadas, o chá foi o que apresentou os maiores teores; porém, foram também encontradas lignanas no café, no leite de soja, no vinho e na cerveja. Baixos teores em sucos de laranja e romã também foram descritos.

Em contraste aos alimentos de origem vegetal, não existem lignanas de origem animal. No leite, as baixas concentrações encontradas são derivadas do metabolismo das bactérias presentes no trato gastrointestinal do animal.

Para todos os alimentos que são fonte de lignana, vale a pena ressaltar que os valores obtidos, bem como os tipos de lignanas presentes em cada um, podem variar segundo técnicas de cultivo, local de produção, variedade e metodologia de quantificação utilizados. Outra problemática envolvendo a quantificação e a identificação desses compostos é que, em geral, somente as lignanas mais comumente presentes são analisadas, podendo, portanto, haver subestimação dos resultados.

8.4 Benefícios à saúde

Estudar a relação entre a ingestão de lignanas e seus benefícios à saúde humana é complexo e desafiador. Existe uma gama variada de alimentos que são fontes desses compostos; eles não são consumidos isoladamente e ainda fazem parte de uma dieta complexa que contém desde alimentos considerados saudáveis até alimentos menos saudáveis. Além disso, as lignanas muitas vezes não são os únicos compostos bioativos em um determinado alimento; fibras, ômega-3, outros compostos fenólicos, entre outras substâncias, também podem estar presentes. Nos itens que se seguem, serão discutidos os principais benefícios das lignanas à saúde e os mecanismos de ação propostos.

8.4.1 Atividade fitoestrogênica

Assim como outros compostos fitoestrogênicos, as enterolignanas podem atuar no organismo humano exercendo atividade estrogênica ou antiestrogênica. A peculiaridade desses compostos deve-se a sua semelhança estrutural com o 17-β-estradiol, isto é, o estrógeno feminino. Além de enterolignanas e isoflavonas, alguns fitoquímicos, tais como os cumestanos, os estilbenos (resveratrol) e os prenilflavonoides, também exercem ação estrogênica no organismo humano. Entre os compostos fitoestrogênicos existentes, os mais consumidos no Ocidente são as lignanas.

Os fitoestrógenos são compostos vegetais secundários, não esteroides, que auxiliam na manutenção do equilíbrio hormonal. Analogamente ao hormônio 17-β-estradiol, possuem pelo menos um anel fenólico; porém, em geral, são difenólicos, exceto as lignanas constituídas por duas unidades de álcool coniferílico (Wiseman, 2012).

Evidências dos benefícios do consumo de lignanas advêm de estudos com ensaios biológicos, *in vitro*, *in vivo* e epidemiológicos. Assim como outros fitoestrógenos, as lignanas têm sido mencionadas como aliadas na prevenção de doenças cardiovasculares, osteoporose, sintomas da menopausa e câncer. Entre as propriedades anticâncer, incluem-se as ações antiestrogênica, antiangiogênica, antioxidante e pró-apoptótica (induz o processo de morte celular).

Após a bioconversão, as enterolignanas podem se ligar aos receptores de estrogênio (REs), ocasionando efeitos estrogênicos ou antiestrogênicos; a atividade dependerá da concentração de estrógeno presente no sangue.

Durante a menopausa ou em indivíduos que sofrem de deficiência estrogênica, as enterolignanas agem equilibrando os níveis de hormônio ao suprirem os REs, proporcionando a reposição hormonal natural ou a atividade estrogênica. Porém, na presença de estrógeno, as enterolignanas exercem uma atividade antiestrogênica, seja por competirem com o estrógeno pelo mesmo sítio de ligação, seja por inibirem a rota de síntese do estrógeno. Neste caso, as enterolignanas, assim como as isoflavonas, abrandam os efeitos carcinogênicos provocados principalmente pelo excesso de estrógeno nos tecidos mamário e uterino.

Uma longa exposição ao estrógeno durante todo o período reprodutivo da mulher é reconhecidamente um fator de risco quando se fala de câncer de mama. Uma vez em excesso, esse hormônio pode levar ao aumento da proliferação celular em até 60%. Entre essas células, poderá haver uma célula alterada que, possivelmente, poderá dar início a um câncer. Em contrapartida, os fitoestrógenos apresentam os mesmos benefícios atribuídos ao estrogênio humano, ou àquele proveniente de reposição hormonal, sem causarem efeitos deletérios ao organismo. No corpo humano, os fitoestrógenos apresentam atividade estrogênica fraca e não se acumulam nos tecidos mamário e uterino, evitando, assim, processos carcinogênicos.

Estrógenos são hormônios esteroides bastante complexos e altamente específicos. Atuam sobre uma diversa gama de órgãos e tecidos, entre eles o útero, a mama, o ovário, os testículos, a próstata, os ossos, o fígado, o coração e os sistemas nervoso e imunológico, de acordo com a dose ingerida ou produzida pelo organismo. Como já foi citado, sabe-se que o excesso de estrógeno pode promover cânceres de mama e endométrio em mulheres e favorecer doenças autoimunes. Por outro lado, a falta ou a redução desse hormônio no organismo estão associadas ao desenvolvimento dos sintomas indesejáveis da menopausa (ondas de calor, irritabilidade, perda do desejo sexual, atrofia vaginal, entre outros) e à incidência de osteoporose, doenças coronarianas, depressão, doenças neurodegenerativas, entre outras.

A reposição hormonal surgiu como resposta aos problemas enfrentados pelas mulheres durante a menopausa. Contudo, quando feita de modo artificial, ela pode aumentar o risco de desenvolvimento de cânceres uterino e de mama, motivo pelo qual muitas mulheres optam por não realizá-la. Os fitoestrógenos, devido a seu caráter modulatório, são considerados uma nova alternativa à reposição hormonal; a vantagem nesse caso é que eles não provocam os efeitos adversos ocasionados pela reposição artificial.

Diversos estudos já foram realizados com o intuito de averiguar a capacidade modulatória hormonal advinda do consumo de lignanas, inclusive em humanos. Assume-se, a partir dos dados obtidos, que o mecanismo de ação desses compostos funcione por meio da modulação de subunidades dos receptores intracelulares ER-α e ER-β. Esses receptores, uma vez sensibilizados, iniciam uma cascata de eventos que resultam na regulação transcricional de genes específicos, RNA e proteínas.

Os receptores de estrógeno são encontrados em todas as células presentes no corpo humano, mas, para cada tipo de tecido que compõem, conferem padrões distintos de expressão. Órgãos tais como os relacionados às funções reprodutivas (mama, útero, ovário, próstata e testículo) são mais sensíveis ao efeito do estrógeno por possuírem maiores quantidades de RE em relação aos tecidos ósseo, coronário e hepático. Tal característica explica o motivo de esses tecidos serem menos suscetíveis ao desenvolvimento de processos carcinogênicos originados por padrões irregulares de estrógeno.

Tanto o END quanto o ENL agem no metabolismo hormonal produzindo efeitos antiestrogênicos ou estrogênicos por meio da modulação do metabolismo e/ou da disponibilidade de estrógeno. Existem estudos, inclusive, que demonstram haver uma significativa queda na concentração de 17-β-estradiol e estradiol sulfato, assim como um aumento nas concentrações de prolactina, após o consumo de linhaça. Daí o porquê das alterações no ciclo menstrual e no nível de biodisponibilidade de hormônios observadas em dietas ricas em linhaça (Landete, 2012).

8.4.2 Atividade antioxidante

Durante o processo de envelhecimento, nosso organismo apresenta uma redução na atividade do metabolismo, que atinge inclusive o sistema de defesa antioxidativo. Contudo, quando se estudam indivíduos que envelheceram com saúde, nota-se que eles possuem um sistema de defesa mais *jovem*, mais ativo em relação aos demais.

O aumento do estresse oxidativo proporcionado pela falha do sistema de defesa deve ser combatido, já que induz o desenvolvimento de hipertensão, degenerações cognitivas e ativação de genes que, possivelmente, levam a processos inflamatórios generalizados, como diabetes, aterosclerose e Alzheimer, patologias típicas da maioria dos idosos.

Existem na literatura diversas evidências que suportam a teoria de que todos os compostos difenólicos são antioxidantes (Adlercreutz et al., 1986). Dessa forma, o consumo de lignana vem sendo associado ao aprimoramento antioxidativo.

O potencial antioxidante das lignanas SDG (secoisolariciresinol diglucósido, forma glicosilada da SECO), SECO, END e ENL foi maior do que aquele obtido com a vitamina E, e, entre os difenólicos avaliados, os maiores teores foram encontrados para SECO e END (Prasad, 2000). A mesma conclusão foi obtida via análises *in vitro*; tanto a SDG e seus metabólitos quanto os bioativos SECO, ENL e END apresentam atividades antioxidantes significativas. Os primeiros testes com a SDG foram realizados com o intuito de averiguar a efetividade do composto na prevenção da peroxidação lipídica de homogenatos de fígado. Os resultados foram positivos, e acredita-se que seus metabólitos derivados (SECO, ENL e END) presentes na circulação porta-hepática, no plasma ou na urina sejam os detentores de maior eficácia contra o estresse oxidativo sistêmico (Adolphe et al., 2010; Prasad, 1999).

Ainda em relação ao SDG, lignana presente principalmente na linhaça, são relatados benefícios preventivos em relação ao diabetes. Sugere-se que os benefícios hipoglicemiantes da SDG se devam ao seu potencial antioxidante. Possivelmente no caso do diabetes tipo 2, a ação hipoglicemiante seja derivada da ação supressora desse antioxidante sobre a enzima fosfenolpiruvato carboxiquinase, enzima limitante da via gliconeogênica (Hu; Yuan; Kitts, 2007).

Sabe-se que quadros prolongados de estresse oxidativo podem induzir o desenvolvimento de doenças secundárias, especialmente em indivíduos diabéticos. A ingestão crônica de SES foi capaz de reduzir os níveis de malondialdeído (MDA), bem como aumentar os níveis de superóxido dismutase (SOD) em aortas de ratos diabéticos. Isso indica que o SES pode ser uma alternativa dietética capaz de aprimorar as funções cárdicas em diabéticos por meio da redução das peroxidações lipídicas e das lesões oxidativas ocasionadas pelo estresse oxidativo (Baluchnejadmojarad et al., 2013).

Ensaios realizados em animais e estudos clínicos têm sugerido que as lignanas também são capazes de influenciar o *status* oxidativo ao aprimorar a concentração de vitamina E (tocoferol) no organismo (Webb; McCullough, 2009). Ratos que receberam em sua dieta o sesaminol, lignana predominantemente encontrada no gergelim, tiveram níveis mais elevados de alfatocoferol no plasma e em tecidos do rim e do fígado (Yamashita; Ikeda; Obayashi, 2003), bem como níveis menores de gamatocoferol na urina (Ikeda; Tohyama; Yamashita, 2002). Dessa forma, as lignanas, além de atuarem como antioxidantes, parecem também agir na conservação do *status* da vitamina E no corpo, possivelmente permitindo que esta funcione por períodos mais prolongados.

A rota metabólica para a produção da vitamina K é muito semelhante à da vitamina E e, por esse motivo, foi também verificado um aumento nas concentrações de vitamina K nos tecidos de animais cujas dietas foram suplementadas com SES ou semente de gergelim. Além disso, em relação aos ratos do tratamento controle, os tecidos renais, coronários, pulmonares, testiculares e cerebrais estavam mais bem conservados (Hanzawa et al., 2013).

8.4.3 Lignanas e câncer
Mama

A semelhança entre as enterolignanas e o estrógeno justifica os inúmeros trabalhos encontrados sobre a sua atividade na prevenção do câncer de mama.

Entre os inúmeros mecanismos de ação propostos, há indícios de que as lignanas agem promovendo a prematura diferenciação da glândula mamária. Estruturas indiferenciadas, como os *botões terminais* (TEB), são altamente suscetíveis a compostos químicos carcinogênicos, enquanto os botões alveolares e os lóbulos, produtos de sua diferenciação, são menos vulneráveis.

A diferenciação mamária é um processo gradual que só atinge completa maturidade durante a gravidez. Ao acelerar a diferenciação mamária, as lignanas reduzem o período de maior vulnerabilidade e, consequentemente, os riscos de desenvolvimento de câncer de mama.

Uma série de estudos em ratos buscou investigar a contribuição da lignana SDG no combate contra o câncer de mama. Entre as respostas encontradas, os pesquisadores observaram que o SDG aparentemente reduz a progressão da gênese tumoral mamária induzida por N-metil-N-nitrosourea, composto carcinogênico que provoca tumores em várias espécies e em uma variedade de órgãos, incluindo sistema nervoso central, estômago, intestino, rim e pele (Tarso et al., 2011; Adolphe et al., 2010; Rickard et al., 1999), trazendo modificações estruturais benéficas. Quando administrado durante a gravidez, a lactação ou a amamentação, pode proteger contra uma tumorigênese futura por meio da redução do nível plasmático do fator de crescimento semelhante à insulina tipo 1 (IGF-1) e da modulação dos transportadores de zinco (Zhang et al., 2008; Chen et al., 2003; Rickard et al., 1999; Tou; Thompson, 1999).

Estas duas últimas ações reportadas sobre o SDG indicam que existe mais de um mecanismo de ação das lignanas sobre o câncer de mama. Os fatores de crescimento semelhantes à insulina, também conhecidos como IGF, são proteínas com sequências altamente similares às da insulina. No organismo, esses peptídeos são integrantes de um complexo sistema de comunicação entre as células e o ambiente fisiológico. Entre esses fatores, o IGF-1 atua na regulação do crescimento das células musculares em conjunto com a miostatina. Enquanto o IGF-1 promove o crescimento muscular, a miostatina o inibe. Logo, em casos de superexpressão de IGF-1, haverá também a promoção do crescimento tumoral, daí a importância de reduzir esse biomarcador.

Sabe-se que a deficiência de zinco pode contribuir para o aumento do risco de desenvolvimento de doenças neoplásicas, uma vez que ele desempenha um papel importante na defesa do corpo contra radicais livres, erros ocasionados ao DNA e fatores de transcrição. Diversos trabalhos indicam que a suplementação adequada com esse mineral em pacientes com câncer está associada a melhoras nos quadros oxidativo e imune. Todavia, para que tal ocorra, é de interesse que haja concomitantemente no organismo um aumento na eficiência da absorção de zinco, a qual é conferida pelos transportadores de zinco. Assim, ao controlar a regulação desses transportadores, a lignana SDG propicia indiretamente a redução do risco de desenvolvimento de câncer, caracterizando-se, assim, como uma via importante no combate à doença.

Além desses três mecanismos propostos, existem também evidências de que as enterolignanas END e ENL *in vitro* são capazes de controlar o fator de crescimento do endotélio vascular, sinal químico que promove a angiogênese, isto é, a produção de novos vasos sanguíneos. Esse efeito é crítico para a não progressão do câncer (Adams; Chen, 2009).

A similaridade entre essas enterolignanas (END e ENL) e o estrógeno também destaca outro mecanismo de ação das lignanas sobre o câncer de mama: seus efeitos estrogênico e antiestrogênico.

Como já enfatizado, existe na literatura uma grande diversidade de estudos que investigam a relação entre câncer de mama e lignanas. Por isso, não é de se duvidar que as evidências mais contundentes a respeito da ação das lignanas na prevenção do câncer tenham sido encontradas quando a mama era o foco da pesquisa. Numerosos estudos demonstraram que as lignanas são capazes de prevenir neoplasias mamárias malignas, bem como auxiliar na regressão e no não estabelecimento dos tumores.

A estabilidade dos tumores perante as lignanas também foi investigada a partir de ensaios animais. Os dados obtidos demonstraram que o crescimento e a incidência tumorais foram reduzidos significativamente quando os ratos foram alimentados com lignanas ou, mais especificamente, a lignana 7-hidroximatairesinol (HMR). Adicionalmente, foi também notada uma redução na incidência de eventos metastáticos, decréscimo do volume e aumento no número de regressões, e estabilização dos tumores quando comparados aos animais pertencentes ao grupo controle (Dabrosin et al., 2002; Saarinen et al., 2000).

Resultados também obtidos via modelo animal sugerem que tanto a linhaça quanto as lignanas isoladas são capazes de provocar efeitos sobre as glândulas mamárias de forma semelhante às isoflavonas, isto é, promovendo diferenciação celular quando são administradas em neonatais ou durante a puberdade. Essas descobertas estão de acordo com o que foi reportado em um estudo canadense envolvendo mais de 3.000 casos de câncer de mama em adolescentes do sexo feminino. O consumo de fitoestrógenos, principalmente de lignanas, foi o responsável pelos resultados positivos obtidos durante a pesquisa.

Em mulheres que apresentavam mutação para superprodução dos hormônios andrógeno e estrógeno, o elevado consumo de lignanas reduziu significativamente a incidência de câncer. Foi também observada uma redução no número de casos da doença em mulheres na pré-menopausa após o enriquecimento de suas dietas com altos teores de lignana MAT, bioativo altamente convertido em ENL ou END no organismo (Piller et al., 2006; McCann et al., 2002).

Um dos tratamentos clássicos contra o câncer de mama é a terapia hormonal. Ela consiste em impedir que os hormônios se liguem aos receptores e promovam o crescimento do tecido canceroso. O sucesso do tratamento e o prognóstico do câncer de mama dependem de diversos fatores, incluindo tamanho do tumor, *status* dos linfonodos, presença ou ausência de receptores e características individuais do tumor em si.

Durante o processo carcinogênico, os receptores de estrógeno e progesterona podem ou não ser perdidos em meio ao crescimento desregulado. A depender da presença ou da ausência desses receptores, os tumores são classificados em receptores de estrógeno negativos (RE-), receptores de estrógeno positivos (RE+), receptores de progesterona negativos (PR-) e receptores de progesterona positivos (PR+). Além dos receptores, após a retirada do tumor os tecidos cancerosos também são avaliados de acordo com a presença do oncogene HER (receptor do fator de crescimento epidérmico 2).

Quanto maior é a negatividade do tecido (presença de ER- e/ou PR- e/ou HER2-), mais agressivo é o tumor, pior é o prognóstico e menor é a sobrevida dos pacientes. A negatividade do tumor torna o tratamento hormonal menos efetivo, isto é, maiores são as chances de o câncer ressurgir. Assim, *status* ER, PR e HER são considerados fatores preditivos importantes no tratamento do câncer de mama.

As lignanas apresentam diversas ações fisiológicas que podem ser importantes para a redução da morbidade e da mortalidade decorrentes do câncer de mama, principalmente no que se refere ao *status* de negatividade dos tumores, em especial os tumores triplo-negativos (McCann et al., 2012). Há também evidências que suportam uma correlação inversa entre o consumo de lignanas e a incidência do oncogene HER, característica esta que melhora o quadro clínico da doença. Em estudos realizados na Dinamarca e nos Estados Unidos, foi detectada a redução do risco de desenvolvimento de câncer derivada do alto consumo de lignanas por pacientes com câncer de mama do tipo ER-α negativo.

Próstata

Diferentemente de algumas das doenças discutidas neste livro, o câncer de próstata é predominantemente de origem hereditária (42% dos casos), enquanto outros fatores, como a alimentação e o ambiente, desempenham papéis menores na incidência da doença. Talvez a dificuldade dos pesquisadores em determinar a eficácia dos alimentos sobre o câncer de próstata resida justamente nesse ponto.

As células LNCaP são linhagens celulares cancerígenas derivadas de um adenocarcinoma da próstata humana e comumente utilizadas em exames oncológicos. *In vitro*, a proliferação dessas células e a produção de antígenos próstata-específicos (PSAs) foram reduzidas quando elas foram expostas a enterolignanas. Embora pouco pronunciada, também houve redução na proliferação das linhagens celulares cancerígenas DU-145 e PC-3. Entre as lignanas mamíferas testadas, a MAT foi a que apresentou os melhores resultados (Lin; Switzer; Demark-Wahnefried, 2001).

As lignanas END e ENL apresentam efeitos antiproliferativos e podem exercer atividades quimioprotetoras ao impedirem a proliferação celular e a angiogênese tumoral. Estudos pré-clínicos demonstram que as enterolignanas atuam sobre diversas rotas metabólicas da carcinogênese, reduzindo a ativação de moléculas como a do fator de transcrição nuclear kappa B (NF-kB), do fator de crescimento do endotélio vascular (VEGF) e da Ki-67. No corpo humano, o NF-kB controla o crescimento celular, a angiogênese e a resposta inflamatória. Em células cancerígenas, esse fator é frequentemente ativado. A VEGF é uma proteína sinalizadora para vasculogênese e angiogênese; em células cancerígenas, a sua superexpressão permite o crescimento do tumor ao aprimorar a circulação sanguínea. Tumores capazes de expressar esse fator podem evoluir para o estágio metastático. E a proteína Ki-67 é um biomarcador restritamente relacionado à proliferação celular.

A atividade anticarcinogênica das lignanas também pode estar associada a sua ação antiestrogênica. Em concentrações adequadas, as enterolignanas competem com o estrógeno pelo receptor beta e são capazes de inibir a enzima aromatase, responsável pelo controle dos níveis de globulina ligadora de hormônios sexuais (SHBG). No organismo, essa proteína é responsável pelo transporte de hormônios esteroides gonadais, como a testosterona e o estradiol. Essas duas ações fisiológicas amenizam os efeitos androgênicos da testosterona sobre a próstata, que é dependente da disponibilidade de testosterona para se desenvolver.

8.4.4 Doenças cardiovasculares

Os benefícios do consumo de lignanas e sua relação com doenças cardiovasculares foram e ainda são amplamente estudados pelos cientistas da área da saúde. Na literatura é possível encontrar uma infinidade de dados provenientes de diversos tipos de modelos experimentais que concordam entre si sobre os aspectos positivos correlacionados às doenças cardiovasculares. Entre os principais benefícios estão o aprimoramento do perfil colesterolêmico e a redução da pressão sanguínea.

A hipótese de que as lignanas seriam benéficas à saúde do coração foi levantada a partir da observação da relação entre incidência da doença e alimentação. Estudos de corte comprovaram que dietas ricas em cereais proporcionam aos indivíduos menor predisposição ao desenvolvimento de doenças cardíacas. Cereais são fontes naturais de lignanas, mesmo que em baixas concentrações. Por esse motivo, diversas pesquisas foram realizadas com o intuito de compreender a participação das lignanas na prevenção de doenças cardíacas.

O colesterol é um dos biomarcadores mais utilizados pelas comunidades científica e médica. A presença de altos níveis de LDL representa riscos de desenvolvimento de doenças, principalmente as coronarianas. Sendo assim, não é de se espantar que diversos estudos venham a ser realizados com o intuito de encontrar aliados capazes de reduzir ou aprimorar o perfil colesterolêmico.

A suplementação diária com semente de linhaça e lignanas purificadas, como a SDG e a SECO, foi capaz de reduzir os níveis de colesterol sanguíneo LDL e de Ox-LDL (forma oxidada do LDL), substância considerada mais danosa aos tecidos vasculares do que o próprio LDL (Almario; Karakas, 2013; Bloedon; Szapary, 2004). A ingestão de enterolignanas isoladas também exibiu potencial para a redução dos colesteróis sérico e hepático, o ganho de peso e a acumulação de gordura no parênquima hepático. Neste último caso, reduziu a incidência de esteatose hepática (Felmlee et al., 2009; Penumathsa et al., 2007).

Em indivíduos hipercolesterolêmicos, o consumo de 600 mg de SDG/dia promoveu significativa diferença na redução de LDL, colesterol total e glicose sanguínea (Zhang et al., 2008). Segundo evidências, o SDG atua no organismo modulando o perfil lipídico por meio da inibição das duas principais enzimas envolvidas no metabolismo colesterolêmico: a 7-alfa-hidroxilase e o acetil--CoA (Bloedon; Szapary, 2004; Prasad, 1999; Sanghvi; Divven; Seltman, 1984; Hall et al., 1993).

Ainda a respeito do SDG, evidências demonstram que ele é capaz de aumentar a expressão do fator de crescimento endotelial vascular, a NO-sintase, a NO-endotelial (eNos) e a heme oxigenase-1 (HMOX1). Em ratos hipercolesterolêmicos, o aumento desses fatores proporcionou um aumento da neovascularização do miocárdio isquêmico. A presença de novos vasos sanguíneos facilita a passagem de sangue pelas artérias coronárias e, consequentemente, reduz a incidência de obstruções (placas de gorduras) que poderiam ocasionar angina e infarto (Penumathsa et al., 2008).

O SES, tipicamente encontrado em sementes de gergelim, também demonstrou ser capaz de inibir a atividade das enzimas acetil-CoA e 3-hidroxi-3-metilglutaril CoA redutase (HMG-CoA) no tecido hepático de ratos (Landete, 2012; Wu et al., 2006; Hirose et al., 1991). Inclusive, pequenas doses desse composto (65 mg/dia), equivalentes a aproximadamente 13 g de gergelim, foram capazes de promover a redução do colesterol plasmático em indivíduos hipercolesterolêmicos (Hirata et al., 1996).

Além das propriedades citadas, foi verificado que o consumo de sementes de linhaça protege a artéria carótida contra a deposição de placas de gorduras, promove o relaxamento vascular dependente do endotélio e inibe os efeitos aterogênicos de dietas ricas em colesterol. Mediante os benefícios relatados, especialistas sugerem que o consumo de alimentos ricos em lignanas seja possivelmente uma medida preventiva importante no combate a doenças vasculares, tanto derrames quanto infartos (Landete, 2012; Dupasquier et al., 2006, 2007).

8.5 Considerações finais

As lignanas são compostos difenólicos presentes na porção fibrosa dos alimentos. Encontram-se distribuídas em pequenas quantidades em frutas, cereais, legumes e bebidas, sendo a linhaça e o gergelim as fontes mais ricas nesse composto. Assim como outros compostos bioativos, as lignanas precisam ser biotransformadas pelo organismo em suas formas ativas. Esse processo é realizado sobretudo no cólon, pela flora microbiana e pelos compostos bioativos gerados a partir de lignanas vegetais (enterolactona e enterodiol). Têm-se atribuído às enterolignanas END e ENL diversos benefícios à saúde, principalmente relacionados à prevenção e ao combate do câncer de mama. Outros estudos também têm apontado que o consumo de lignanas está positivamente correlacionado à redução do câncer de próstata e ao aprimoramento e à prevenção de doenças cardiovasculares. Até o momento não existe uma dose recomendada, e o consumo de lignanas é considerado seguro.

Questões

8.1) Dietas ricas em fibras estão associadas a diversos benefícios à saúde, principalmente no que diz respeito à prevenção de doenças crônico-degenerativas. Assim como as fibras alimentares, outros grupos de compostos bioativos vêm sendo responsabilizados por uma parcela dos benefícios observados. Quais são esses compostos? Quais são as suas principais fontes alimentares?

8.2) Um grupo de alunos recebeu a tarefa de apresentar oralmente os benefícios da linhaça como trabalho de encerramento semestral. Durante a apresentação, um dos alunos disse à sala que, entre os compostos bioativos presentes na semente, destacavam-se as ligninas e o omêga-3. Ao ouvir a informação, o professor fez uma observação ao grupo. Explicar qual foi o erro cometido pelos alunos.

8.3) Com o objetivo de averiguar o potencial das lignanas, um pesquisador aleatoriamente distribuiu cem indivíduos em dois grupos. Noventa e sete por cento dos indivíduos exibiu melhoras no quadro fisiológico após o consumo de lignanas. Que possível explicação o pesquisador poderia oferecer para justificar a ausência de benefícios nos indivíduos que consumiram lignanas, mas não obtiveram melhoras significativas?

8.4) Como se formam as enterolignanas, ou lignanas mamíferas? Qual a relação desses compostos com a saúde humana?

8.5) Renata passou a enriquecer sua dieta com alimentos ricos em isoflavonas após consultar o seu ginecologista a respeito dos sintomas da menopausa. Que outro grupo de compostos bioativos poderia ser utilizado juntamente com a isoflavona com o intuito de reduzir os sintomas da menopausa? Explicar como ele atua em no organismo humano.

8.6) O estresse oxidativo é um gatilho para o desenvolvimento de diversas doenças crônico-degenerativas, e por isso vem sendo apontado como um dos maiores vilões da saúde. Com o objetivo de aprimorar seu *status* oxidativo, Guilherme foi aconselhado a inserir em sua dieta alimentos ricos em lignanas. Discutir se o conselho foi válido e qual a possível relação das lignanas com o tocoferol.

8.7) As lignanas são indicadas para a prevenção de quais tipos de câncer? Qual o mecanismo de ação envolvido?

8.8) Existem diversas evidências dos benefícios do consumo de lignanas em relação às doenças cardiovasculares. Explicar como esses compostos atuam sobre os níveis de colesterol, pressão arterial e formação de trombos, fatores reconhecidamente centrais para o desenvolvimento de doenças cardiovasculares.

8.9) Fitoesteróis como a lignana e a isoflavona são apontados como os responsáveis pela distinta incidência de DCDs na população japonesa e na de países ocidentais. Sabe-se que a dieta japonesa é rica em isoflavona em virtude do alto consumo de soja e seus derivados, enquanto os ocidentais consomem alimentos que contêm lignanas.

Assim, hipoteticamente, era de se esperar que os ocidentais apresentassem taxas de incidência de DCDs semelhantes à dos japoneses. Qual é a falha dessa hipótese?

8.10) Explicar como as lignanas podem apresentar tanto uma atividade estrogênica quanto uma antiestrogênica.

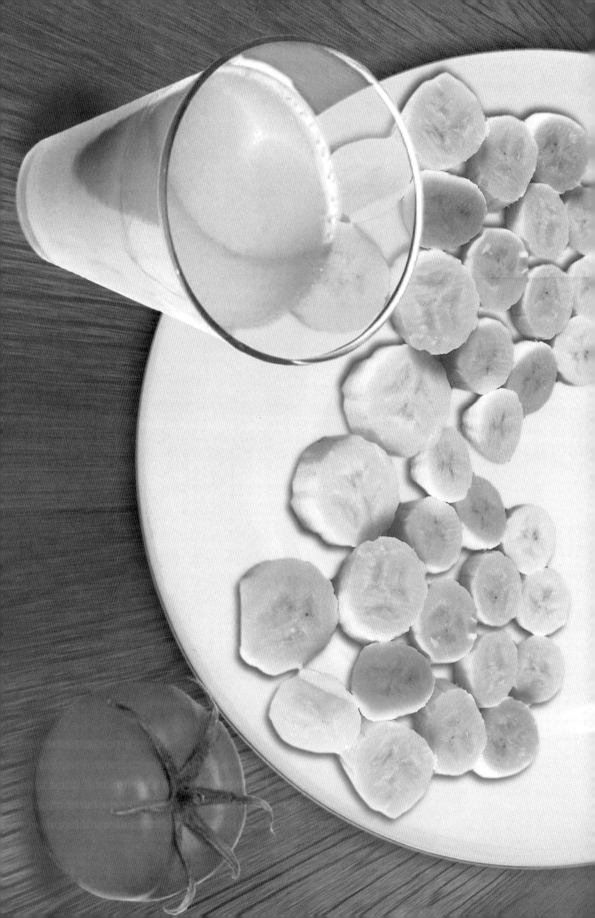

alimentos probióticos, prebióticos e simbióticos

Jocelem Mastrodi Salgado e Marina Leopoldina Lamounier Campidelli

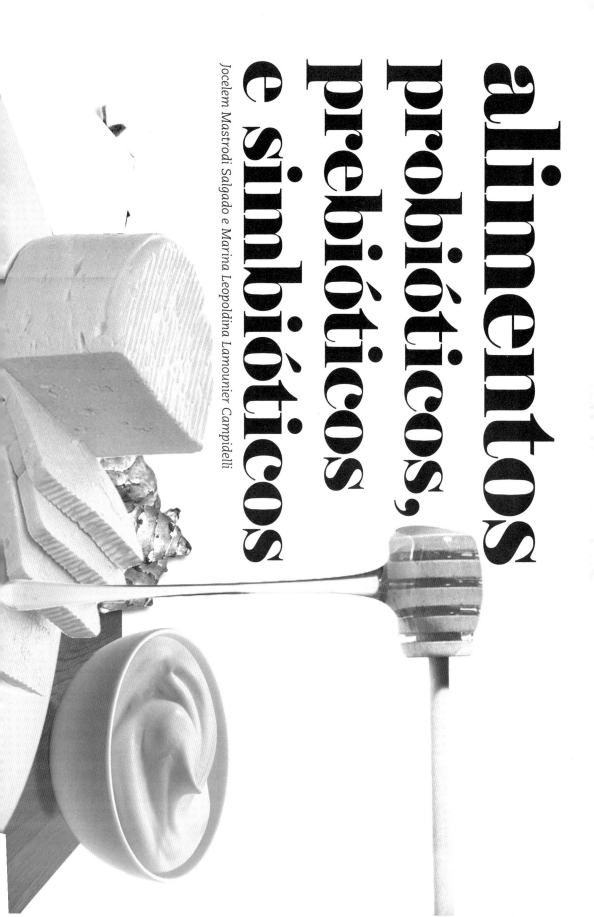

Atualmente, há um considerável número de pesquisas sendo realizadas a fim de se conhecerem as relações existentes entre microbiota intestinal, saúde e doença e uso de microrganismos vivos e de substratos não digeríveis que possam modular positivamente a microbiota intestinal visando à prevenção e/ou ao tratamento de algumas doenças.

O intestino humano é um ecossistema complexo em que microrganismos, nutrientes e células hospedeiras interagem uns com os outros, e as bactérias que compõem a microbiota intestinal têm muitas funções importantes. Assim, um desequilíbrio nessa microbiota pode gerar consequências negativas na saúde e muitas doenças podem se estabelecer (Butel, 2014; Clauson; Crawford, 2015).

Visando a benefícios proporcionados pelo uso de substâncias com apelo à saúde, foram criados os probióticos e os prebióticos, que são evidenciados como veículos fomentadores da redução do risco de doenças crônicas degenerativas e não transmissíveis. A combinação dessas substâncias é denominada simbiótica e beneficia a saúde do hospedeiro, melhorando o crescimento e o desenvolvimento do metabolismo das bactérias benéficas presentes no trato gastrointestinal.

Neste capítulo serão abordados os conceitos de alimentos probióticos, prebióticos e simbióticos e também os principais mecanismos de ações responsáveis pelos benefícios desses compostos à saúde.

9.1 Probióticos

De origem grega, o termo *probiótico* significa *para a vida*. Inicialmente, foi usado como antônimo de antibiótico, referindo-se aos compostos capazes de estimular o crescimento de bactérias benéficas. De acordo com a legislação brasileira, probióticos são microrganismos vivos que, por meio da administração de quantidades adequadas, podem proporcionar benefícios à saúde do hospedeiro (hospedeiro é um organismo que abriga outro em seu interior). Apresentam como vantagem a capacidade de sobreviver no ambiente ácido do estômago e são conhecidos por serem capazes de colonizar o intestino e proporcionar um equilíbrio microbiano que impede a multiplicação de substâncias patógenas prejudiciais à saúde.

Os benefícios das bactérias probióticas foram estudados e comprovados pela primeira vez em 1907, pelo pesquisador Élie Metchnikoff. Os resultados desse estudo mostraram que as bactérias ácido-lácticas promoviam benefícios à saúde e que a autointoxicação intestinal e o envelhecimento decorrente dela poderiam ser reduzidos por meio da modificação dessa microbiota. Foram empregados microrganismos benéficos para substituir os microrganismos proteolíticos, como o *Clostridium*; estes se caracterizam pela produção de substâncias tóxicas à saúde por meio da produção de fenóis, indóis e amônia. Desde então, pesquisadores vêm estudando essas substâncias com o intuito de conhecer melhor as distintas funções e mecanismos de ação desses microrganismos (World Gastroenterology Organization, 2009).

Efeitos antagônicos e imunológicos influenciam beneficamente a ação dos probióticos na microbiota intestinal, proporcionando uma ação eficaz contra patógenos. Dessa forma, o uso de culturas probióticas induz um aumento da presença de bactérias benéficas em detrimento da multiplicação de bactérias prejudiciais, reforçando os mecanismos naturais de defesa do hospedeiro (Raizel et al., 2011; Fiocchi et al., 2015).

Por meio da avaliação de dados científicos, a aplicação tópica ou local de probióticos torna-se também uma alternativa viável. Assim, a capacidade de permanecer vivo e efetivo na região-alvo deve ser estudada e confirmada para cada cepa ou, melhor ainda, para cada produto vendido que contenha esses elementos (Vandenplas, 2012; Vandenplas et al., 2015).

Entre as bactérias probióticas, pode-se citar aquelas dos gêneros *Lactobacilus*, *Bifidobacterium*, alguns *Streptococcus* e outros cocos gram-positivos. Esses organismos vivos são adicionados aos alimentos e consumidos principalmente em forma de bebidas lácteas fermentadas ou iogurtes, embora outros produtos sejam utilizados como veículos (sucos, queijos, chocolates, sorvetes, entre outros).

9.1.1 Seleção de linhagens probióticas

As linhagens probióticas mais utilizadas são aquelas originárias do intestino humano, pois apresentam maior adaptação às necessidades fisiológicas do hospedeiro. Os locais de escolha para a colonização das linhagens probióticas (*Lactobacillus* e *Bifidobacterium*) são o íleo terminal e o cólon, pois foi detectado que o crescimento, a taxa metabólica, a atividade proteolítica e o consequente fornecimento de sabor apresentam maior efetividade. Contudo, vale ressaltar que cada bactéria apresenta um comportamento específico e único (Gomes; Malcata, 1999; Butel, 2014; Neethu et al., 2015).

O gênero *Lactobacillus* é caracterizado pela presença de mais de 56 espécies, e o *Bifidobacterium*, pela presença de 29, das quais 12 foram isoladas de origem humana por meio do órgão genital feminino, fezes e cáries dentais, 12 do trato gastrointestinal de animais ruminantes e três de abelhas (Shah, 2007).

As principais bactérias probióticas de origem humana estão indicadas no Quadro 9.1.

Quadro 9.1 Linhagens probióticas de origem humana

Lactobacillus acidophilus	Bifidobacterium bifidum
Lactobacillus casei shirota	Bifidobacterium animallis (B. lactis)
Lactobacillus casei variedade rhamnosus	Bifidobacterium longum
Lactobacillus casei variedade defensis	Enterococcus faecium
Lactobacillus paracasei	
Lactococcus lactis	

Fonte: adaptado de Shah (2007).

Gênero *Lactobacillus*

Em 1990, o pesquisador Moro isolou as bactérias do gênero *Lactobacillus* a partir de fezes de crianças que eram amamentadas ao seio materno. Moro concedeu-lhes o nome de *Bacillus acidophilus*, sendo esta a designação comum dos *Lactobacillus* intestinais. Eles não apresentam flagelos e esporos, possuem forma bacilar ou cocobacilar e são anaeróbicos aerotolerantes e gram-positivos.

Esses microrganismos residem no trato gastrointestinal humano e são colonizadores do intestino delgado. São conhecidos pela produção de ácido láctico e utilizados em abundância na fermentação de produtos lácteos e na produção de conservas alimentícias.

Os *Lactobacillus acidophilus* são os mais utilizados no processamento de alimentos. As bactérias desse gênero crescem em pH de 5,5 a 6,0, e seu desenvolvimento cessa quando o pH de 4,0 a 3,6 é alcançado. A temperatura de multiplicação enquadra-se na faixa de 45 °C; entretanto, a temperatura ótima de crescimento situa-se entre 35 °C e 40 °C (Gomes; Malcata, 1999; Butel, 2014).

Os *Lactobacillus acidophilus* têm a competência de degradar maltose, lactose, celobiose, frutose, galactose, amidalina, glicose e manose. Além de produzir substâncias, esses microrganismos competem por nutrientes, fator essencial no combate de patógenos. Essa competição ocorre no cólon distal, no cólon proximal e no intestino delgado. Eles não são eliminados pelos movimentos peristálticos, pois se fixam a receptores específicos no intestino e, dessa forma, competem com microrganismos patogênicos, como a *Salmonella typhimurium*, a *Yersinia enterocolitica* e a *Escherichia coli*, que, por não aderirem, não promovem alterações no hospedeiro (Gomes; Malcata, 1999; Butel, 2014).

Gênero *Bifidobacterium*

Os microrganismos do gênero Bifidobacterium (também conhecidos como bifidobactérias) foram isolados pela primeira vez no final do século XIX. São microrganismos anaeróbicos, desprovidos de flagelos, não formadores de esporos e gram-positivos. Apresentam-se na forma de bacilos curtos e curvados e de bacilos bifurcados e alongados.

As bifidobactérias também residem no trato gastrointestinal, e o cólon é o *habitat* primário dessas microbactérias. Os metabólitos desses microrganismos controlam a flora intestinal, e as informações indicam que eles são os primeiros a colonizar o trato gastrointestinal após o nascimento dos bebês.

O pH ótimo para o crescimento das bifidobactérias situa-se na faixa entre 6,0 e 7,0; entretanto, quando o pH encontra-se entre 4,0 e 5,0 ou 8,0 e 8,5, há uma redução no crescimento das bifidobactérias. A temperatura ótima de crescimento encontra-se entre 37 °C e 41 °C, quando então se observa o crescimento máximo desses microrganismos. Já em temperaturas mínima e máxima de 25 °C a 28 °C e 43 °C a 45 °C, respectivamente, constata-se uma queda significativa em seu desenvolvimento.

Em decorrência dos benefícios que provocam, essas bactérias apresentam considerável importância para o trato gastrointestinal dos seres humanos, estando distribuídas amplamente no organismo. Dependendo da espécie à qual pertencem, perduram por toda a vida. A presença desses microrganismos depende da idade e da dieta alimentar do hospedeiro. Nos neonatos, encontram-se os B. infantis e o B. breve, e nos adultos estão presentes por toda a vida o B. adolescentes e o B. longum.

9.1.2 Mecanismo de ação

Os mecanismos de atuação dos microrganismos probióticos ainda não estão totalmente esclarecidos. É possível observar que alguns processos alteram a composição bacteriana intestinal, fazendo referências principalmente à inibição que promovem na colonização de bactérias patogênicas habitantes da microbiota intestinal.

Os probióticos são capazes de acidificar o meio intestinal, agregando-se às substâncias que inibem o crescimento de espécies patogênicas, ingerindo nutrientes essenciais e evitando, assim, a ação desses indivíduos no organismo. Eles desencadeiam uma reação contra bactérias patogênicas, promovendo uma resistência à colonização devido ao efeito *barreira* que proporcionam. Isso acontece em decorrência da competição por nutrientes e/ou competição entre linhagens patogênicas e probióticas pelos mesmos sítios de adesão (por meio do mecanismo de exclusão competitiva). Assim, um probiótico é capaz de metabolizar os nutrientes com eficiência, tornando-os inacessíveis aos patógenos, que terão o desenvolvimento e a multiplicação cessados. As células epiteliais intestinais também apresentam considerável importância no processo de inibição de substâncias patógenas, pois desencadeiam a produção das defensinas e do muco, que são os responsáveis pela contenção da invasão dos microrganismos maléficos.

A inibição bacteriana promovida pelos probióticos também ocorre por meio da produção de substâncias antagonistas, tais como bacteriocinas (compostos antimicrobianos, como os peptídeos, as proteínas ou as glicoproteínas), peróxido de hidrogênio (cujo espectro de ação inclui a inibição do crescimento de bactérias patogênicas gram-negativas) e ácidos orgânicos, como o láctico e o acético, que reduzem o pH intestinal, desfavorecendo o crescimento bacteriano (Loddi, 2008; Butel, 2014; Frei et al., 2015).

No que diz respeito à disputa por sítios de ligações, também conhecidos como *exclusão competitiva*, a modificação na modulação desempenhada pelos probióticos no intestino impossibilita a aderência de microrganismos potencialmente patogênicos. Isso ocorre como consequência da disputa pelos sítios de adesão na mucosa e pelos nutrientes necessários para o desenvolvimento desses microrganismos indesejáveis. Por exemplo, o *Lactobacillus acidophilus* é capaz de se ligar com o hidróxido férrico, tornando esse nutriente indisponível no crescimento e na multiplicação de quase todos os patógenos (Kaur; Chopra; Saini, 2002; Guarner; Malagelada, 2003; Oelschlaeger, 2010).

Os probióticos apresentam ainda atividades imunomoduladoras, pois são capazes de modular a resposta imune do hospedeiro por meio da proliferação de células T, da ativação de macrófagos e do aumento da produção de imunoglobulinas, anticorpos e citocinas. Investigações laboratoriais indicam também que alguns probióticos são habilitados a modular algumas características da fisiologia digestória, como a permeabilidade intestinal e a imunidade da mucosa (Kaur; Chopra; Saini, 2002; Fioramonti; Theodorou; Bueno, 2003; Vandenplas et al., 2015).

Comprovação de segurança e eficácia

Cada produto adicionado de probióticos deverá exibir evidências que comprovem que a quantidade utilizada desempenhará os efeitos pretendidos. De acordo com a Resolução nº 19, de 30 de abril de 1999, da Agência Nacional de Vigilância Sanitária (Anvisa), que teve sua versão alterada em março de 2016, para comprovação de segurança e eficácia do produto as empresas deverão apresentar ao órgão regulamentador as informações indicadas no Boxe 9.1.

Boxe 9.1 Comprovação de segurança e eficácia
1. Caracterização do microrganismo:
- Identificação do gênero, da espécie e da cepa. A nomenclatura deve estar de acordo com o Código Internacional de Nomenclatura de Bactérias.
- Informação sobre o depósito da cepa do microrganismo em banco de cultura internacionalmente reconhecido.
- Origem e forma de obtenção, incluindo informação sobre se o microrganismo é geneticamente modificado (OGM).
- Produção de toxinas e bactericidas.
2. Perfil de resistência a antimicrobianos e informações sobre a base genética da resistência antimicrobiana, conforme metodologia descrita pela European Food Safety Authority (EFSA).
3. Determinação da atividade hemolítica para espécies com potencial hemolítico.
4. Estudos disponíveis na literatura que descrevam efeitos adversos observados com a cepa em questão (por exemplo, relatos de casos).
5. Demonstração de eficácia.
6. Viabilidade.

No que diz respeito à comprovação de eficácia para efeitos funcionais, esta deve ser baseada em evidências científicas obtidas por meio de estudos clínicos, que, por sua vez, devem apresentar resultados que demonstrem a relação entre o consumo do produto e o efeito funcional. Quando o efeito não puder ser mensurado diretamente, deve-se identificar os biomarcadores validados relacionados à alegação a ser obtida. É fundamental a identificação da cepa e das quantidades testadas nos estudos utilizados como referência. O tamanho da amostra deve estar devidamente justificado e a população participante deve corresponder àquela para a qual o produto se destina (Anvisa, 2016).

A Anvisa também explica a comprovação da viabilidade da bactéria probiótica, sobre a qual deve ser apresentado um laudo de análise que comprove a quantidade mínima viável do microrganismo capaz de exercer a propriedade funcional no final do prazo de validade do produto e nas condições de uso, armazenamento e distribuição (Anvisa, 2016).

A não apresentação de qualquer uma das informações indicadas anteriormente deve ser adequadamente justificada para avaliação da Anvisa. Informações adicionais podem ser solicitadas caso a agência julgue necessário.

Essas medidas são importantes, pois visam a aumentar a viabilidade e a segurança do probiótico no produto, visto que condições desfavoráveis do trato gastrointestinal, como a formação de ácidos clorídricos e biliares, podem minimizar sua incidência. Além do mais, autores explicam que essas cepas devem ser capazes de aderir às células epiteliais do hospedeiro, possuir propriedades antigenotóxicas e não patogênicas e possibilitar a estabilização da microbiota intestinal. Assim, diante desses efeitos, informações complementares devem ser fornecidas visando à maximização do probiótico na saúde (Webb, 2006; Mai; Draganov, 2009; Raizel et al., 2011; Vandenplas et al., 2015).

Aplicação

As investigações científicas, aliadas aos avanços tecnológicos relacionados ao desenvolvimento de produtos alimentares, têm incentivado o crescimento do mercado de probióticos, visto que eles propiciam melhorias na qualidade, na estabilidade e na aceitação por meio de suas propriedades benéficas.

Os produtos probióticos presentes no mercado são segmentados em alimentos, suplementos e ingredientes. No Brasil, a comercialização é limitada em comparação a outros países, mas é possível encontrar produtos alimentícios como iogurtes, leites fermentados (Fig. 9.1), sucos e alguns outros probióticos em forma de comprimidos e suplementos alimentares.

O Boxe 9.2 discorre sobre as matrizes alimentares a que os probióticos podem ser incorporados.

Boxe 9.2 Você sabia que os probióticos podem ser incorporados a diferentes matrizes alimentares?

Para que sejam benéficos à saúde, os probióticos necessitam de uma matriz específica a fim de sobreviver em todo o trato gastrointestinal. A opção mais comumente encontrada relaciona-se à utilização de bases lácteas; contudo, matrizes mais específicas, como cereais, queijos e até mesmo salsichas e biscoitos, estão entre as opções existentes. Na maioria das vezes, as cepas probióticas são introduzidas por motivos comerciais, almejando-se alcançar uma melhor colocação no mercado, mas observa-se que a investigação da viabilidade dessas culturas é limitada e até mesmo ignorada (Vandenplas et al., 2015).

O fornecimento de probióticos por meio de suplementação alimentar também recebe destaque, pois visa à resolução de problemas específicos de saúde e apresenta como benefício uma longa vida de prateleira, em razão de os probióticos estarem na forma de cápsulas. Suplementos e medicamentos alimentares são exemplos da incorporação farmacêutica desses elementos (Vandenplas et al., 2015).

Atualmente, como novidade no mercado, produtos como pomadas, *sprays* nasais, embalagens de alimentos, colchões e até produtos de limpeza para um controle higiênico rigoroso têm sido adicionados de culturas probióticas. Entretanto, é necessário que haja um controle eficaz desses produtos para saber se eles realmente cumprem o que prometem (Huseini et al., 2012; Vandenplas et al., 2015).

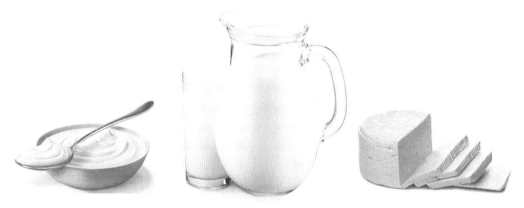

Fig. 9.1 *Matrizes alimentares para inclusão de cepas probióticas (da esquerda para a direita: iogurte, leite fermentado, queijo)*
Fonte: *Google Imagens.*

Benefícios da suplementação de probióticos

Os probióticos recebem destaque principalmente pelo fato de proporcionarem benefícios à saúde, entre os quais é possível citar a estabilização da flora intestinal após o uso de antibióticos, o aumento da absorção e da disponibilidade de minerais, a produção de vitaminas, a estimulação do sistema imunológico e a resistência a patógenos, sendo essas as características mais promissoras dessas substâncias (Saad, 2006; Nakandakare et al., 2013).

O consumo dessas bactérias benéficas também é recomendado em caso de diferentes condições clínicas, como doenças infecciosas associadas à diarreia. Elas também apresentam efetividade no controle de doenças crônicas inflamatórias. Entretanto, são inúmeros os benefícios propiciados pela suplementação com probióticos, que pode combater uma ampla variedade de enfermidades, como hipercolesterolemia, artrite reumatoide, intolerância a lactose, alergias, entre outras. Em muitos casos, os benefícios são obtidos apenas quando uma cepa probiótica alcança, em quantidades suficientemente efetivas, o alvo em um estado metabolicamente ativo e em quantidades suficientes (Vandenplas et al., 2015).

Diarreias

Os probióticos apresentam efetividade no combate à diarreia, e as informações disponíveis mostram que a microflora intestinal normal fornece proteção contra a infecção por meio de microrganismos patogênicos. Isso acontece devido aos probióticos alterarem o equilíbrio da microflora intestinal, favorecendo a redução da flora patogênica, o que sugere que a presença de níveis elevados de bactérias probióticas contribui para a redução do risco de infecções patogênicas.

A diarreia é um frequente efeito colateral da terapia com antibióticos, que, por sua vez, matam não somente a célula-alvo, mas também as bactérias benéficas que compõem a microflora intestinal normal. Além do mais, esses medicamentos aumentam as chances de colonização do intestino por bactérias patogênicas, provocando diarreia. O microrganismo *Clostridium difficile* é conhecido por ser uma das principais causas de diarreia associada a antibióticos (Schroder; Gerhard; Stein, 2006; Webb, 2006; Selinger et al., 2013; Clauson; Crawford, 2015).

Os *Lactobacillus rhamnosus* LGG têm sido citados como benéficos em relação à diarreia. Isso ocorre porque a suplementação probiótica modula a resposta da microflora intestinal aos efeitos da terapia antibiótica (Madden; Plummer; Tang, 2005).

Doenças inflamatórias do trato digestório

Doenças inflamatórias como úlcera, colites e doença de Crohn apresentam em seu quadro sintomatológico o desequilíbrio do funcionamento do intestino e a inflamação da mucosa. Os probióticos não curam a doença inflamatória, mas prolongam o período de remissão da doença, reduzem a frequência de incidência de quadros inflamatórios e diminuem o consumo de corticoesteroides, melhorando, dessa forma, a qualidade de vida dos pacientes (Mulder et al., 2014).

Infecção por *Helicobacter pylori*

Os probióticos não possuem a propriedade de erradicar o H. *pylori*, mas reduzem o aparecimento de bactérias em pacientes infectados por esse microrganismo. Pesquisas em humanos comprovaram o efeito salutar da ingestão de *Lactobacillus casei Shirota* e *L. acidophilus*, os quais reduziram o crescimento da bactéria patogênica (Shah, 2007). Em outra pesquisa *in vivo*, foi demonstrado também que o pré-tratamento com probióticos pode reduzir substancialmente a infecção por H. *pylori* e que, portanto, eles podem ser usados como terapia profilática em infecções por essa bactéria (Francavilla et al., 2008). Assim, o consumo regular de alimentos probióticos pode ser favorável no combate à infecção por H. *pylori* em seres humanos principalmente pelo fato de esses alimentos exercerem um efeito bactericida por meio da liberação de ácidos orgânicos que impedem a aderência dessa bactéria às células epiteliais.

Imunidade e alergias

Certos produtos probióticos têm sido utilizados na prevenção e na terapia da alergia. Isso ocorre porque probióticos acionam o sistema imune e, portanto, ajudam na proteção e no tratamento dessas doenças (Vandenbulcke et al., 2006; Butel, 2014; Fiocchi et al., 2015). Também exercem efeitos de reforço imunológico, aumentando tanto as respostas inespecíficas quanto as respostas específicas imunes do hospedeiro. Eles são capazes de melhorar a função imune defeituosa por estimulação das citocinas, que desempenham um suposto efeito supressivo sobre a resposta imune antígeno-específica (Santiago-López et al., 2015).

Estudos relatam o desenvolvimento de doenças alérgicas a partir do desequilíbrio na relação de linfócitos Th1/Th2 em favor da linhagem Th2 (Fölster-Holst et al., 2009). Os probióticos promovem o desvio da resposta imune para o perfil Th1, promovendo a redução de doenças alérgicas devido à produção de citocinas, que aumentam a ativação de macrófagos. A atuação no sistema imunológico ocorre devido à ativação dos macrófagos, já que eles, uma vez ativados, apresentam maior eficiência para fagocitar bactérias e eliminar organismos invasores (Budiño, 2007).

Carcinogênese

Os probióticos apresentam efeitos benéficos sobre a toxicidade da terapia anticâncer, pois ajudam a fortalecer a homeostase. Assim, reduzem os efeitos colaterais associados ao tratamento da doença. Eles atuam estimulando a resposta imune do hospedeiro, degradando compostos com potencial carcinogênico. Além do mais, promovem alterações na microbiota intestinal relacionadas com a produção de promotores do câncer (degradação de ácidos biliares) e com a produção de compostos anticarcinogênicos (Mego et al., 2013; Kumar et al., 2015).

O efeito anticarcinogênico das bactérias probióticas é resultante da remoção de fontes pró-carcinogênicas, como as enzimas que conduzem à sua formação (por exemplo, a beta-glucoronidase). Elas melhoram o equilíbrio da microflora, pois regularizam a permeabilidade intestinal (induzindo a prevenção ou a inibição da absorção de toxinas), estreitando o mecanismo da barreira intestinal ao ativar fatores celulares não específicos. A administração oral de *Bifidobacterium* está relacionada ao aumento da produção de anticorpos IgA (imunoglobulina A) e ao estímulo do funcionamento das células da placa de Peyer (placas de Peyer são acúmulos de tecido linfoide presentes na mucosa e na submucosa do intestino delgado, geralmente no íleo) (Shah, 2007; Kumar, 2015).

Câncer de cólon

O câncer de cólon ocorre devido a mutações somáticas que se acumulam com o passar dos anos. Pesquisas indicam que as aminas aromáticas heterocíclicas, caracterizadas por serem substâncias carcinógenas, promovem um risco potencial na formação do câncer de cólon. O consumo de probióticos apresenta como vantagem a degradação de tais substâncias prejudiciais à saúde. Seus principais mecanismos podem ser visualizados na Fig. 9.2.

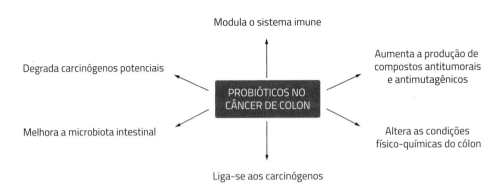

Fig. 9.2 *Efeitos modulatórios dos probióticos sobre o câncer de cólon*
Fonte: *adaptado de Kaur, Chopra e Saini (2002).*

Estudos *in vitro* demonstraram que a parede celular de bactérias ácido-lácticas pode ligar-se com aminas heterocíclicas (Heyman; Menard, 2002). Além do mais, há evidências de que alguns probióticos produzem ácido butírico, e essa molécula pode influenciar a taxa de apoptose em enterócitos. Probióticos também neutralizam a atividade de mutagênicos como o 4-nitroquinolina-N-óxido, o 2-nitrofluoreno e o benzopireno (Wollowski; Rechkemmer; Pool-Zobel, 2001). Também podem reduzir a concentração fecal de enzimas, mutagênicos e sais biliares secundários que podem estar envolvidos na carcinogênese (Dallal et al., 2015).

Hipercolesterolemia

A hipercolesterolemia, caracterizada pelo aumento do colesterol sanguíneo, é uma enfermidade que está associada ao aumento da prevalência de doenças coronarianas e representa uma das maiores causas de morte no mundo. Efeitos de redução do colesterol por bactérias ácido-lácticas (*Streptococcus*, *Lactobacillus* e *Bifidobacterium*) ocorrem porque o colesterol, sendo um componente de membranas celulares e de células nervosas, é também um precursor dos ácidos biliares. As bactérias benéficas apresentam a capacidade de desconjugar os ácidos biliares, aumentando, assim, a excreção do colesterol nas fezes.

9.2 Prebióticos

Prebióticos são fibras alimentares formadas por hidratos de carbono de cadeia curta que não são digeríveis no organismo; contudo, são fermentados por bactérias benéficas para a produção de ácidos graxos de cadeia curta. Esse grupo de substâncias apresenta como vantagem principal a estimulação seletiva, com um consequente crescimento de bactérias benéficas no cólon (que é a maior porção do intestino grosso).

São considerados componentes dos alimentos funcionais e estão amplamente distribuídos na natureza. São encontrados em abundância em várias frutas e legumes, tais como alcachofra, banana, cebola, alho, chicória, aveia, tomate, entre outros (Fig. 9.3). O seu uso desencadeia benefícios à saúde, possibilitando a redução da incidência de enfermidades, a prevenção do risco de câncer e o aumento da disponibilidade de nutrientes (Boxe 9.3). Além do mais, apresentam vantagens tecnológicas, pois melhoram as características sensoriais dos alimentos e aumentam a sua estabilidade.

Para que um alimento seja classificado como prebiótico, ele deve atender aos requisitos apresentados na Fig. 9.4.

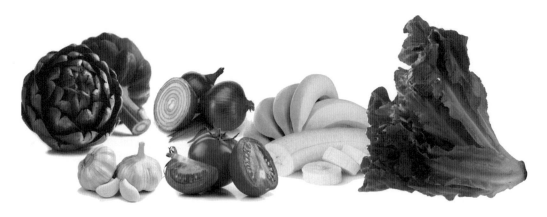

Fig. 9.3 *Principais fontes de ingredientes prebióticos (da esquerda para a direita: alcachofra, alho, cebola, tomate, banana, chicória)*
Fonte: Google Imagens.

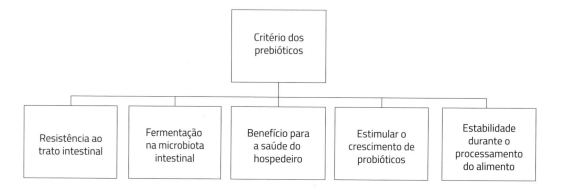

Fig. 9.4 *Critérios para a classificação dos prebióticos para uso como ingrediente em alimentos*
Fonte: adaptado de Aida et al. (2009).

Boxe 9.3 Benefícios dos prebióticos

O uso de substâncias prebióticas deve ser estimulado, pois são muitos os benefícios proporcionados por elas, tais como:
- seu efeito bifidogênico promove a formação de probióticos;
- estimulam a absorção de minerais, como cálcio e magnésio;
- reduzem o colesterol e a gordura corporal;
- protegem contra infecções e proporcionam maior integridade à parede da mucosa intestinal;
- modulam o metabolismo de lipídeos, reduzindo os níveis de colesterol e de triglicerídeos;

- previnem a constipação intestinal por meio do estímulo do peristaltismo;
- reduzem o risco de câncer de cólon;
- inibem os patógenos;
- podem ser utilizadas na indústria de alimentos principalmente como substitutas de gorduras e açúcares.

9.2.1 Aplicação

Em decorrência dos benefícios que proporcionam, os prebióticos têm encontrado muitas aplicações na indústria alimentícia, que visam não só à melhoria das propriedades tecnológicas, mas também à prevenção de doenças, devido ao seu caráter funcional. Podem ser usados em substituição à sacarose e à gordura sem afetar o sabor e a textura do alimento, aumentando ainda o seu valor nutricional. Por causa desses benefícios, podem ser introduzidos em uma grande variedade de produtos, tais como biscoitos, alimentos concentrados, pães, sopas, lanches, chocolates e alimentos prontos para consumo.

9.2.2 Regulamentação e recomendação diária

A Resolução n° 19, de 30 de abril de 1999, que foi alterada em março de 2016 e já foi citada anteriormente, normatiza as quantidades de prebióticos a serem utilizados e permite que a alegação de funcionalidade ocorra desde que o consumo diário do produto pronto para consumo forneça no mínimo 5 g desse ingrediente e a porção, no mínimo 2,5 g. Além do mais, a quantidade do prebiótico não deve ultrapassar 30 g da recomendação diária do produto pronto para consumo. A Anvisa preconiza também que, no caso de produtos em forma de cápsulas, tabletes, comprimidos e similares, a recomendação diária do produto deve fornecer, no mínimo, 5 g de prebiótico, e ainda que deve constar no rótulo do produto que o consumo deve ser acompanhado da ingestão de líquidos. É exigido que a tabela de informação nutricional mencione a quantidade de prebiótico logo depois da quantidade de fibras alimentares do produto. E, a fim de evitar o desconforto gastrointestinal provocado pela ingestão elevada de fibras, o uso do ingrediente não deve ultrapassar 30 g da recomendação diária do produto pronto para consumo (Anvisa, 2016).

O consumo de substâncias prebióticas pode contribuir positivamente para o equilíbrio da flora intestinal e da saúde; contudo, deve estar associado a uma alimentação equilibrada e a hábitos de vida saudáveis. A normativa brasileira permite que apenas a inulina e o FOS (fruto-oligossacarídeo) sejam considerados alimentos prebióticos e determina que seus rótulos devem indicar que possuem propriedades funcionais e/ou de saúde (Anvisa, 2016).

9.2.3 Tipos de prebióticos

Apesar de a legislação brasileira permitir a indicação apenas nos casos do FOS e da inulina, outros países reconhecem como prebióticos substâncias oligossacarídeas, tais como galacto-oligossacarídeos, isomalto-oligossacarídeos, malto-oligossacarídeos, xilo-oligossacarídeos, palatinose, oligossacáridos de soja, lactose, arabinogalactana, rafinose e estaquiose.

9.2.4 Inulina

Esta substância, também classificada como prebiótica, faz parte de uma variedade de carboidratos conhecidos como frutanos. É um polímero de frutose unido por ligações β-$(2\rightarrow1)$, encontrado como carboidrato de reserva em vegetais como o alho, a raiz de chicória e a alcachofra-de-jerusalém, e pode ser obtido a partir da sacarose (Saxelin; Korpela; Mäyrä-Mäkinen, 2003; Schaafsma; Slavin, 2015).

A inulina faz parte do complexo de fibras dietéticas e possui propriedades fermentativas diferentes das outras fibras. Resiste à digestão na parte superior do sistema digestório e proporciona uma fermentação no cólon. Assim, os efeitos dessa substância se processam na flora intestinal pela modificação da microbiota endógena, afetando positivamente a absorção de minerais, as funções da mucosa e as atividades endócrinas.

Seu uso se dá principalmente na indústria alimentícia, pois melhora as propriedades funcionais e tecnológicas dos alimentos. Além do mais, apresenta baixo teor energético (1 a 1,2 kcal/g) e pode ser utilizada como substituta de gordura e como fonte de fibra solúvel. Suas propriedades químicas variam de acordo com o comprimento da cadeia do polímero. Moléculas pequenas, com 3 a 6 graus de polimerização, são usadas como adoçantes, e com 6 a 60 graus, como substitutas de gorduras em formulações de sorvetes e iogurtes, entre outros produtos alimentícios (Renhe et al., 2008; Nair et al., 2010).

9.2.5 Fruto-oligossacarídeos

Os fruto-oligossacarídeos (FOS) são carboidratos complexos que apresentam a capacidade de chegar ao cólon intactos. Estão presentes principalmente em produtos de origem vegetal, como a alcachofra, o alho, a banana, o trigo, a cebola e as raízes de chicória. Podem ser encontrados em mais de 36 mil espécies de vegetais e são classificados como compostos de reserva energética. Os FOS são formados por uma molécula de glicose e duas a oito moléculas de frutose; nessa categoria de alimentos, encontram-se os frutanos do tipo inulina com grau de polimerização inferior a 10.

Nos Estados Unidos, os FOS são regulamentados pela Food and Drug Administration (FDA) e apresentam o *status* de *generally recognized as safe* (GRAS). No Brasil são regulamentados pela Anvisa, apresentando-se como alimentos com alegações de propriedades funcionais e/ou de saúde. Já no Japão eles são categorizados como *food of specified health use* (Foshu) (Brasil, 1999).

Além de benefícios à saúde, os FOS também apresentam vantagem tecnológica por possuírem quantidades significativamente baixas de energia (1 a 1,5 kcal/g), o que permite a sua aplicação em produtos *diet/light*. Também possuem adequada solubilidade, não deixam sabor residual nem influenciam o sabor e o odor dos alimentos. São resistentes a processos térmicos, pois não são degradados durante a maioria dos processos de aquecimento, e apresentam uma adequada estabilidade tanto em um pH ácido quanto em um alcalino. São, ainda, mais solúveis que a sacarose (sua solubilidade em água atinge 80% a 25 °C) e fornecem entre 30% e 50% de doçura. Por causa de seus benefícios tecnológicos, o uso dos FOS como substituto de alguns alimentos deve ser estimulado (Silva, 2007; Habib et al., 2011).

9.2.6 Lactulose

A lactulose é um dissacarídeo artificial formado de galactose β(1-4) e frutose. Não é hidrolisada nem absorvida no intestino, podendo assim ser utilizada como laxante. Além do mais, é eficaz no tratamento da encefalopatia, uma condição na qual o cérebro é afetado por substâncias nitrogenadas produzidas no cólon (Swennen et al., 2006).

9.2.7 Xilo-oligossacarídeos

O xilo-oligossacarídeo (XOS) é um prebiótico formado pela hidrólise química de xilanos, polidextroses e pirodextrinas (Swennen et al., 2006). Está presente naturalmente em vegetais, méis, leites e frutas; no entanto, sua produção industrial é obtida por meio dos materiais lignocelulósicos provenientes de uma grande variedade de resíduos agroindustriais, como amêndoas, oliva, cascas de arroz, sabugo de milho, cevada e aveia, e resíduos florestais (madeira de *Eucalyptus*). Entre os principais usos dos XOS destacam-se as aplicações em alimentos (como substitutos de açúcar) e na indústria farmacêutica (na produção de fármacos relacionados ao controle de obesidade e ao tratamento de infecções gastrointestinais) (Moura et al., 2007; Nabarlatz et al., 2007; Menezes; Durrant, 2008).

A utilização de XOS na indústria de alimentos é benéfica por serem estáveis em uma ampla faixa de pH e temperatura, além de possuírem odor insípido; são também termicamente mais estáveis que a inulina. Propiciam um metabolismo seletivo para o desenvolvimento e a multiplicação de bifidobactérias e estimulam a produção de ácidos graxos voláteis.

9.2.8 Galacto-oligossacarídeos

Os galacto-oligossacarídeos (GOS) são um grupo de oligossacarídeos compostos por moléculas de galactose ligada à lactose, sendo formados de tri a hexassacarídeos com 2 a 5 unidades de galactose. A enzima β-D-galactosídeo galacto-hidrolase, designada usualmente como β-galactosidase, é a responsável pela reação de hidrólise da lactose, formando galactose e glicose (Jurado et al., 2002; Swennen et al., 2006; MacFarlene; Steed; MacFarlene, 2008; Martins; Burkert, 2009; Benavente et al., 2015).

Os GOS também possuem vantagens tecnológicas quanto à redução energética de alimentos, podendo ser utilizados como substitutos de gordura e açúcar. Além do mais, são eficientes na minimização do aparecimento de cáries dentais, auxiliam na redução de intolerância à lactose, regulam o trânsito intestinal e estimulam a assimilação de nutrientes (Rivero-Urgell; Santamaria-Orleans; Seuma, 2005; Martins; Burkert, 2009; Benavente et al., 2015).

9.2.9 Outros prebióticos e suas estruturas

Existem outros prebióticos, como as ciclodextrinas, que possuem a estrutura molecular composta por monossacarídeos de glicose: a glicosiolsucrose, formada por monossacarídeos de glicose e uma frutose terminal; a isomaltulose, também chamada de palatinose, composta por monossacarídeos de glicose e frutose; o malto-oligossacarídeo, composto por inúmeros monossacarídeos de glicose; a rafinose, composta por galactose, glicose e frutose; os oligossacarídeos de grão de soja, compostos por monossacarídeos de galactose, com glicose e frutose em suas terminações (Mussatto; Mancilha, 2007).

9.3 Simbióticos

Simbiótico é um termo que designa um produto em que se combinam simultaneamente um probiótico e um prebiótico. Esse efeito sinérgico apresenta considerável importância, pois os prebióticos influenciam o desenvolvimento e a sobrevivência dos probióticos, resultando em uma vantagem competitiva para o probiótico (se ele for consumido juntamente com o prebiótico). Logo, um produto adicionado de fruto-oligossacarídeos e *Lactobacillus casei*, como exemplo, atrela-se na definição de produto simbiótico.

Esse efeito simbiótico proporciona um direcionamento que permite que essas substâncias alcancem regiões-alvo da flora intestinal (como os intestinos delgado e grosso), resultando em um melhor desempenho.

9.3.1 Efeitos benéficos à saúde

Inúmeros efeitos são propostos em decorrência do consumo de alimentos simbióticos, entre os quais se destacam: redução de citocinas pró-inflamatórias; melhora do sistema imune; redução de infecções intestinais; aumento de massa magra e redução de massa gorda; redução de diarreia viral aguda, diarreia dos viajantes, infecções e complicações gástricas por *Helicobacter pylori*; redução de encefalopatia hepática, de sintomas provocados pela síndrome do intestino irritável, da carcinogênese, de alergias, da síndrome da resposta inflamatória sistêmica, da constipação; melhoria da saúde urogenital de mulheres; redução do colesterol e do triacilglicerol plasmático; efeitos benéficos no metabolismo mineral, particularmente na densidade e na estabilidade óssea (Schrezenmeir; Vrese, 2001; Karkow; Faintuch; Karkow, 2007; Raizel et al., 2011; Boons; Spekkink; Jiao, 2014).

9.4 Considerações finais

Probióticos e prebióticos proporcionam a qualquer indivíduo uma dieta equilibrada, favorecendo a manutenção da saúde do intestino e prevenindo também o risco de doenças crônicas.

Novas intervenções indicam que estudos bioquímico-fisiológicos do intestino de cada indivíduo precisam ser realizados para que os microrganismos endógenos e exógenos presentes na microbiota intestinal sejam identificados; isso faz com que seja possível realizar uma intervenção adequada com determinados alimentos.

Contudo, o estabelecimento de evidências comprovadas dos efeitos *funcionais* dessas substâncias ainda representa um significativo desafio para a área científica, tanto no que diz respeito à comprovação dos benefícios *in vivo* como no que diz respeito ao reconhecimento de doses eficientes e à determinação da segurança e de possíveis efeitos colaterais.

É necessária a realização de novas pesquisas para a produção de prebióticos, probióticos e simbióticos, para que se descubram novos processamentos, mais baratos, e se obtenham propriedades sensoriais específicas para cada produto.

Questões

9.1) Por que os probióticos são considerados bactérias que fazem bem à saúde? Explicar como isso acontece.

9.2) Citar os lactobacilos mais utilizados no processamento de alimentos e explicar por que isso ocorre.

9.3) Descrever as principais características das bifidobactérias.

9.4) Um membro da família de Beatriz está sendo tratado com antibióticos. Explicar por que os probióticos podem auxiliar na minimização dos efeitos colaterais que esses medicamentos causam na saúde.

9.5) Patrícia deseja consumir bactérias probióticas. Entretanto, ela quer saber quais são os requisitos para que apresentem essa funcionalidade. Ajudar Patrícia a definir os principais pontos que devem ser observados para que esses microrganismos sejam eficazes.

9.6) Maria sofre com problemas de prisão de ventre e foi indicado a ela o uso diário de fibras prebióticas. Como esses ingredientes podem combater o intestino preguiçoso?

9.7) Elisa ingere uma quantidade considerável de fibras prebióticas diariamente. Que funções essas fibras desempenham no corpo? O que o consumo exagerado de fibras prebióticas pode acarretar ao organismo de Elisa?

9.8) A nutricionista de Isabela indicou-lhe o uso de alimentos prebióticos com o objetivo de reduzir seu consumo de calorias. Por que os prebióticos podem ser utilizados em produtos para redução calórica?

9.9) José deseja regular o funcionamento de seu intestino e foi indicado a ele o uso de alimentos simbióticos. Qual a vantagem de consumir esses ingredientes?

9.10) Na sua opinião, quais são os principais desafios que esse mercado enfrenta? Por que o consumo de alimentos probióticos e prebióticos deve ser impulsionado?

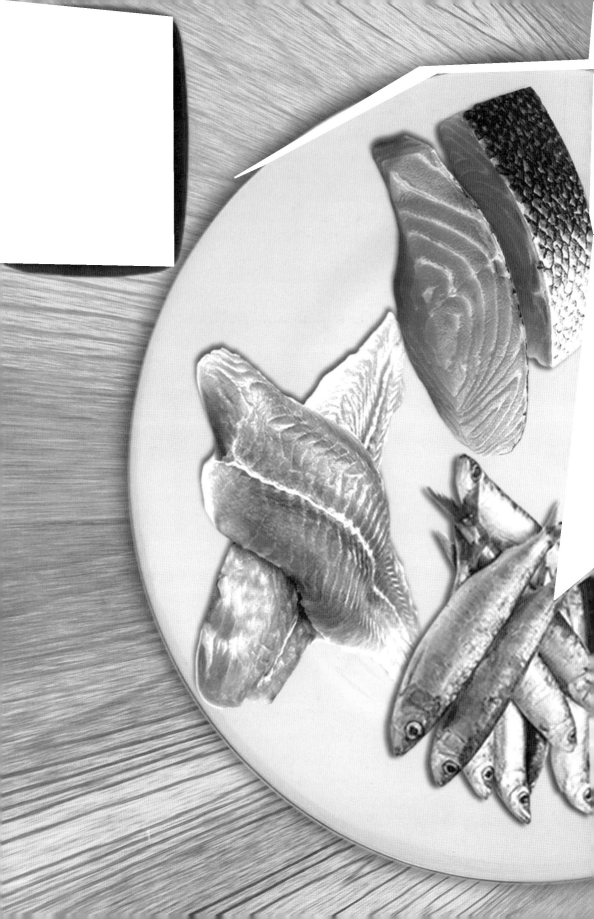

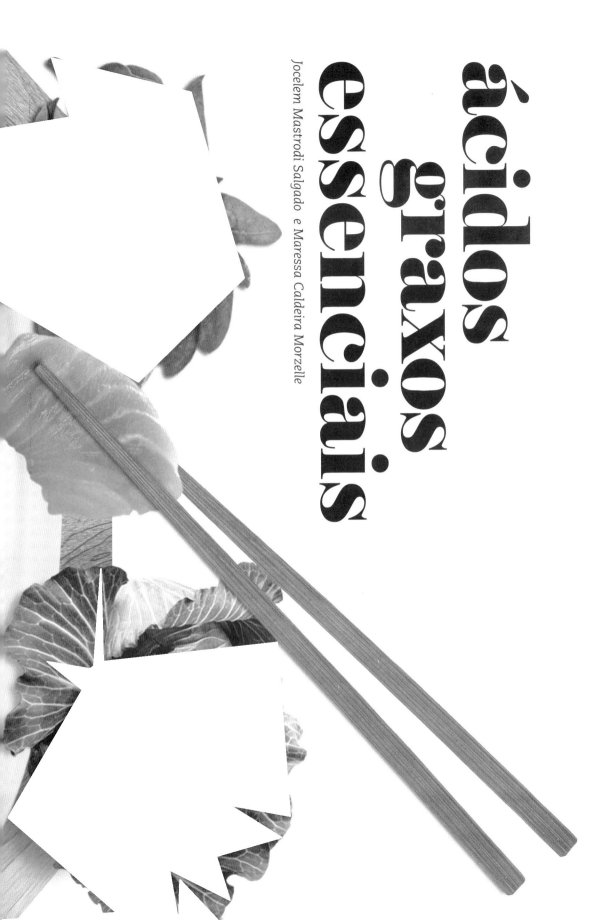

ácidos graxos essenciais

Jocelem Mastrodi Salgado e Maressa Caldeira Morzelle

Os ácidos graxos são substâncias indispensáveis para o funcionamento do organismo, uma vez que desempenham funções fisiológicas específicas, como a formação de alguns hormônios e o transporte das vitaminas lipossolúveis A, D, E e K. Além disso, são componentes fundamentais em todas as membranas neuronais, estando relacionados ao bom crescimento e desenvolvimento.

Os mamíferos sintetizam determinados ácidos graxos saturados e insaturados, mas, em se tratando de ácidos graxos poli-insaturados, essa capacidade é limitada. Eles possuem uma considerável importância no organismo por transformarem-se em substâncias biologicamente mais ativas, com funções no equilíbrio homeostático, e em componentes estruturais das membranas celulares e do tecido cerebral e nervoso. Contudo, esses ácidos graxos não podem ser sintetizados pelo organismo humano, precisando ser obtidos por meio da dieta alimentar.

Os ácidos graxos poli-insaturados pertencentes à série do ômega-3 estão entre os compostos biologicamente ativos mais pesquisados da atualidade. Estudos reportam seus efeitos sobre doenças cardiovasculares, câncer, Alzheimer, depressão, autismo, aterosclerose, doenças inflamatórias, entre outras.

Neste capítulo, serão revistos os conceitos de ácidos graxos, a importância da série ômega-3 e suas fontes, e funções e aplicabilidades na indústria, na alimentação, na prevenção de doenças e na manutenção do organismo humano.

10.1 Química

Os ácidos graxos são classificados em saturados, monoinsaturados e poli-insaturados (PUFAs), dependendo da presença e do número de ligações duplas insaturadas na cadeia.

Os ácidos graxos saturados, como o ácido esteárico, não apresentam ligações duplas em sua cadeia. Os ácidos graxos monoinsaturados, como o ácido oleico, conhecido como ômega-9, apresentam uma dupla ligação em sua estrutura. Os PUFAs apresentam pelo menos duas ligações duplas e são divididos em ácidos graxos da série ômega-3, derivados do ácido alfa-linolênico (ALA, C18: 3n-3), e ácidos graxos da série ômega-6, derivados do cis-ácido linoleico (LA, C18: 2n-6), dependendo da localização da primeira ligação dupla, contando a partir do final metil da molécula de ácido graxo. A classificação dos ácidos graxos está bem clara na Fig. 10.1.

Ácidos graxos ômega-3 têm sua primeira ligação dupla entre o terceiro e o quarto átomos de carbono, enquanto ácidos graxos ômega-6 têm sua primeira ligação dupla entre o sexto e o sétimo átomos de carbono a partir do grupo metila terminal, como pode ser observado na Fig. 10.2.

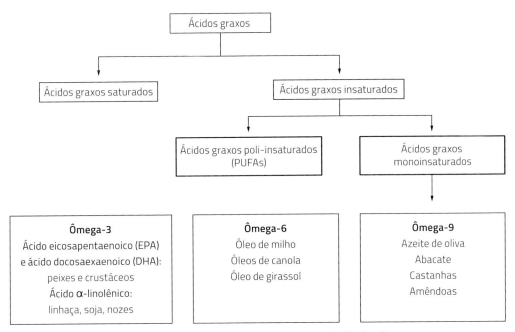

Fig. 10.1 *Classificação dos ácidos graxos de acordo com o número de duplas ligações*

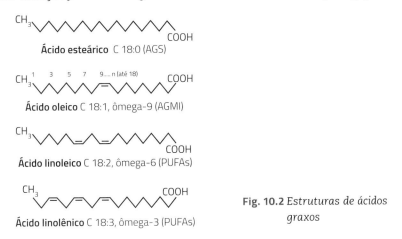

Fig. 10.2 *Estruturas de ácidos graxos*

Na série ômega-3, pode-se destacar os ácidos graxos de cadeia longa eicosapentaenoico (EPA) e docosaexaenoico (DHA), com 20 e 22 átomos de carbono, respectivamente, os quais estão naturalmente presentes em frutos do mar e têm sido amplamente pesquisados por seus possíveis benefícios à saúde.

10.2 Fontes de ômega-3

Os ácidos graxos da série ômega-3 envolvem ácido linolênico, EPA e DHA. O ácido linolênico está presente tanto em espécies vegetais quanto animais. Pode ser encontrado em hortaliças com folhas de coloração verde-escura, nozes, óleo de canola e também no óleo e na semente de linhaça (o conteúdo de ácido linolênico corresponde a mais de 50% dos ácidos graxos totais da linhaça).

Os ácidos graxos poli-insaturados de cadeia longa (PUFAs) EPA e DHA estão presentes em maiores quantidades em organismos marinhos, como microalgas, pescados, crustáceos e moluscos.

Concentrações elevadas de EPA + DHA podem ser encontradas no salmão (1.533 mg/100 g), no escamudo-do-alasca (236 mg/100 g), na tilápia (76 mg/100 g), no bacalhau-do-atlântico (253 mg/100 g) e no *pangasius* (17 mg/100 g) (Cladis et al., 2014).

No Brasil, as maiores concentrações de ômega-3 costumam ser encontradas na pescadinha, seguida pelo salmão. A sardinha (*Opisthonema oglinum*) também merece destaque por ser uma fonte barata e amplamente disponível de EPA e DHA. Em contraposição, o badejo, o pirarucu e o namorado apresentam quantidades insignificantes de ômega-3. Trabalhos indicam que seria necessário consumir mais de 20 kg de badejo para atingir os valores usualmente associados à redução do risco cardiovascular (Scherr et al., 2015).

Entre os óleos extraídos de peixes, os de sardinha e os de alabote parecem fornecer quantidades relativamente altas tanto de EPA quanto de DHA. Espécies pequenas geralmente são mais usadas na produção de óleos de peixe, pois espécies de tamanho relativamente maior em geral têm níveis mais elevados de contaminantes.

O salmão-do-atlântico é amplamente conhecido e divulgado como uma fonte de EPA e DHA. O conteúdo de EPA e DHA do salmão selvagem é proveniente das algas presentes nas águas profundas, alimento natural desses peixes. No entanto, o salmão mais disponível comercialmente em nosso país não é o salmão selvagem, mas o de cativeiro.

As quantidades de EPA e DHA no salmão de cativeiro dependem diretamente de sua ração. Normalmente, essa ração contém quantidades suficientes de EPA e DHA, já que esses nutrientes são necessários ao peixe, que, assim como o homem, não consegue sintetizá-los. No entanto, visando à redução de custos, o produtor de salmão muitas vezes adiciona à ração óleo vegetal, que apresenta quantidades elevadas de ômega-6, modificando assim o perfil lipídico do pescado.

O conteúdo de ácidos graxos nos animais de águas marinhas pode variar consideravelmente, mesmo dentro de uma única espécie, dependendo da época do ano em que são pescados e da área de pesca, assim como em virtude da idade e do sexo do peixe. As variações sazonais de EPA e DHA em uma única espécie de peixe podem ser substanciais de acordo com o período de captura e a área geográfica.

Peixes e outros animais marinhos, bem como os seus respectivos óleos, são as principais fontes de EPA e DHA. No entanto, o Brasil é um dos países com menor consumo de pescado de origem marinha no mundo. Desse modo, a suplementação dietética aparece como a única forma eficaz de cumprir as recomendações de ingestão de EPA e DHA. Assim, esforços têm sido direcionados para a inclusão de lipídeos marinhos populares em alimentos para aumentar o consumo do PUFA n-3. Exemplos de alimentos enriquecidos com PUFA n-3 e comercializados em nível mundial são produtos de padaria, maionese, leite, margarinas, ovos e massas.

10.3 Relação ômega-6:ômega-3

Uma das principais descobertas sobre os processos inflamatórios no organismo é que eles são estritamente influenciados pelos ácidos graxos ômega-3 e ômega-6, fazendo com que seja necessário considerar as quantidades apropriadas desses dois ácidos para o consumo diário.

Como possuem funções fisiológicas opostas e são metabolicamente diferentes, é importante balancear as proporções de ômega-6 e ômega-3 consumidas na dieta. A proporção de consumo de 5:1 parece ser atualmente a mais aceita, ou seja, deve-se consumir 5 g de ômega-6 para cada 1 g de ômega-3. No entanto, o consumo atual da população está longe do recomendado, já que a proporção de consumo chega a 20:1, especialmente devido ao aumento no consumo de óleos vegetais ricos em ômega-6 e ao baixo consumo de pescado fonte de ômega-3.

10.4 Benefícios à saúde

Diversos estudos concluíram que o principal papel biológico do ácido alfa-linolênico é, de fato, o de precursor de EPA e DHA. Estudos mostram claramente que a eficiência de conversão do ácido alfa-linolênico em EPA é muito baixa, especialmente em homens, e que frequentemente a transformação em DHA é mínima. A conversão de ácido alfa-linolênico em EPA e DHA é maior nas mulheres, possivelmente como resultado de um efeito regulatório do estrogênio. Em termos gerais, concluiu-se que o ácido alfa-linolênico é provavelmente uma fonte de EPA e DHA muito limitada para homens. Dessa forma, EPA e DHA são as formas bioativas do ômega-3 e devem ser obtidos por meio da alimentação.

As evidências dos benefícios dos ácidos graxos da série ômega-3 à saúde são inequívocas, de forma que diversos países, como a Dinamarca, o Canadá e o Japão, além do Reino Unido, têm estabelecido *recomendações diárias* de consumo desses compostos. As recomendações de consumo são de 0,2% da energia de PUFAs ômega-3 de cadeia longa (EPA e DHA), ou aproximadamente 1 a 2 g/dia.

Há provas de que os ácidos graxos da série ômega-3 provenientes de alimentos de origem marinha, como o EPA (C20: 5 n-3) e o DHA (C22: 6 n-3), exercem um efeito preventivo sobre as doenças cardiovasculares, um efeito positivo especialmente em caso de infarto do miocárdio, função imunitária em pacientes que sofrem de artrite reumatoide e, possivelmente, em doenças como asma, fibrose cística, doença de Crohn e câncer. Ultimamente, vários estudos têm sugerido que EPA e DHA podem também ter efeito protetor contra a depressão e a doença de Alzheimer.

10.4.1 Doenças cardiovasculares

Estudos fundamentais nas décadas de 1960 e 1970 demonstraram que o consumo de peixe estava associado a uma redução do risco de doenças cardiovasculares nos esquimós da Groenlândia (Dyerberg, Bang; Hjorne, 1975, Bang; Dyerberg; Nielsen, 1971; Bang; Dyerberg, 1980). Esses trabalhos estabeleceram as bases para o conceito de que os ácidos graxos poli-insaturados de cadeia longa n-3, particularmente o EPA e o DHA, fornecem os efeitos cardioprotetores.

Posteriormente, os efeitos benéficos continuaram a ser documentados, incluindo efeitos antiaterogênicos, antitrombóticos e anti-inflamatórios, e é consenso geral dos pesquisadores que o aumento da ingestão reduz o risco de desenvolvimento de doenças cardiovasculares.

Os ácidos graxos ômega-3 apresentam efeitos hipocolesterolêmicos e reduzem os níveis de LDL por meio de uma modificação na composição das membranas celulares e das lipoproteínas, além de induzir o aumento das excreções biliar e fecal do colesterol, reduzindo a síntese do VLDL no fígado. São os precursores de um conjunto de substâncias com atividades fisiológicas e farmacológicas denominadas eicosanoides, que abrangem tromboxanos, prostaglandinas (que possuem efeitos hipotensores), prostaciclinas (que inibem a agregação plaquetária e aumentam o HDL) e leucotrienos. O equilíbrio entre a produção de prostaglandinas e tromboxanos seria o responsável pela proteção contra o aparecimento de doenças cardiovasculares.

Estudos epidemiológicos realizados em animais sugerem que uma ingestão elevada de ácidos graxos poli-insaturados EPA e DHA, a partir de óleo de peixe, pode prevenir o desenvolvimento e a progressão de falências cardíacas.

Outros estudos também mostram que a adiponectina (hormônio ligado ao metabolismo) limita a hipertrofia, a remodelação e a disfunção contrátil no ventrículo esquerdo (VE) em resposta à alta pressão arterial (Shibata et al., 2004), além de exercer efeitos anti-inflamatórios, sugerindo que a alta ingestão de PUFA n-3 pode impedir doenças no VE, pois desencadeia o aumento da adiponectina.

A suplementação com óleo de peixe pode diminuir a produção do fator de necrose tumoral (TNF-alfa), uma citocina pró-inflamatória que está em maior quantidade em casos de insuficiência cardíaca; também apresenta relação com o desenvolvimento da remodelação do VE e a disfunção contrátil durante o aumento da pressão arterial.

Como já descrito anteriormente, a fonte mais comum de n-3 é o óleo de peixe, que é rico em EPA e DHA. Tem sido sugerido que ácidos graxos n-3 provenientes de óleo de peixe podem ser eficazes na prevenção da insuficiência cardíaca e na hipertrofia ventricular esquerda (HVE).

Uma dieta rica em ácidos graxos poli-insaturados ômega-3 reduz os triglicerídeos plasmáticos e o risco de arritmias cardíacas e de morte súbita, além de diminuir o risco de desenvolvimento de doenças isquêmicas do coração e insuficiência cardíaca; portanto, é recomendada para a saúde cardiovascular.

Dessa forma, o consumo de EPA e DHA deve ser considerado um hábito essencial para a manutenção da saúde.

10.4.2 Câncer

Evidências sobre o papel da ingestão dos PUFAs no combate ao câncer, principalmente o de mama, vêm sendo investigadas ao longo dos anos. Fay et al. (1997) já enfatizavam a necessidade de distinguir os efeitos do ômega-6 e do ômega-3. Estudos adicionais sugerem que a alta ingestão de ômega-3 pode exercer efeito inibitório na carcinogênese mamária por meio da competição com o ômega-6.

A redução do risco do desenvolvimento de câncer de mama é possível para as mulheres que consumam quantidades maiores de ômega-3, que têm propriedades anti-inflamatórias, e quantidades menores de ômega-6, que induz a inflamação. Estudos demonstraram que a suplementação da dieta com ácido alfa-linolênico proveniente do óleo de chia, por exemplo, pode reduzir a incidência do tumor, além de diminuir peso, volume e número de metástases, podendo ser utilizada como uma estratégia dietética no combate ao câncer de mama.

As heterogeneidades molecular e biológica do câncer de mama humano requerem uma abordagem multicanal para que haja uma quimioprevenção efetiva. A segmentação da via do receptor de estrógeno com antiestrogênicos como o tamoxifeno e o raloxifeno reduz a incidência de tumores positivos para receptor de estrógeno, mas é ineficaz contra o desenvolvimento de câncer hormônio-independente. A administração de ômega-3 potencializa os efeitos antitumorais do tamoxifeno, inibindo múltiplas vias proliferativas e antiapoptóticas, bem como permite a utilização de doses mais baixas de tamoxifeno, auxiliando contra o desenvolvimento dos efeitos colaterais.

As evidências apontam que o possível efeito protetor do ômega-3 contra o câncer de mama está baseado em seu mecanismo anti-inflamatório, mais precisamente na geração de eicosanoides anti-inflamatórios do metabolismo do ômega-3, que atenuam aqueles pró-inflamatórios gerados pelo metabolismo do ômega-6.

Inúmeros outros estudos indicam a relação positiva entre o consumo de ômega-3, mais especificamente o balanço entre o consumo de ômega-6 e ômega-3, e a redução do risco de desenvolvimento de câncer de mama. É preciso considerar que o câncer é uma doença multifatorial e que o alimento nunca deve substituir o medicamento, mas sim ser inserido no tratamento como um agente coadjuvante.

10.4.3 Cognição

São cada vez maiores as evidências de que a ingestão de EPA e DHA pode proteger contra a demência, em particular a doença de Alzheimer.

A ingestão moderada de EPA e DHA é capaz de retardar o declínio da função cognitiva em idosos, demonstrando que a administração a longo prazo pode ser uma possível estratégia preventiva contra o declínio cognitivo relacionado à idade.

Os ácidos graxos ômega-3 provenientes do pescado têm sido considerados um complemento ao tratamento medicamentoso de pacientes com epilepsia. PUFAs ômega-3 são essenciais no desenvolvimento e no funcionamento normal do cérebro. Eles são componentes estruturais importantes da membrana neuronal e estão envolvidos na neurotransmissão modular, na sinalização celular e na regulação gênica.

O conteúdo de ômega-3 (especialmente de DHA) no cérebro e no plasma em pacientes com a doença de Alzheimer é menor, sugerindo que uma suplementação com esse ácido graxo pode proporcionar uma melhora no quadro da doença.

O autismo, assim como a doença de Alzheimer, é um transtorno neurológico. A suplementação dietética de ácido graxo ômega-3 (DHA) durante a vida pré-natal e pós-natal é considerada uma estratégia de intervenção dietética de proteção para minimizar o risco de desenvolvimento do transtorno do espectro do autismo (ASD) (Strickland, 2014).

Além da cognição, evidências apontam que o ômega-3 também pode ser utilizado para controlar alterações de humor, uma vez que o DHA (22:6, n-3) é o principal componente estrutural do tecido neural para a regulação da neurotransmissão e do humor. A ingestão alimentar materna pobre, juntamente com a transferência materno-fetal acelerada de DHA, apresenta um risco para a deficiência materna. A suplementação de DHA materno é eficaz também na redução dos sintomas da depressão pós-parto, já que promove uma redução na ansiedade/insegurança, na instabilidade emocional e na perda de autoestima.

Entre os mecanismos de ação, acredita-se que os ácidos graxos da família ômega-3 podem também participar da modulação da fluidez da membrana, o que influencia os neurotransmissores. Além disso, o ômega-3 pode estimular a produção de citocinas anti-inflamatórias (IL-10), inibir a formação de eicosanoides, prevenir a peroxidação lipídica, inibir a degradação de ácidos graxos poli-insaturados e, consequentemente, prevenir a instalação do estresse oxidativo no organismo.

10.4.4 Gravidez

No último trimestre de gravidez e nos primeiros três meses de vida do bebê, existe uma alta exigência de DHA devido ao feto e ao neonato dependerem de uma oferta materna de DHA. Há evidências de que o aumento da ingestão de ômega-3 durante a gravidez pode produzir efeitos benéficos, principalmente em populações que tendem a ingerir quantidades pequenas de ômega-3, como é o caso do Brasil. Evidências científicas sugerem que é improvável que o feto possa sintetizar uma quantidade de DHA suficiente para apoiar o seu desenvolvimento cerebral. Assim, o DHA materno irá compensar a capacidade limitada do feto de sintetizar DHA, e, portanto, é provável que uma ingestão adequada de ômega-3 pela gestante tenha impacto no desenvolvimento fetal.

A ingestão do ômega-3, tanto na gestação quanto durante a amamentação, exerce forte influência no desenvolvimento neurológico fetal. Além do desenvolvimento neurológico, acredita-se que o nível de ômega-3 materno esteja intimamente associado com o peso e o comprimento do bebê.

Pesquisas realizadas no Brasil indicam que o leite materno no país continua um dos menores teores de DHA no mundo: em média 0,09%, enquanto a média preconizada pela OMS é de 0,3% (Nishimura et al., 2013). Essa quantidade bem abaixo da média tem estreita relação com a alimentação dos brasileiros, já que as mulheres em regiões distantes das áreas litorâneas consomem poucos peixes marinhos, como a sardinha, o atum, a cavala e o salmão, expressivas fontes de DHA.

O consumo de ácidos graxos da série ômega-3, especialmente EPA e DHA, durante a gestação e o período de amamentação é uma prática interessante que pode influenciar tanto o desenvolvimento físico quanto o neurológico da criança.

10.5 Mecanismos de ação

Diversos mecanismos têm sido propostos para explicar como os PUFAs ômega-3 influenciam significativamente a redução na incidência de inúmeras doenças crônico-transmissíveis. Esses mecanismos incluem a regulação da síntese de eicosanoides, a alteração de vias intracelulares de sinalização, a regulação da atividade de fator de transcrição e a alteração do estado antioxidante.

Entre todos os mecanismos, acredita-se que o principal mecanismo do ômega-3 envolvido na prevenção de doenças seja o da regulação da síntese de eicosanoides, por meio do qual, consequentemente, há um controle no processo inflamatório. A família dos eicosanoides, produtos do metabolismo dos ácidos graxos essenciais, inclui prostaglandinas, leucotrienos, prostaciclinas, tromboxanos e derivados dos ácidos graxos hidroxilados.

O consumo de ácidos graxos essenciais é o modo mais significativo de regular a formação de eicosanoides. O ácido araquidônico, gerado pelo metabolismo do ômega-6, e o EPA competem pelas enzimas cicloxigenase e lipoxigenase na conversão em eicosanoides. Os derivados do ácido araquidônico são eicosanoides das séries 2 e 4 e apresentam atividade pró-inflamatória e pró-agregante, enquanto os eicosanoides das séries 3 e 5, derivados de ácidos graxos ômega-3, são anti-inflamatórios e inibem a agregação de plaquetas. Esse mecanismo pode ser visualizado na Fig. 10.3.

O aumento da ingestão do óleo de peixe, rico em EPA e DHA, promove uma diminuição da concentração plasmática de ácido araquidônico. Consequentemente, a disponibilidade e a competição pela cicloxigenase diminuem, formando uma menor quantidade de eicosanoides a partir do metabolismo do ácido araquidônico em relação aos prostanoides formados a partir do ácido eicosapentaenoico. A diferença entre as atividades biológicas desses eicosanoides é que é de grande importância: a PGE3 e o TXA3 são menos potentes do que a PGE2 e o TXA2 em relação ao mecanismo inflamatório.

Muitos dos efeitos anti-inflamatórios e cardiovasculares propostos pelos ácidos graxos da série ômega-3 interferem no metabolismo final do araquidônico. Os compostos são agentes homeostáticos e estão envolvidos na manutenção da integridade dos sistemas inflamatório, cardiovascular e renal. O desequilíbrio na homeostase de leucotrienos pode resultar em respostas inflamatórias com distúrbios respiratórios, como asma e rinite alérgica, artrite e desordens inflamatórias no intestino. Similarmente, um desequilíbrio na síntese de prostaglandinas pode levar a doenças cardiovasculares e renais e resultar em aterosclerose e derrames.

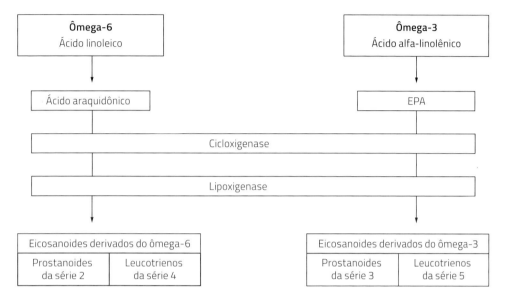

Fig. 10.3 *Síntese de eicosanoides a partir do ômega-6 e do ômega-3*
Fonte: Din, Newby e Flapan (2004).

Em condições normais, a maioria dos eicosanoides é gerada a partir do ácido araquidônico (20:4 ômega-6). Contudo, quando altos níveis de PUFA ômega-3 são consumidos na dieta, uma menor quantidade de eicosanoides derivados de ácido araquidônico (pró-inflamatórios) é produzida. Em vez disso, eicosanoides são formados a partir de EPA. Isso pode ser funcionalmente significante, uma vez que os eicosanoides produzidos a partir de ácido eicosapentaenoico são geralmente mais benéficos ao organismo do que aqueles formados a partir de ácido araquidônico. Consequentemente, uma mudança induzida pelo PUFA ômega-3 nas quantidades e nos tipos de eicosanoides produzidos terá uma influência significativa no funcionamento de células imunológicas e inflamatórias, podendo justificar parcialmente as ações anti-inflamatórias e imunorreguladoras de óleos de peixes.

10.6 Doses recomendadas

No Brasil, o *claim* aprovado pela Anvisa para os ácidos graxos da série ômega-3 descreve que seu consumo auxilia na manutenção de níveis saudáveis de triglicerídeos, desde que seja associado a uma dieta equilibrada e a hábitos saudáveis. No entanto, esse efeito é atribuído somente ao ômega-3 de cadeia longa proveniente de óleos de peixe (EPA e DHA), óleo de krill ou óleo da microalga *Schizochytrium* sp.

Anteriormente, a Anvisa havia determinado em sua legislação que o produto deveria apresentar, no mínimo, 0,1 g de EPA e/ou DHA na porção, ou em 100 g ou 100 mL do produto pronto para consumo caso a porção, para obter a alegação de funcional, tivesse que ser superior a 100 g ou 100 mL. No entanto, o órgão reavaliou as evidências científicas disponíveis sobre as propriedades funcionais do EPA e do DHA e concluiu que as quantidades anteriormente exigidas (100 mg de EPA e DHA) não eram suficientes para a produção de efeitos benéficos relacionados aos níveis de triglicerídeos. Por isso, determinou-se que os pedidos de alegações para os ácidos graxos EPA e DHA deveriam ser analisados caso a caso.

A recomendação geral da dose de PUFA n-3 a ser ingerida pela população é de 450 mg/dia, o que é consistente com o consumo de duas porções de peixe por semana.

A Tab. 10.1 resume a ingestão diária recomendada de EPA e DHA a partir de várias fontes.

Tab. 10.1 INGESTÃO DIÁRIA RECOMENDADA DE EPA E DHA PARA ADULTOS EM VÁRIOS PAÍSES

País	EPA + DHA (mg/dia)	Referência
Inglaterra	200	Departamento de Saúde
Vários	500*	Organização Mundial da Saúde
Inglaterra	450	Comitê do Conselho Científico de Nutrição
Vários	500	Sociedade Internacional de Estudos em Ácidos Graxos e Lipídeos
Estados Unidos	270	Instituto de Medicina
Bélgica	680	Conselho de Saúde da Bélgica

Os ácidos graxos da série ômega-3 podem influenciar uma variedade ampla de funções biológicas devido à associação deles na incorporação ou na formação de parte das membranas celulares, sendo essenciais para o crescimento e o funcionamento do organismo humano. Por esse motivo, é necessário determinar as recomendações nutricionais relativas ao seu consumo na dieta.

10.7 Potenciais efeitos adversos

Inúmeros estudos foram publicados sobre os efeitos da ingestão de EPA e DHA. No entanto, a maioria está focada nos potenciais benefícios ao organismo promovidos por essas substâncias, e não na identificação de possíveis efeitos adversos. Os estudos realizados englobam uma elevada heterogeneidade nas características dos indivíduos avaliados, bem como na quantidade e na frequência de suplementação. Consequentemente, essas limitações dificultam a determinação do limite de segurança para o consumo de EPA e DHA.

É indispensável ressaltar que as preocupações referentes aos efeitos adversos são especialmente aplicáveis aos níveis elevados, como, por exemplo, > 3 g/dia. O consumo moderado de pescado de origem marinha não ultrapassa a quantidade de EPA e DHA considerada segura para o consumo.

Precocemente, foi relatado que o consumo acima de 3 g/dia de PUFAs n-3 poderia influenciar negativamente o controle glicêmico, particularmente em diabéticos. Desde então, estudos com doses moderadas encontraram pouco efeito sobre os índices de glicemia e de resposta e sensibilidade insulínica.

No que diz respeito ao perfil lipídico, PUFAs ômega-3 podem reduzir o colesterol total, mas existe a preocupação de que eles também possam elevar os níveis de LDL colesterol. Mais preocupante é a oxidação da LDL, já que ela está relacionada ao processo de aterosclerose.

A ingestão elevada de EPA e DHA pode promover episódios de sangramento, além de prejudicar a função imune, aumentar a peroxidação lipídica e prejudicar o metabolismo de lipídeos e glicose.

O National Health and Medical Research Council (2006) e a U.S. Food & Drug Administration (FDA, 2000) estabeleceram uma possível dose-limite de 3 g/dia para EPA e DHA. Esse limite foi estabelecido a partir de evidências que sugeriam que quantidades mais elevadas poderiam impactar negativamente a resposta imune.

Os dados científicos disponíveis não têm suporte científico suficiente para estabelecer uma dose-limite de consumo, mas acredita-se que não se deve exceder o consumo de 3 g de EPA e DHA por dia.

10.8 Efeito do processamento

Os alimentos ricos em ácidos graxos possuem limitações durante o seu processamento e o seu armazenamento, estando a primeira delas relacionada à suscetibilidade dos ácidos graxos altamente insaturados a sofrer degradação oxidativa, o que resulta em sabores e odores indesejáveis, além de perda das propriedades benéficas à saúde.

Entre os fatores que afetam a oxidação lipídica estão: presença de ácidos graxos poli-insaturados, condições de armazenamento, temperatura, presença de oxigênio, umidade, oxidantes e antioxidantes.

A segunda dificuldade encontrada durante o processamento e o armazenamento de alimentos ricos em ácidos graxos deve-se ao fato de essas moléculas serem bastante hidrofóbicas e praticamente insolúveis em água, mesmo quando estão na forma de ácidos graxos livres.

Dessa maneira, estudos buscam verificar se as etapas do processamento podem interferir de modo quantitativo e qualitativo nos ácidos graxos poli-insaturados e quais seriam as formas de prevenir a oxidação lipídica. As análises sobre essas mudanças nos ácidos graxos normalmente baseiam-se nas alterações causadas por tratamentos térmicos, em especial pela cocção. O calor pode causar a degradação de nutrientes e vitaminas e oxidar lipídeos como os ácidos graxos da série ômega-3.

As reações de auto-oxidação durante o armazenamento e o processamento de óleos de peixe e peixes com maior teor de gordura facilmente levam à formação de compostos voláteis comumente associados com o ranço. Nesse sentido, técnicas como o congelamento têm sido amplamente utilizadas para reter as propriedades sensoriais e nutricionais do pescado. A elevada quantidade de PUFAs no pescado o torna altamente suscetível à peroxidação lipídica e à rápida deterioração.

No que diz respeito ao controle de alterações lipídicas, estudos buscaram avaliar a eficiência do emprego de substâncias como o alfa-tocoferol ou os extratos vegetais para auxiliar na oxidação lipídica e na solubilização dos ácidos graxos. Alimentos fortificados com ômega-3 a partir de DHA e EPA encapsulados são mais estáveis à temperatura e, consequentemente, apresentam maior *shelf life*.

10.9 Considerações finais

Os ácidos graxos essenciais da série ômega-3, com destaque para o EPA e o DHA, têm despertado o interesse da comunidade científica por seus inúmeros benefícios à saúde.

As principais fontes de EPA e DHA são os animais de origem marinha. No Brasil, a população não tem o hábito de consumir pescado e, consequentemente, o consumo desses ácidos graxos por meio de recursos alimentares naturais é extremamente baixo, sendo preciso optar pela suplementação com óleo de peixes.

Outro fator importante é a relação de consumo ômega-3/ômega-6, que está atualmente acima da predita como ideal. O desequilíbrio pode causar desordens inflamatórias devido aos eicosanoides gerados no metabolismo do ácido araquidônico.

O enriquecimento de produtos alimentícios com ácidos graxos poli-insaturados ômega-3 de cadeia longa representa uma oportunidade para a indústria de alimentos, pois agrega valor ao produto, mas a estabilidade das moléculas, o sabor do alimento e o custo de produção são fatores importantes que devem ser considerados.

Portanto, o capítulo demonstrou alguns dos possíveis efeitos benéficos e a essencialidade dos ácidos graxos da série ômega-3 como alimentos funcionais; porém, é preciso ressaltar que não se pode deixar de lado outros fatores indispensáveis a uma boa qualidade de vida, como uma dieta equilibrada, a prática regular de esportes e o consumo não excessivo de álcool, gordura e fumo.

Questões

10.1) Já se sabe que consumir pescado de duas a três vezes por semana é um excelente hábito alimentar. Em relação aos benefícios dos ácidos graxos da série ômega-3, explicar por que é essencial o consumo de peixes na frequência citada anteriormente, e não de castanhas ou amêndoas. Os peixes selvagens e os criados em cativeiro apresentam as mesmas quantidades de ômega-3?

10.2) Ao se formular um produto, é preciso considerar as características tecnológicas e a estabilidade dos compostos bioativos que ele terá. Preparar um pequeno relatório que descreva as principais características tecnológicas e as informações referentes à estabilidade do ômega-3 de um produto que você quer desenvolver.

10.3) Quais fatores contribuíram para o aumento desenfreado do consumo de ômega-6 em relação ao ômega-3?

10.4) Por que a relação entre ômega-6 e ômega-3 é tão importante? Descrever detalhadamente o mecanismo de ação de cada um e qual seria a relação ideal e real entre ambos.

10.5) A linhaça é uma fonte de ácidos graxos poli-insaturados. Em um programa de televisão, recomendou-se triturar e submeter a linhaça ao aquecimento para o melhor aproveitamento de seus nutrientes. Você acredita que o aquecimento é uma boa escolha?

10.6) Quais as propriedades funcionais dos ácidos graxos da série ômega-3? E qual o principal mecanismo de ação desses compostos? Descrevê-los detalhadamente.

referências bibliográficas

Cap. 1 – Perspectivas e tendências

ABIA - ASSOCIAÇÃO BRASILEIRA DE INDÚSTRIA DE ALIMENTOS. *Anuário 2007*. Disponível em: <http://www.anuarioabia.com.br/editorial_05html>. Acesso em: 17 mar. 2012.

ABRAS - ASSOCIAÇÃO BRASILEIRA DE SUPERMERCADOS. *Anvisa registra 91 alimentos funcionais em 2013*. 2014. Disponível em: <http://www.abras.com.br>. Acesso em: 18 mar. 2014.

AC NIELSEN. *Estudo*. Disponível em: <http://www.acnielsen.com.br>. Acesso em: 17 mar. 2009.

ANJO, D. F. C. Alimentos funcionais em angiologia e cirurgia vascular. *Jornal Vascular Brasileiro*, v. 3, p. 145-54, 2004.

ANVISA - AGÊNCIA NACIONAL DE VIGILÂNCIA SANITÁRIA. Ministério da Saúde. Resolução n° 18, de 30 de abril de 1999. *Diretrizes Básicas para Análise e Comprovação de Propriedades Funcionais e ou de Saúde Alegadas em Rotulagem de Alimentos*. 1999.

ANVISA - AGÊNCIA NACIONAL DE VIGILÂNCIA SANITÁRIA. Ministério da Saúde. Informe técnico n. 63, de 3 de outubro de 2014. *Esclarecimentos sobre adição de ingredientes fontes de EPA e DHA em alimentos e bebidas*. 2014.

ARES, G.; BARREIRO, C.; DELIZA, R.; GAMBARO, A. Alternatives to reduce the bitterness, astringency and characteristic flavour of antioxidant extracts. *Food Research International*, v. 42, n. 7, p. 871-878, 2009.

ASP, N. G. Functional foods: foods beyond basic nutrition. In: ILSI INTERNATIONAL SYMPOSIUM ON FUNCTIONAL FOODS IN EUROPE, 9-11 may, 2007, Malta.

AWAD, A. B.; FINK, C. S. Phytosterols as anticancer dietary components: evidence and mechanism of action. *Journal of Nutrition*, v. 130, n. 9, p. 2127- 2130, 2000.

BALDISSERA, A. C.; DELLA BETTA, F.; PENNA, A. L. B.; DE DEA LINDNER, J. Alimentos funcionais: uma nova fronteira para o desenvolvimento de bebidas proteicas a base de soro de leite. *Semina: Ciências Agrárias*, v. 32, n. 4, p. 1497-1512, 2011.

BEARDSWORTH, A. D.; KEIL, E. T. The vegetarian option: varieties, conversions, motives and careers. *The Sociological Review*, v. 40, p. 255, 1992.

BENTO, O. P. Alimentos Funcionais: um mercado em expansão? Instituto de Ciências Agrárias Mediterrânicas, Departamento de Zootecnia, Universidade de Évora, p. 321-333. Disponível em: <http://www.ela.uevora.pt/download/ELA_politicas_tecnologias_03.pdf>. Acesso em: 17 mar. 2012.

BETORET, E.; BETORET, N.; VIDAL, D.; FITO, P. Functional foods development: trends and technologies. *Trends in Food Science and Technology*, v. 22, p. 498-508, 2011.

CHAMPAGNE, C. P.; GARDNER, N. J.; ROY, D. Challenges in the addition of probiotic cultures to foods. *Critical Review of Food Science and Nutrition*, v. 45, n. 1, p. 61-84, 2005.

CHEUNG, L. M.; CHEUNG, P. C. K.; OOI, V. E. C. Antioxidant activity and total phenolics of edible mushrooms extracts. *Food Chemistry*, v. 81, p. 249-255, 2003.

CLINTON, S. K. Lycopene: chemistry, biology, and implications for human health and disease. *Revista de Nutrição*, v. 56, p. 35-51, 1998.

CLYDESDALE, F. Functional foods: opportunities and challenges. *Institute of Food Technologists Expert Report*, p. 1-66, 2005.

DANIELLS, S. *Dairy could mask bitter taste of antioxidants*, 2009. Disponível em: <www.foodnavigator.com>. Acesso em: 15 mar. 2012.

DE CATERINA, R. N-3 fatty acids in cardiovascular disease. *N Engl J Med.*, v. 364, p. 2439-2450, 2011.

DEGASPARI, C. H.; WASZCZYNSKYJ, N. Propriedades antioxidantes de compostos fenólicos. *Visão Acadêmica*, v. 5, n. 1, p. 33-40, 2004.

DELLA LUCIA, C. M.; CAMPOS, F. M.; MATA, G. M. S. C.; SANT'ANA, H. M. P. Controle de perdas de carotenoides em hortaliças preparadas em unidade de alimentação e nutrição hospitalar. *Ciência Saúde Coletiva*, v. 13, n. 5, p. 1627-1636, 2008.

DOLINSKY, M. *Nutrição funcional*. São Paulo: Roca, 2009.

DRAELOS, Z. D. Nutrition and enhancing youthful-appearing skin. *Clinics in Dermatology*, v. 28, p. 400-408, 2010.

EUROMONITOR. 2007. Disponível em: <http://www.portal.euromonitor.com/Portal/ Statistics. aspx>. Acesso em: 17 mar. 2012.

EUROMONITOR. Functional foods: a world survey. *Euromonitor international, Functional Times, Food Business*, London, v. 35, p. 6, Feb. 2009. Disponível em: <http:\\www.researchandmarkets.com/reports/>. Acesso em: 17 mar. 2012.

EUROMONITOR. 2014. Disponível em: <http://www.portal.euromonitor.com/Portal/ Statistics. aspx>. Acesso em: 16 jun. 2014.

FARNWORTH, E. R. Probiotics and prebiotics. In: WILDMAN, R. E. C. (Ed.). *Handbook of nutraceuticals and functional foods*. 2.ed. Boca Raton, Florida: CRC Press, 2001. p. 335-352.

FERREIRA, E. H. R.; CABRAL, J. R. A.; NARDELLI, P. M. Alimentos funcionais: mercado, regulamentação e benefícios à saúde. *Leites e Derivados*, n. 113, ano 18, jul. 2009.

FRANCO, R. C. *Análise comparativa de legislações referentes aos alimentos funcionais*. 2006. 157 f. Dissertação (Mestrado) – Universidade de São Paulo, São Paulo, 2006.

FROST & SULLIVAN. *Global Nutraceutical Industry*: investing in healthy living. Palo Alto, California, 2010.

FUNKE, M. Anvisa registra 91 alimentos funcionais em 2013. *Valor Econômico*, 11 fev. 2014.

GLOBAL BURDEN OF DISEASE. Institute for health metrics and evaluation. [s.d.]. Disponível em: <http://www.healthdata.org/gbd>. Acesso em: 12 dez. 2013.

GRAJEK, W.; OLEJNIK, A.; SIP, A. Probiotics, prebiotics and antioxidants as functional foods. *Acta Biochimica Polonica*, v. 52, n. 3, p. 665-671, 2005.

GRANATO, D.; BRANCO, G.F.; NAZZARO, F. Functional foods and nondairy probiotic food development: trends, concepts and products. *Comprehensive Reviews in Food Science and Food Safety*, v. 9, p. 292-302, 2010.

GRASSI, D.; DESIDERI, G.; CROCE, G.; TIBERTI, S.; AGGIO, A.; FERRI, C. Flavonoids, vascular function and cardiovascular protection. *Current Pharmaceutical Design*, v. 15, n. 10, p. 1072-1084, 2009.

GRUNERT, K. G. European consumers' acceptance of functional foods. *Annals of the New York Academy of Sciences*, v. 1190, p. 166-173, 2010.

HOLM, F. *New functional food ingredients*: cardiovascular health. Flair-flow 4 synthesis report (SMEs n. 5). Project n. QLK1-CT - 2000 - 00040. 2003. p. 1- 40.

IKEDA, A. A.; MORAES, A.; MESQUITA, A. Considerações sobre tendências e oportunidades dos alimentos funcionais. *Revista P&D em Engenharia de Produção*, v. 8, n. 2, p. 40-56, 2010.

INTERNATIONAL DIABETES FEDERATION. *Diabetes Atlas*. 7. ed. 2015.

JOUSSE, F. Modeling to improve the efficiency of product and process development. *Comprehensive Reviews in Food Science and Food Safety*, v. 7, p. 175-181, 2008.

KALACHE, A.; VERAS, R. P.; RAMOS, L. R. O envelhecimento da população mundial. Um desafio novo. *Revista de Saúde Pública*, v. 21, p. 200-210, 1987.

KOCH, T. C.; BRIVIBA, K.; WATZL, B.; FÄHNDRICH, C.; BUB, A.; RECHKEMMER, G.; BARTH, S. W. Prevention of colon carcinogenesis by apple juice in vivo: impact of juice constituents and obesity. *Molecular Nutrition and Food Research*, v. 53, n. 10, p. 1289-1302, 2009.

MAGNONI, D. *Fibras dietéticas, conceitos gerais*. 2006. IMEN - Instituto de Metabolismo e Nutrição. Disponível em: <http://www.nutricaoclinica.com.br>. Acesso em: 18 mar. 2012.

MAIANI, G.; CASTÓN, M.J.P.; CATASTA, G.; TOTI, E.; CAMBRODÓN, I.G.; BYSTED, A.; GRANADOLOR-ENCIO, F.; OLMEDILLA-ALONSO, B.; KNUTHSEN, P.; VALOTI, M.; BÖHM, V.; MAYERMIEBACH, E.; BEHSNILIAN, D.; SCHLEMMER, U. Carotenoids: actual knowledge on food sources, intakes, stability and bioavailability and their protective role in humans. *Molecular Nutrition and Food Research*, v. 53, n. 2, p. 194-218, 2009.

MARTÍ, N.; MENA, P.; CÁNOVAS, J. A.; MICOL, V.; SAURA, D. Vitamin C and the role of citrus juices as functional food. *Natural Products Communications*, v. 4, n. 5, p. 677-700, 2009.

MARTINS, J. M.; RIOTTOT, M.; LANÇA, M. J.; ABREU, M. C.; VIEGAS-CRESPO, A. M.; ALMEIDA, J. A. A.; FREIRE, J. P. B.; BENTO, O. Dietary raw peas (Pisum sativum L.) reduces plasma and hepatic cholesterol in intact and ileo-rectal anastomosed pigs fed cholesterol-rich diets. *Journal of Nutrition*, v. 134, n. 12, p. 3305-3312, 2004.

MENRAD, K. Market and marketing of functional food in Europe. *Journal of Food Engineering*, v. 56, n. 2-3, p. 181-188, 2003.

MILNER, J. A. Functional foods and health promotion. *Journal of Nutrition*, v. 129, n. 7, p. 1395s-1397s, 1999.

MINTEL INTERNATIONAL GROUP. *Global new product trends and their impact on Latin America*. Seminário. São Paulo, 2007.

MIYAZAWA, T.; SHIBATA, A.; SOOKWONG, P.; KAWAKAMI, Y.; EITSUKA, T.; ASAI, A.; OIKAWA, S.; NAKAGAWA, K. Antiangiogenic and anticancer potential of unsaturated vitamin E (tocotrienol). *Journal of Nutritional Biochemistry*, v. 20, n. 2, p. 79-86, 2009.

MOHAMED, S.; HASHIM, S. N.; RAHMAN, H. A. Seaweeds: a sustainable functional food for complementary and alternative therapy. *Trends in Food Science and Technology*, v. 23, p. 83-96, 2012.

MORAES, A.; MESQUITA, G.; ZEBINDEN, M. *Alimentos funcionais*: o futuro do mercado de alimentos. Trabalho de Conclusão de Curso. Programa de Educação Continuada. Fundação Instituto de Administração. MBA Marketing T 21, 2007. 156 p.

MORAES, F. P.; COLLA, L. M. Alimentos funcionais e nutracêuticos: definições, legislação e benefícios à saúde. *Revista Eletrônica de Farmácia*, v. 3, n. 2, p. 109-122, 2006.

MORAES, V. H. F. *Alegações sobre as propriedades funcionais do Licopeno*: um estudo com consumidores do município de Campinas/SP. 2007. Dissertação (Mestrado) – Universidade Estadual de Campinas, Campinas, 2007.

MORATOYA, E. E.; CARVALHAES, G. C.; WANDER, A. E.; ALMEIDA, L. M. M. C. Mudanças no padrão de consumo alimentar no Brasil e no mundo. *Revista de Política Agrícola*, ano XXII, n. 1, 2013.

NIA - NATIONAL INSTITUTE ON AGING. *Alzheimer's disease fact sheet*. 2016. Disponível em: <https://www.nia.nih.gov/alzheimers/publication/alzheimers-disease-fact-sheet>.

OCDA. Estudio de Mercado. *Informe Histórico. Observatorio del Consumo y la Distribución Alimentaria.* Spanish Ministry of Agriculture, Food and Environment, 2011.

OMS - ORGANIZAÇÃO MUNDIAL DA SAÚDE. Obesity: preventing and managing the global epidemic. Report of a WHO consultation. World Health Organ Tech Rep Ser, 2000.

OMS - ORGANIZAÇÃO MUNDIAL DA SAÚDE. Global Reports on Diabetes. Disponível em: <http://apps.who.int/iris/bitstream/10665/204871/1/9789241565257_eng.pdf>. Acesso em: 10 dez. 2016.

OSTLIE, H.; HELLAND, M. H.; NARVHUS, J. Growth and metabolism of probiotics in fermented milk. *International Journal of Food Microbiology*, v. 87, n. 1/2, p. 17-27, 2003.

PALANCA, V.; RODRÍGUEZ, E.; SEÑORÁNS, J.; REGLERO, G. Bases científicas para el desarollo de protuctos cárnicos funcionales com actividad biológica combinada. *Alimentos funcionales, Nutrición Hospitalaria*, v. 21, n. 2, p. 199-202, 2006.

PICARD, C.; FIORAMONTI, J.; FRANCOIS, A.; ROBINSON, T.; NEANT, F.; MATUCHANSKY, C. Bifidobacteria as a probiotic agents: physiological effects and clinical benefits. *Alimentary Pharmacology and Therapeutics*, v. 22, n. 6, p. 495-512, 2005.

PIETTA, P. G. Flavonoids as antioxidants. *Journal of Natural Products*, v. 63, n. 7, p. 1035-1042, 2000.

PIMENTEL, B. M. V.; FRANCKI, M.; GOLLÜCKE, B. P. *Alimentos funcionais:* introdução as principais substâncias bioativas em alimentos. São Paulo: Ed. Varella, 2005.

PRASAD, A. S. Clinical, immunological, anti-inflammatory and antioxidant roles of zinc. *Experimental Gerontology*, v. 43, n. 5, p. 370-377, 2008.

PRASAD, A. S.; BECK, F. W. J.; SNELL, D. C.; KUCUK, O. Zinc in cancer prevention. *Nutrition and Cancer*, v. 61, n. 6, p. 879-87, 2009.

RAMFUL, D.; BAHORUN, T.; BOURDON, E.; TARNUS, E.; ARUOMA, O. I. Bioactive phenolics and antioxidant propensity of flavedo extracts of Mauritian citrus fruits: potential prophylactic ingredients for functional foods application. *Toxicology*, v. 28, n. 278, p. 75-87, 2010.

REGLERO, G.; FRIAL, P.; CIFUENTES, A.; GARCÍA-RISCO, M. R.; JAIME, L.; MARIN, F. R.; PALANCA, V.; RUIZ-RODRÍGUEZ, A.; SANTOYO, S.; SEÑORÁNS, F. J.; SOLER-RIVAS, C.; TORRES, C.; IBAÑEZ, E. Meat-based functional foods for dietary equilibrium omega-6/omega-3. *Molecular Nutrition and Food Research*, Madrid, v. 52, n. 10, p. 1153-1161, 2008.

REID, G.; SANDERS, M. E.; GASKINS, H. R.; GIBSON, G. R.; MERCENIER, A.; RASTALL, R.; ROBERFROID, M.; ROWLAND, I.; CHERBUT, C.; KLAENHAMMER, T. R. New scientific paradigms for probiotics and prebiotics. *Journal of Clinical Gastroenterology*, v. 37, n. 2, p. 105-118, 2003.

RESEARCH AND MARKETS. *Health food and sports nutrition market research reports.* 2010. Disponível em: <https://www.researchandmarkets.com/categories/health-food-sports-nutrition>. Acesso em: 12 dez. 2010.

RETAIL MERCHANDISER. *Retail Merchandiser*, New York, Mar. 2007. Disponível em: <http://proquest.umi.com/pqdweb>. Acesso em: 17 mar. 2012.

RICE-EVANS, C. A.; MILLER, N. J.; PAGANGA, G. Antioxidant properties of phenolic compounds. *Trends in Plant Science*, v. 2, p. 152-159, 1997.

ROBERFROID, M. B. Functional foods: concepts and application to inulin and oligofructose. *British Journal of Nutrition*, v. 87, n. 2, p. 139-143, 2002.

RUIZ-RODRIGUEZ, A.; REGLERO, G.; IBAÑEZ, E. Recent trends in the advanced analysis of bioactive fatty acids. *Journal of Pharmaceutical and Biomedical Analysis*, v. 51, n. 2, p. 305-326, 2010.

SAAD, S. M. I. Probióticos e prebióticos: o estado da arte. *Revista Brasileira de Ciências Farmacêuticas*, v. 42, n. 1, p. 1-16, 2006.

SALGADO, J. M.; ALMEIDA, M. A. *Mercado de alimentos funcionais:* desafios e tendências. Sociedade Brasileira de Alimentos Funcionais (SBAF), 2009. Disponível em: <www.sbaf.org.br/_arti-

gos/200806_Mercado_Alimentos_Funcionais_-_Desafios_ Tendencias.pdf>. Acesso em: 6 nov. 2009.

SALGADO, J. M.; DE ANGELIS, R. Fitoestrógeno da Soja. In: DE ANGELIS, R. (Org.). *Importância de alimentos vegetais para o ser humano*. 1. ed. Rio de Janeiro: Atheneu, 2000, p. 181-192.

SALGADO, J. M.; DONADO-PESTANA, C. M. Soy as a functional food. In: HANY EL-SHEMY. (Org.). *Soybean and Nutrition*. Croácia: Intech Publisher, 2011, v. 1, p. 21-44.

SBC - SOCIEDADE BRASILEIRA DE CARDIOLOGIA. *Cardiômetro*: mortes por doenças cardiovasculares no Brasil. 2016. Disponível em: <http://www.cardiometro.com.br/anteriores.asp>. Acesso em: 10 dez. 2016.

SCALBERT, A.; JOHNSON, I. T.; SALTMARSH, M. Polyphenols: antioxidants and beyond. *The American Journal of Clinical Nutrition*, v. 81, n. 1, p. 215- 217, 2005.

SCALBERT, A.; MANACH, C.; MORAND, C.; RÉMÉSY, C.; JIMÉNEZ, L. Dietary polyphenols and the prevention of diseases. *Critical Reviews in Food Science and Nutrition*, v. 45, n. 4, p. 287-306, 2005.

SEBRAE. Boletins SEBRAE 2014. *Alimentos funcionais*: crescimento Brasil acima da média mundial. Disponível em: <http://www.sebraemercados.com.br>. Acesso em 18 mar. 2014.

SILVERSTEIN, J.; KLINGENSMITH, G.; COPELAND K.; PLOTNICK, L.; KAUFMAN, F.; LAFFEL, L. Care of children and adolescents with type 1 diabetes. *Diabetes Care*, v. 28, p. 186-212, 2005.

SIMÕES, C. M. O.; SCHENKEL, E. P.; GOSMANN, G.; MELLO, J. C. P.; MENTZ, L. A.; PETROVICK, P. R. *Farmacognosia*: da planta ao medicamento. 2. ed. Porto Alegre; Florianópolis: UFRGS; UFSC, 2000.

SIRÓ, I.; KÁPOLNA, E.; KÁPOLNA, B.; LUGASI, A. Functional food. Product development, marketing and consumer acceptance: a review. *Appetite*, v. 51, n. 3, p. 456-467, 2008.

SOCCOL, C. R.; VANDENBERGHE, L. P. D. S.; MEDEIROS, A. B. P.; YAMAGUISHI, C. T.; DE DEA LINDNER, J.; PANDEY, A.; THOMAZ-SOCCOL, V. The potential of the probiotics: a review. *Food Technology and Biotechnology*, v. 48, n. 4, p. 413-434, 2010.

SPENCE, J. T. Challenges related to the composition of functional foods. *Journal of Food Composition and Analysis*, v. 19 (Sup. 1), p. S4-S6, 2006.

SZAJEWSKA, H.; MRUKOWICZ, J. Meta-analysis: non-pathogenic yeast *Saccharomices boulardii* in the prevention of antibiotic - associated diarrhoea. *Alimentary Pharmacology and Therapeutics*, v. 22, n. 3, p. 365-372, 2005.

THAMER, K. G.; PENNA, A. L. B. Caracterização de bebidas lácteas funcionais fermentadas por probióticos e acrescidas de prebióticos. *Ciência e Tecnologia de Alimentos*, v. 26, n. 3, p. 1-7, 2006.

TONETTI, M.S.; VAN DYKE, T.E. Periodontitis and atherosclerotic cardiovascular disease: consensus report of the Joint EFP/AAP Workshop on Periodontitis and Systemic Diseases. *J Clin Periodontol.*, v. 40 (Sup. 14), p. S24-S29, 2013.

UENOJO, M.; MARÓSTICA Jr., M. R. M.; PASTORE, G. M. Carotenóides: propriedades, aplicações e biotransformação para formação de compostos de aroma. *Química Nova*, v. 30, n. 3, p. 616-617, 2007.

UNITED NATIONS. Department of Economic and Social Affairs, Population Division. *World Population Ageing*. New York, 2013.

VAN TRIJP, H. *Consumer understanding and nutritional communication*. ILSI International Symposium on Functional Foods in Europe, 9-11 May, 2007, Malta.

WESTSTRADE, J.A.; VAN POPEL, G.; VERSCHUREN, P.M. Functional foods, trends and future. *British Journal of Nutrition*, v. 88 (Sup. 2), p. S233-S235, 2002.

WU, J. H.; MOZAFFARIAN, D. W-3 fatty acids, atherosclerosis progression and cardiovascular outcomes in recent trials: new pieces in a complex puzzle. *Heart,* vol. 100, n. 7, p. 530-533, 2014.

Cap. 2 – Soja

AHMAD, A.; RAMASAMY, K.; JAAFAR, S. M.; MAJEED, A. B. A.; MANI, V. Total isoflavones from soybean and tempeh reversed scopolamine-induced amnesia, improved cholinergic activities and reduced neuroinflammation in brain. *Food and Chemical Toxicology*, p. 120-128, 2014.

ALEKEL, D. L.; GERMAIN, A. S.; PETERSON, C. T. Isoflavone-rick soy protein isolate attenuates bone loss in the lumbar spine of perimenopausal women. *Am J Clin Nutr.*, v. 72, p. 844-852, 2000.

CARRÃO-PANIZZI, M. C.; KITAMURA, A. C.; REGANOLS, J. P. Organic and biodynamic management: effects on soil biology. *Am J Soil Sci Soc.*, v. 64, n. 1, p. 1651-1659, 2000.

CARRÃO-PANIZZI, M. C.; BERHOW, M.; MANDARINO, J. M. G.; OLIVEIRA, M. C. N. Environmental and genetic variation of isoflavones content of soybean seeds grown in Brazil. *Pesquisa Agropecuária Brasileira*, Brasília, v. 44, n. 11, p. 1444-1451, 2009.

CHOI, C. W. et al. Yeast alpha-glucosidase inhibition by isoflavones from plants of Leguminosae as an in vitro alternative to acarbose. *J Agric Food Chem.*, v. 58, n. 18, p. 9988-9993, 2010.

CONAB - COMPANHIA NACIONAL DE ABASTECIMENTO. *Soja*: área, produção e produtividade. 2014. Disponível em: <http://www.conab.gov.br/> Acesso em: jan. 2015.

DIERKING, E. C.; BILYEU, K. D. Raffinose and stachyose metabolism are not required for efficient soybean seed germination. *Journal of Plant Physiology*, v. 166, n. 12, p. 1329-1335, 2009.

EMBRAPA - EMPRESA BRASILEIRA DE PESQUISA AGROPECUÁRIA. Tecnologias de produção de soja na região Central do Brasil. 2004. Disponível em: <http://www.cnpso.embrapa.br/producao-soja/SojanoBrasil.htm>. Acesso em: Jan. 2015.

FRANKE, A.; CUSTER, L.; CERNA, C.; NARALA, K. Rapid HPLC analysis of dietary phytoestrogens from legumes and from human urine. *Proc Soc Exp Biol Med.*, v. 208, p. 18-26, 1995.

FU, Z.; LIU, D. Long-term exposure to genistein improves insulin secretory function of pancreatic cells. *Eur J Pharmacol.*, v. 616, n. 1- 3, p. 321-7, 2009.

GILBERT, E. R.; LIU, D. Anti-diabetic functions of soy isoflavone genistein: mechanisms underlying its effects on pancreatic beta-cell function. *Food Funct.*, v. 4, n. 2, p. 200-12, 2013.

GOTTSTEIN, N. et al. Effect of genistein and daidzein on platelet aggregation and monocyte and endothelial function. *British Journal of Nutrition*, v. 89, n. 5, p. 607-615, 2013

GÜÇLÜ-USTÜNDAG, O.; MAZZA, G. Saponins: properties, applications and processing. *Critical Reviews in Food Science and Nutrition*, v. 47, n. 3, p. 231-258, 2007.

KANG, X. M.; ZHANG, Q. Y.; WANG, S. H.; HUANG X.; JIN, S. Effect of soy isoflavones on breast cancer recurrence and death for patients receiving adjuvant endocrine therapy. *Canadian Medical Association Journal*, v. 182, n. 17, p. 1857-1867, 2010.

KRIS-ETHERTON, P. M. et al. The effect of diet on plasma lipids, lipoproteins, and coronary heart disease. *Journal of American Dietetic Association*, v. 88, n. 11, p. 1373-1400, 1988.

KURAHASHI, N.; IWASAKI, M.; SASAZUKI, S.; OTANI, T.; INOUE, M.; TSUGANE, S. Soy product and isoflavone consumption in relation to prostate cancer in Japanese men. *Cancer Epidemiol. Biomarkers*, v. 16, p. 538-545, 2007.

LAMBEIN, F.; KUO, Y. H.; IKEGAMI, F.; KUSAMA-EGUCHI, K.; ENNEKING, D. Grain legumes and human health. *Proceedings of the Fourth International Food Legumes Research Conference (IFLRC-IV)*, New Delhi, India, October 18-22, 2005.

LEE, H. C.; YANG, L.; XU, J. Z.; YEGUNG, S. Y. V. Relative antioxidant activity of soybean isoflavones and their glycosides. *Food Chemistry*, v. 90, p. 735-741, 2005.

MORLEY, F. H.; FRANCIS, C. M. Varietal and environmental variations in isoflavona concentrations in subterranean clover. *Australian Journal of Agricultural Science*, v. 19, p. 15-26, 1968.

SALGADO, J. M. Fitoestrógenos da Soja. In: ANGELIS, R.C. *Importância de alimentos vegetais na proteção da saúde*: fisiologia da nutrição protetora e preventiva de enfermidade degenerativas. São Paulo: Atheneu, 2001. p. 181-189.

SALGADO, J. M. *Pharmacia de alimentos*: recomendações para prevenir e controlar doenças. São Paulo: Madras, 2004. 190 p.

SANCHES, T. R. et al. Avaliação dos sintomas climatéricos na mulher em menopausa e pós-menopausa em uso de proteína isolada de soja. *Journal Health*, v. 28, n. 2, 2010.

SANTANA, A. C.; CARRÃO-PANIZZI, M. C.; MANDARINO, J. M. G.; LEITE, R. S.; SILVA, J. B.; IDA, E. I. Effect of harvest at different times of day on the physical and 87 chemical characteristics of vegetable-type soybean. *Ciência e Tecnologia de Alimentos*, v. 32, n. 2, p. 351-356, 2012.

SEAB - SECRETARIA DE ESTADO DA AGRICULTURA E DO ABASTECIMENTO. *Soja*: análise da conjuntura agropecuária. 2014. Disponível em: < http://www.agricultura.pr.gov.br/>. Acesso em: jan. 2015.

SETCHELL, K. D.; CLERICI, C. Equol: history, chemistry, and formation. *The Journal of Nutrition*, v. 140, n. 7, p. 1355-1362, 2010.

TSOURONIS, C. Clinical effects of phytoestrogens. *Clin. Obstet Gynecol.*, v. 44, p. 836-842, 2001.

USDA - UNITED STATES DEPARTAMENT OF AGRICULTURE. *Dados de produção de alimentos*. [s.d.]. Disponível em: <http://www.usda.gov/>. Acesso em: jun. 2015.

WILLIAMSON-HUGHES, P. S. et al. Isoflavone supplements containing predominantly genistein reduce hot flash symptoms: a critical review of published studies. *Menopause*, v. 13, n. 5, p. 831-839, 2006.

YAMADA, L. T. P.; BARCELOS, M. F. P.; SOUSA, R. V.; LIMA, A. L. Composição química e conteúdo de ferro solúvel em soja [glycine max (l.) merrill]. *Ciências Agrotecnológicas*, Lavras, v. 27, n. 2, p. 406-413, 2003.

Cap. 3 – Flavonoides

ANGST, E. et al. The flavonoid quercetin inhibits pancreatic cancer growth in vitro and in vivo. *Pancreas*, v. 42, n. 2, p. 223-229, 2013.

ARABBI, P. R.; GENOVESE, M. I.; LAJOLO, F. M. Flavonoids in vegetable foods commonly consumed in Brazil and estimated ingestion by the Brazilian population. *Journal of Agricultural and Food Chemistry*, v. 52, n. 5, p. 1124-1131, 2004.

BANERJEE, S.; RAMOS, C. B.; AGGARWAL, B. B. Suppression of 7,12 dimethylbenz(a)anthracene-induced mammary carcinogenesis in rats by resveratrol: role of nuclear factor-kappa B, cyclo-oxygenase 2, and matrix metalloprotease 9. *Cancer Research*, v. 62, p. 4945-4954, 2002.

BASLI, A. et al. Wine polyphenols: potential agents in neuroprotection. *Oxidative medicine and cellular longevity*, v. 2012, p. 1-14, 2012.

BENAVENTE-GARCIA, O.; CASTILLO, J. Update on uses and properties of citrus flavonoids: new findings in anticancer, cardiovascular, and anti-inflammatory activity. *Journal of Agricultural and Food Chemistry*, v. 56, n. 15, p. 6185-6205, 2008.

BENTZ, A. B. A Review of quercetin: chemistry, antioxidant properties, and bioavailability. *The Journal of Young Investigators*, Appalachian State University, v. 19, n. 10, 2009.

CHUN, O. K.; CHUNG, S. J.; SONG, W. O. Estimated dietary flavonoid intake and major food sources of US adults. *The Journal of Nutrition*, v. 137, n. 5, p. 1244-1252, 2007.

CORCORAN, M. P.; MCKAY, D. L.; BLUMBERG, J. B. Flavonoid basics: chemistry, sources, mechanisms of action, and safety. *Journal of nutrition in gerontology and geriatrics*, v. 31, n. 3, p. 176-189, 2012.

DAMODARAN, S.; PARKIN, K. L.; FENNEMA, O. R. *Química de alimentos de Fennema*. 4. ed. Porto Alegre: Artmed, 2010.

DEVINE, A. et al. Tea drinking is associated with benefits on bone density in older women. *The American Journal of Clinical Nutrition*, v. 86, n. 4, p. 1243-1247, 2007.

GARCÍA-LAFUENTE, A. et al. Flavonoids as anti-inflammatory agents: implications in cancer and cardiovascular disease. *Inflammation Research*, v. 58, n. 9, p. 537-552, 2009.

GOBBO-NETO, L.; LOPES, N. P. Plantas medicinais: fatores de influência no conteúdo de metabólitos secundários. *Química Nova*, v. 30, n. 2, p. 374-381, 2007.

GROTEWOLD, E. *The science of flavonoids*. New York: Springer, 2006. 273 p.

GU, J. W. et al. EGCG, a major green tea catechin suppresses breast tumor angiogenesis and growth via inhibiting the activation of HIF-1α and NFκB, and VEGF expression. *Vascular cell*, v. 5, n. 9, p. 1-9, 2013.

GUO, Y. et al. Dietary fat increases quercetin bioavailability in overweight adults. *Molecular Nutrition & Food Research*, v. 57, n. 5, p. 896-905, 2013.

HORST, M. A.; LAJOLO, F. M. Biodisponibilidade de compostos bioativos. In: COZZOLINO, S. M. F. (Org.). *Biodisponibilidade de nutrientes*. São Paulo: Manole, 2009. p. 772-787.

KALUDJEROVIC, J.; WARD, W. E. Neonatal exposure to daidzein, genistein, or the combination modulates bone development in female CD-1 mice. *The Journal of Nutrition*, v. 139, n. 3, p. 467-73, 2009.

KANADASWAMI, C. et al. The antitumor activities of flavonoids. *In vivo*, v. 19, n. 5, p. 895-909, 2005.

KATZ, D. L.; DOUGHTY, K.; ALI, A. Cocoa and chocolate in human health and disease. *Antioxidant & Redox Signaling*, v. 15, n. 10, p. 2779-2811, 2011.

LETENNEUR, L. et al. Flavonoid intake and cognitive decline over a 10-year period. *American Journal of Epidemiology*, v. 165, n. 12, p. 1364-1371, 2007.

LI, S. et al. Black tea: chemical analysis and stability. *Food & Function*, v. 4, n. 1, p. 10-18, 2013.

MANACH, C. et al. Polyphenols: food sources and bioavailability. *The American Journal of Clinical Nutrition*, v. 79, n. 5, p. 727-747, 2004.

MURALEVA, N. A. et al. Efficacy of glucosamine alendronate alone & in combination with dihydroquercetin for treatment of osteoporosis in animal model. *The Indian Journal of Medical Research*, v. 135, n. 2, p. 221-227, 2012.

PÉREZ-JIMÉNEZ, J. et al. Dietary intake of 337 polyphenols in French adults. *The American Journal of Clinical Nutrition*, v. 93, n. 6, p. 1220-1228, 2011.

RUSSO, P.; DEL BUFALO, A.; CESARIO, A. Flavonoids acting on DNA topoisomerases: recent advances and future perspectives in cancer therapy. *Current Medicinal Chemistry*, v. 19, n. 31, p. 5287-5293, 2012.

SETCHELL, K. D. et al. Bioavailability of pure isoflavones in healthy humans and analysis of commercial soy isoflavone supplements. *Journal of Nutrition*, v. 131, n. 4, p. 1362S-1375S, 2001.

SWIECA, M. et al. The influence of protein-flavonoid interactions on protein digestibility in vitro and the antioxidant quality of breads enriched with onion skin. *Food Chemistry*, v. 141, n. 1, p. 451-458, 2013.

TRESSERRA-RIMBAU, A. et al. Dietary intake and major food sources of polyphenols in a Spanish population at high cardiovascular risk: the PREDIMED study. *Nutrition, metabolism & cardiovascular diseases*, v. 23, n. 10, p. 953-959, 2013.

ZHANG, X. et al. Prospective cohort study of soy food consumption and risk of bone fracture among postmenopausal women. *Archives of Internal Medicine*, v. 165, n. 16, p. 1890-1895, 2005.

Cap. 4 – Limonoides

ALMALITI, J. et al. Natural products inspired synthesis of neuroprotective agents against H_2O_2-induced cell death. *Bioorganic & Medicinal Chemistry Letters*, v. 23, n. 5, p. 1232-1237, 2013.

ARIYOSHI, T. et al. Studies on the metabolism of d-Limonene (p-Mentha-1,8-diene). III. Effects of d-limonene on the lipids and drug-metabolizing enzymes in rat livers. *Xenobiotica*, v. 5, n. 1, p. 33-38, 1975.

BAI, J. et al. Effect of extraction, pasteurization and cold storage on flavonoids and other secondary metabolites in fresh orange juice. *Journal of the Science of Food and Agricultural*, v. 93, p. 2771-2781, 2013.

CHAUDHARY, P. et al. Degreening and postharvest storage influences 'Star Ruby' Grapefruit (*Citrus Paradisi Macf.*) bioactive compounds. *Food Chemistry*, v. 135, n. 3, p. 1667-1675, 2012.

CHEBROLU, K. K. et al. Production system and storage temperature influence grapefruit vitamin C, limonoids, and carotenoids. *Journal of Agricultural and Food Chemistry*, v. 60, n. 29, p. 7096-7103, 2012.

CHRISTENSSON, J. B. et al. Air oxidation increases skin irritation from fragrance terpenes. *Contact Dermatitis*, v. 60, n. 1, p. 32-40, 2009.

CROWELL, P. L. Prevention and therapy of cancer by dietary monoterpenes. *The Journal of Nutrition*, v. 129, n. 3, p. 775S-778S, 1999.

FUZER, A. M. et al. Effects of limonoid cedrelone on MDA-MB-231 breast tumor cells in vitro. *Anti-cancer agents in medicinal chemistry*, v. 13, n. 10, p. 1645-1653, 2013.

GUTHRIE, N. et al. Inhibition of human breast cancer cells by citrus limonoids. In: BERHOW, M., et al. (Org.). *Citrus limonoids*. Washington, 2000. p. 164-174. (ACS Symposium Series).

HASEGAWA, S.; BERHOW, M. A.; MANNERS, G. D. Citrus limonoid research: an overview. In: BERHOW, M., et al. (Org.). *Citrus limonoids*. Washington, 2000. p. 1-8. (ACS Symposium Series).

JING, L. et al. Preventive and ameliorating effects of citrus d-limonene on dyslipidemia and hyperglycemia in mice with high-fat diet-induced obesity. *European Journal of Pharmacology*, v. 715, n. 1-3, p. 46-55, 2013.

KAATS, G. R. et al. A 60 days double-blind, placebo-controlled safety study involving *Citrus aurantium* (bitter orange) extract. *Food and Chemical Toxicology*, v. 55, p. 358-362, 2013.

KIM, J. et al. Structure-function relationships of citrus limonoids on p38 MAP kinase activity in human aortic smooth muscle cells. *European Journal of Pharmacology*, v. 670, n. 1, p. 44-49, 2011.

KIM, J. et al. Limonoids and their anti-proliferative and antiaromatase properties in human breast cancer cells. *Food & Function*, v. 4, n. 2, p. 258-263, 2013a.

KIM, J. et al. Safety evaluation and risk assessment of d-limonene. *Journal of Toxicology and Environmental Health, Part B: Critical Reviews*, v. 16, n. 1, p. 17-38, 2013b.

MAHMOUD, M. F. et al. Hepatoprotective effect of limonin, a natural limonoid from the seed of *Citrus aurantium* var. *bigaradia*, on D-galactosamine-induced liver injury in rats. *Naunyn Schmiedebergs Archieve of Pharmacology*, v. 387, n. 3, p. 251-261, 2014.

MANNERS, G. D. Citrus limonoids: analysis, bioactivity, and biomedical prospects. *Journal of Agricultural and Food Chemistry*, v. 55, n. 21, p. 8285-8294, 2007.

MILLER, E. G. et al. Limonoid glucosides and systemic effects on oral carcinogenesis. In: SHAHIDI, F.; HO, C. T. (Org.). *Phytochemicals and Pharmaceuticals*. Champaign: AOCS Press, 2000. p. 95-105.

MILLER, E. G. et al. Long term screening study on the potential toxicity of limonoids. In: PATIL, B. S. et al. (Org.). *Potential Health Benefits of Citrus*. Washington, 2006. p. 82-94. (ACS Symposium Series).

ONO, E. et al. Anti-obesity and anti-hyperglycemic effects of the dietary citrus limonoid nomilin in mice fed a high-fat diet. *Biochemical and Biophysical Research Communication*, v. 410, n. 3, p. 677-681, 2011.

POULOSE, S. M.; HARRIS, E. D.; PATIL, B. S. Antiproliferative effects of citrus limonoids against human neuroblastoma and colonic adenocarcinoma cells. *Nutrition and Cancer*, v. 56, n. 1, p. 103-112, 2006.

PRATHEESHKUMAR, P.; RAPHAEL, T. J.; KUTTAN, G. Nomilin inhibits metastasis via induction of apoptosis and regulates the activation of transcription factors and cytokine profile in B16F-10 cells. *Integrative cancer therapies*, v. 11, n. 1, p. 48-60, 2012.

SILALAHI, J. Anticancer and health protective properties of citrus fruit components. *Asia Pacific Journal of Clinical Nutrition*, v. 11, n. 1, p. 79-84, 2002.

STOHS, S. J.; PREUSS, H. G.; SHARA, M. A review of the human clinical studies involving *Citrus aurantium* (Bitter Orange) extract and its primary protoalkaloid p-synephrine. *International Journal of Medical Sciences*, v. 9, n. 7, p. 527-538, 2012.

UCKOO, R. M. et al. Grapefruit (*Citrus paradisi* Macfad) phytochemicals composition is modulated by household processing techniques. *Journal of Food Science*, v. 77, n. 9, p. C921-926, 2012.

YAMADA, T. et al. Frequency of citrus fruit intake is associated with the incidence of cardiovascular disease: the Jici Medical School Cohort Study. *Journal of Epidemiology*, v. 21, n. 3, p. 169-175, 2011.

Cap. 5 – Carotenoides

BERNSTEIN, P. S.; DELORI, F. C.; RICHER, S.; VAN KUIJK, F. J. M.; WENZEL, A. J. The value of measurement of macular carotenoid pigment optical densities and distributions in age-related macular degeneration and other retinal disorders. *Vision Research*, v. 50, p. 716-728, 2010.

CÂNDIDO, T. L. N.; SILVA, M. R.; AGOSTINI-COSTA, T. S. Bioactive compounds and antioxidant capacity of buriti (*Mauritia flexuosa* L.f.) from the Cerrado and Amazon biomes. *Food Chemistry*, v. 177, p. 313-319, 2015.

DEVARAJ, S.; MATHUR, S.; BASU, A.; AUNG, H. H.; VASU, V. T.; MEYERS, S.; JIALAL, I. A dose-response study on the effects of purified lycopene supplementation on biomarkers of oxidative stress. *The Journal of the American College of Nutrition*, v. 27, n. 2, p. 267-273, 2008.

EITENMILLER, R. R.; LANDEN, W. O.; YE, L. *Vitamin analysis for the health and food sciences*. Boca Raton, Florida: CRC press - Taylor & Francis Group, 2007.

FERNÁNDEZ-GARCÍA, E.; CARVAJAL-LÉRIDA, I.; JARÉN-GALÁN, M.; GARRIDO-FERNÁNDEZ, J.; PÉREZ-GÁLVEZ, A.; HORNERO-MÉNDEZ, D. Carotenoids bioavailability from foods: from plant pigments to efficient biological activities. *Food Research International*, v. 46, p. 438-450, 2012.

FURR, H. C.; CLARK, R. M. Intestinal absorption and tissue distribution of carotenoids. *Nutritional Biochemistry*, v. 8, p. 364-377, 1997.

LIN, J.; LAI, X.; QIN, J.; SONG, F.; ZHANG, Y.; YAO, P.; YANG, X.; LIU, L. Effect of beta-carotene supplementation on health and growth of vitamin A deficient children in China rural villages: a randomized controlled trial. *e-SPEN, the European e-Journal of Clinical Nutrition and Metabolism*, v. 4, p. e17-e21, 2009.

MA, L.; DOU, H. L.; WU, Y. Q.; HUANG, Y. M.; HUANG, Y. B.; XU, X. R.; ZOU, Z. Y.; LIN, X. M. Lutein and zeaxanthin intake and the risk of age-related macular degeneration: a systematic review and meta-analysis. *The British journal of nutrition*, v. 107, n. 3, p. 350-359, 2012.

RAO, A. V.; RAO, L. G. Carotenoids and human health. *Pharmacological Research*, v. 55, p. 207-216, 2007.

RODRIGUEZ-AMAYA, D. B.; KIMURA, M.; GODOY, H. T.; AMAYA-FARFAN, J. Updated Brazilian database on food carotenoids: Factors affecting carotenoid composition. *Journal of Food Composition and Analysis*, v. 21, p. 445-463, 2008a.

RODRIGUEZ-AMAYA, D. B.; KIMURA, M.; GODOY, H. T.; AMAYA-FARFAN, J. *Fontes brasileiras de carotenoides*. Tabela brasileira de composição de carotenoides em alimentos. Ministério do Meio Ambiente, 2008b.

SALGADO, J. M. *Faça do alimento o seu medicamento*: previna doenças. São Paulo: Madras, 2004.

SÁNCHEZ, C.; BARANDA, A. B.; MARAÑÓN, I. M. The effect of high pressure and high temperature processing on carotenoids and chlorophylls content in some vegetables. *Food Chemistry*, v. 163, p. 37-45, 2014.

SEDDON, J. M.; AJANI, U. A.; SPERDUTO, R. D.; HILLER, R.; BLAIR, N.; BURTON, T. C.; FARBER, M. D.; GRAGOUDAS, E. S.; HALLER, J.; MILLER, D. T.; YANNUZZI, L. A.; WILLETT, W. Dietary carotenoids, vitamins A, C, and E, and advanced age-related macular degeneration. *JAMA*, v. 272, n. 18, p. 1413-1420, 1994.

VALCARCEL, J.; REILLY, K.; GAFFNEY, M.; O'BRIEN, N. Total carotenoids and L-Ascorbic acid content in 60 varieties of potato (*Solanum tuberosum* L.) grown in Ireland. *Potato Research*, v. 58, p. 29-41, 2015.

XU, X.; ZHANG, L.; SHAO, B.; SUN, X.; HO, C. T.; LI, S. Safety evaluation of meso-zeaxanthin. *Food Control*, v. 32, p. 678-686, 2013.

Cap. 6 – Compostos organossulfurosos: alho e cebola

AGARWAL, S. P. Inter-sectoral cooperation for success of the RNTCP. *Indian Journal of Tuberculosis*, v. 51, n. 2, p. 59-62, Apr. 2004.

ALI, M.; THOMSON, M.; AFZAL, M. Garlic and onions: their effect on eicosanoid metabolism and its clinical relevance. *Prostaglandins Leukotrienes and Essential Fatty Acids*, v. 62, n. 2, p. 55-73, Feb. 2000.

AMAGASE, H. et al. Intake of garlic and its bioactive components. *Journal of Nutrition*, v. 131, n. 3s, p. 955S-962S, Mar. 2001.

AMAGASE, H. Clarifying the real bioactive constituents of garlic. *Journal of Nutrition*, v. 136, n. 3, p. 716S-725S, Mar. 2006.

AQEL, M. B.; GHARAIBAH, M. N.; SALVA, A. S. Direct relaxant effects of garlic juice on smooth and cardiac muscles. *Journal Ethnopharmacology*, v. 33, n. 1-2, p. 13-19, May/June 1991.

ASDAQ, S. M.; INAMDAR, M. N. Potential of garlic and its active constituent, S-allyl cysteine, as antihypertensive and cardioprotective in presence of captopril. *Phytomedicine*, v. 17, n. 13, p. 1016-1026, Nov. 2010.

BAKRI, I. M.; DOUGLAS, C. W. I. Inhibitory effect of garlic extract on oral bacteria. *Archives of Oral Biology*, v. 50, n. 7, p. 645-651, Feb. 2005.

BALLAS, S. K.; SMITH, E. D. Red cell changes during the evolution of the sickle cell painful crisis. *Blood*, v. 79, n. 8, p. 2154-2163, Apr. 1992.

BEATO V. M.; SÁNCHEZ A. H.; CASTRO, A.; MONTAÑO, A. Effect of processing and storage time on the contents of organosulfur compounds in pickled blanched garlic. *Journal of Agricultural and Food Chemistry*, v. 60, n. 13, p. 3485–3491, Mar. 2012.

BERGINIC, K. et al. HIV protease inhibtors: garlic supplementation and first-pass intestinal metabolism impact on the therapeutic efficacy. *Biopharmaceutics & Drug Disposition*, v. 31, n. 8-9, p. 495-505, Oct. 2010.

BLOCK, E. *Garlic and other Alliums*: the lore and the science. 1. ed. Cambridge: The Royal Society of Chemistry, 2010.

BOREK, C. Antioxidants and cancer. *Science & Medicine*, v. 4, n. 6, p. 51-62, Dec. 1997.

BORRELLI, F.; CAPASSO, R.; IZZO, A. A. Garlic (*Allium sativum* L.): adverse effects and drug interactions in humans. *Molecular Nutrition & Food Research*, v. 51, n. 11, p. 1368-1397, Nov. 2007.

BUDOFF, M. et al. Inhibiting progression of coronary calcification using aged garlic extract in patients receiving statin therapy: a preliminary study. *Preventive Medicine*, v. 39, n. 5, p. 985-991, Nov. 2004.

CAPASSO, A. Antioxidant action and therapeutic efficacy of *Allium sativum* L. *Molecules*, v. 18, n. 1, p. 690-700, Jan. 2013.

CAVAGNARO, P. F.; GALMARINI, C. R. Effect of processing and cooking conditions on onion (*Allium cepa* L.) induced antiplatelet activity and thiosulfinate content. *Journal of Agricultural and Food Chemistry*, v. 60, n. 35, p. 8731-8737, Sep. 2012.

CHAN, J. Y. et al. A review of the cardiovascular benefits and antioxidant properties of allicin. *Phytotherapy Research*, v. 27, n. 5, p. 637-646, May 2013.

CHANG, H. P.; CHEN, Y. H. Differential effects of organosulfur compounds from garlic oil in nitric oxide and prostaglandin E2 in stimulated macrophages. *Nutrition*, v. 21, n. 4, p. 530-536, Apr. 2005.

CHATURVEDIL, R.; CHATURVEDIL, S. A review on different therapeutic uses and antimicrobial potential of garlic. *South Asian Journal of Microbiology and Biotechnology*, v. 1, n. 5, p. 20-25, Oct. 2011.

CHEN, J. H. et al. Chronic consumption of rawbut not boiled Welsh onion juice inhibits rat platelet function. *Journal of Nutrition*, v. 130, n. 1, p. 34-37, Jan. 2000.

CHUN, H. S.; KIM, H. J.; CHOI, E. H. Modulation of cytochrome P4501-mediated bioactivation of benzo[a]pyrene by volatile allyl sulfides in human hepatoma cells. *Bioscience, Biotechnology, and Biochemistry*, v. 65, n. 10, p. 2205-2212, Oct. 2001.

CORZO-MARTÍNEZ, M.; CORZO, N.; VILLAMIEL, M. Biological properties of onions and garlic. *Trends in Food Science & Technology*, v. 18, n. 12, p. 609-625, Dec. 2007.

DAVENPORT, D. M.; WARGOVICH, M. J. Modulation of cytochrome P450 enzymes by organosulfur compounds from garlic. *Food Chemistry Toxicology*, v. 43, n. 12, p. 1753-1762, Dec. 2005.

DAVIS, S. R. An overview on the antifungal properties of allicin and its breakdown products e the possibility of a safe and effective antifungal properties. *Mycoses*, v. 48, n. 2, p. 95-100, Mar. 2005.

DEMEULE, M. et al. Diallyl disulfide, a chemopreventive agent in garlic, induces multidrug resistance-associated protein 2 expression. *Biochemical and Biophysical Research Communications*, v. 324, n. 2, p. 937-945, Nov. 2004.

EFFENDY, J. L. et al. The effect of aged garlic extract "Kyolic", on the development of experimental atherosclerosis. *Atherosclerosis*, v. 132, n. 1, p. 37-42, July 1997.

EGEN-SCHWIND, C.; ECKARD, R.; KEMPER, F. H. Metabolism of garlic constituents in the isolated perfused rat liver. *Planta Medica*, v. 58, n. 4, p. 301-305, Aug. 1992.

EL-BAYOUMY, K. et al. Cancer chemoprevention by garlic and garlic-containing sulfur and selenium compounds. *Journal of Nutrition*, v. 136, n. 3, p. 864S-869S, Mar. 2006.

FENWICK, G. R.; HANLEY, A. B. The genus *Allium*. Part 2. *Critical Reviews in Food Science and Nutrition*, v. 22, n. 4, p. 273-277, 1985.

GLASSER, G. et al. Comparison of antioxidative capacities and inhibitory effects on cholesterol biosynthesis of quercetin and potential metabolites. *Phytomedicine*, v. 9, n. 1, p. 33-40, Jan. 2002.

GRIFFITHS, G. et al. Onions: a global benefit to health. *Phytotherapy Research*, v. 16, n. 7, p. 603-615, Nov. 2002.

GUPTA, N.; PORTER, T. D. Garlic and garlic-derived compounds inhibit human squalene monooxygenase. *The Journal of Nutrition*, v. 131, n. 6, p. 1662-1667, June 2001.

HASSAN H. A.; HAFEZ H. S.; ZEGHEBAR F. E. Garlic oil as a modulating agent for oxidative stress and neurotoxicity induced by sodium nitrite in male albino rats. *Food and Chemical Toxicology*, v. 48, n. 7, p. 1980-1985, July 2010.

ICHIKAWA, M. et al. Tetrahydro-b-carboline derivatives in aged garlic extract show antioxidant properties. *Journal of Nutrition*, v. 136, n. 3, p. 726S-731S, Mar. 2006.

ICIEK, M.; KWIECIEN, M.; WLODEK, L. Biological properties of garlic and garlic-derived organosulfur compounds. *Environmental and Molecular Mutagenesis*, v. 50, p. 247-265, 2009.

IDE, N.; LAU, B. H. Garlic compounds minimize intracellular oxidative stress and inhibit nuclear factor-kappa b activation. *Journal of Nutrition*, v. 131, n. 3s, p. 1020S-1026S, Mar. 2001.

IMAI, J. et al. Antioxidants and free radical scavenging effects of aged garlic extract and its constituents. *Planta Medica*, v. 60, n. 5, p. 417-420, Oct. 1994.

JAPPE, U. et al. Garlic-related dermatoses: case report and reviews of literature. *American Journal of Contact Dermatology*, v. 10, n. 1, p. 37-39, Mar. 1999.

KAY, H. Y. et al. Ajoene, a stable garlic by-product, has an antioxidant effect through NFRR2-mediated glutamate-cysteine ligase e induction in HepG2 cells and primary hepatocyte. *Journal of Nutrition*, v. 140, n. 7, p. 1211-1219, May 2010.

KEISS, H. P. et al. Garlic (*Allium sativum* L.) modulates cytokine expression in lipopolysaccharide-activated by human blood thereby inhibiting NF-kappa B activity. *Journal of Nutrition*, v. 113, n. 7, p. 2171-2175, July 2003.

KIM, J. et al. The beneficial effects of aged black garlic extract on obesity and hyperlipidemia in rats fed a high-fat-diet. *Journal of Medicinal Plants Research*, v. 5, n. 14, p. 3159-3168, July 2011.

KIM, J. Y.; KWON, O. Garlic intake and cancer risk: an analysis using the food and drug Administration's evidence-based review system for the scientific evaluation of heath claims. *American Journal of Clinical Nutrition*, v. 89, n. 1, p. 257-264, Jan. 2009.

KINALSKI, T.; PELAYO, C.; NOREÑA, Z. Effect of blanching treatments on antioxidant activity and thiosulfinate degradation of garlic (*Allium sativum* L.). *Communication*, v. 1, n. 6, 2014.

KOCIC-TANACKOV, S. et al. Effects of onion (*Allium cepa* L.) and garlic (*Allium sativum* L.) essential oils on the aspergillus versicolor growth and sterigmatocystin production. *Journal of Food Science*, v. 77, n. 5, p. M278-284, May 2012.

KUTTAN, G. Immunomodulatory effect of some naturally occurring sulphur-containing compounds. *Journal of Ethnopharmacology*, v. 72, n. 1-2, p. 93-99, Sep. 2000.

KYO, E. et al. Immunomodulatory effects of aged garlic extract. *The Journal of Nutrition*, v. 131, n. 3S, p. 1075S-1079S, Mar. 2001.

LAM, Y. W.; WANG, H. X; NG, T. B. A robust cysteine deficient chitinase-like antifungal protein from inner shoots of the edible chive *Allium tuberosum*. *Biochemical and Biophysical Research Communications*, v. 279, n. 1, p. 74-80, Dec. 2000.

LANZOTTI, V.; BONANOMI, G.; SCALA, F. What makes Allium species effective against pathogenic microbes? *Phytochemistry Reviews*, v. 12, n. 4, p. 751-772, May 2013.

LAU, B. H. S. Detoxifying, radioprotective and phagocyteenhancing effects of garlic. *International Clinical Nutrition Review*, v. 9, p. 27-31, 1989.

LAU, B. H. S. Suppression of LDL oxidation by garlic compounds is a possible mechanism of cardiovascular health benefit. *Journal of Nutrition*, v. 136, n. 3, p. 765S-768S, Mar. 2006.

LEE, E. N. et al. Chloroform extract of aged black garlic attenuates TNF-alpha-induced ROS generation, VCAM-1 expression, NF-kappa B activation and adhesiveness for monocytes in human umbilical vein endothelial cells. *Phytotherapy Research*, v. 25, n. 1, p. 92-100, Jan. 2011.

LUNG, Z. R. et al. Antiparasitic activity of diallyl trisulfide (Dasuansu) on human and animal pathogenic protozoa (Trypanosoma sp., Entamoeba histolytica and Giardia lamblia) in vitro. *Annales de la Societe Belge de Medecine Tropicale*, v.74, n. 1, p. 51-59, Mar. 1994.

MACAN, H. et al. Aged garlic extract may be safe for patients on warfarin therapy. *The Journal of Nutrition*, v. 136, n. 3, p. 793S-795S, Mar. 2006.

MAKRIS, A. et al. Garlic increases IL-10 and inhibits TNFalpha and IL-6 production in endotoxin stimulated human placental explants. *Placenta*, v. 26, n. 10, p. 828- 834, jan. 2005.

MARCHIORI, V. F. Propriedades funcionais do alho. 2003. Disponível em: <www.esalq.usp.br/siesalq/pm/alho_revisado.pdf>. Acesso em: 16 mar. 2014.

MIRON, T. et al. The mode of action of allicin: its ready permeability through phospholipid membranes may contribute to its biological activity. *Biochimica et Biophysica Acta*, v. 1463, n. 1, p. 20-30, Jan. 2000.

MOON, C. H. et al. Mechanism for antiplatelet effect of onion: araechidonic acid release inhibition, thromboxane A(2) synthase inhibition and TXA (2)/PGH (2) receptor blockade. *Prostaglandins Leukotrienes and Essential Fatty Acids*, v. 62, n. 5, p. 277-283, May 2000.

MORIHARA, N.; HAYAMA, M.; FUJII, H. Aged garlic extract scavenges superoxide radicals. *Plant Foods Human Nutrition*, v. 66, n. 1, p. 17-21, Feb. 2011.

NHI - NATIONAL CANCER INSTITUTE. *Garlic and cancer prevention*. 2008. Disponível em: <http://www.cancer.gov/about-cancer/causes-prevention/risk/diet/garlic-fact-sheet>. Acesso em: 4 set. 2016.

QUEIROZ, Y. S. *Efeito do processamento do alho (Allium sativum L.) sobre os seus componentes bioativos e potencial antioxidante in vitro e in vivo*. 161 f. Tese (Doutorado em Ciências) – Faculdade de Ciências Públicas, Universidade de São Paulo, São Paulo, 2010.

RAHMAN, K. Effects of garlic on platelet biomechistry and physiology. *Molecular Nutrition & Food Research*, v. 51, n. 11, p. 1335-1344, Nov. 2007.

RANA, S. V. et al. Garlic in health and disease. *Nutrition Research Reviews*, v. 60, n. 71, 2011.

REINHART, K. M. et al. Effects of garlic on blood pressure in patients with and without systolic hypertension: a meta-analysis. *Annals Pharmacotherapy*, v. 42, n. 8, p. 1766-71, Dec. 2008.

RIED, K. T. et al. Effect of garlic on blood pressure: a systematic review and meta- analysis. *BMC Cardiovascular Disorders*, v. 8, n. 13, p. 1-12, June 2008.

SATO, E.; KOHNO, M.; NIWANO, Y. Increased level of tetrahydro-b-carboline derivatives in short-term fermented garlic. *Plant Foods Human Nutrition*, v. 61, n. 4, p. 175-178, Dec. 2006.

SCHÄFER, G.; KASCHULA, C. H. The immunomodulation and anti-inflammatory effects of garlic organosulfur compounds in cancer chemoprevention. *Anti-Cancer Agents in Medicinal Chemistry*, v. 14, n. 2, p. 233-240, Feb. 2014.

SHARIFI, A. M.; DARABI, R.; AKBARLOO, N. Investigation of antihypertensive mechanism of garlic in 2K1C hypertensive rat. *Journal of Ethnopharmacology*, v. 86, n. 2-3, p. 219-224, June 2003.

SHIN, S. C.; CHOI, J. S.; LI, X. Enhanced bioavailability of tamoxifen after oral administration of tamoxifen with quercetin in rats. *International Journal of Pharmaceutics*, v. 313, n. 1-2, p. 144-149, Mar. 2006.

SHOUK, R. et al. Direct Mechanisms underlying the antihypertensive effects of garlic bioactives. *Nutrition Research*, v. 34, n. 2, p. 106-115, Feb. 2014.

SINGH, V. K.; SINGH, D. K. Pharmacological effects of garlic (*Allium sativum* L.). *ARBS Annu. Rev. Biomed. Sci.*, v. 10, p. 26, 2008.

STABA, E. J.; LASH, L.; STABA, J. E. A commentary on the effects of garlic extraction and formulation on product composition. *Journal of Nutrition*, v. 131, n. 3S, p. 1118-1119, Mar. 2001.

SUN, X.; KU, D. D. Allicin in garlic protects against coronary endothelial dysfunction and right heart hypertrophy in pulmonary hypertensive rats. *American Journal of Physiology: Heart and Circulatory Physiology*, v. 291, n. 5, p. H2431-2438, Nov. 2006.

SUNG, S. Y. et al. Control of bacteria growth on ready-to-eat beef loaves byantimicrobial plastic packaging incorporated with garlic oil. *Food Control*, v. 39, n. 39, p. 214-221, may 2014.

TANSEY, M. R.; APPLETON, J. A. Inhibition of fungal growth by garlic extract. *Mycologia*, v. 67, n. 2, p. 409-413, Mar./Apr. 1975.

TSAI, C. et al. Garlic: Health benefits and actions. *Biomedicine*, v. 2, n. 1, p. 17-29, Mar. 2012.

VILAHUR, G.; BADIMON, L. Antiplatelet properties of natural products. *Vascular Pharmacology*, v. 59, n. 3-4, p. 67-75, Sep./Oct. 2013.

WANG, B. H. et al. Protective effects of aged garlic extract against bromobenzene toxicity to precision cut rat liver slices. *Toxicology*, v. 126, n. 3, p. 213-222, Apr. 1998.

WANG, H. X.; NG, T. B. Purification of allivin, a novel antifungal protein from bulbs of the round-cloved garlic. *Life Sciences*, v. 70, n. 3, p. 357-365, Dec. 2001.

WANG, H. X.; NG, T. B. Isolation of allicepin, a novel antifungal peptide from onion (*Allium cepa*) bulbs. *Journal of Peptide Science*, v. 10, n. 3, p. 173-177, Mar. 2004.

WARGOVICH, M. J. Diallylsulfide and allylmethysulfide are uniquely effective among organosulfur compounds in inhibiting CYP2E1 protein in animal models. *Journal of Nutrition*, v. 136, n. 3, p. 832S-834, Mar. 2006.

WEBER, N. D. et al. In vitro virucidal activity of *Allium sativum* (garlic) extract and compounds. *Planta Medica*, v. 58, n. 5, p. 417-423, Oct. 1992.

WHO - WORLD HEALTH ORGANIZATION. *Global status report on non-communicable diseases*, 2011.

WU, C. P. et al. Modulatory effects of plant phenols on human multidrug-resistance proteins 1, 4 and 5 (ABCC1, 4 and 5). *FEBS Journal*, v. 272, n. 18, p. 4725-4740, Sep. 2005.

WU, C. C. et al. Effects of organosulfur compounds from garlic iol on the antioxidation system in rat liver and red blood cells. *Food and Chemical Toxicology*, v. 39, n. 6, p. 563-569, June 2001.

YANG, C. S. et al. Mechanisms of inhibition of chemical toxicity and carcinogenesis by diallyl sulfide (DAS) and related compounds from garlic. *Journal of Nutrition*, v. 131, n. 3, p. 1041S-1045S, Mar. 2001.

YANG, C. Y. et al. Marked decrease of cyclosporin bioavailability caused by coadministration ginkgo and onion in rats. *Food and Chemical Toxicology*, v. 44, n. 9, p. 1572-1578, Sep. 2006.

ZOHRI, A. N.; ABDEL-GAWAD, K.; SABER, S. Antibacterial, antidermatophytic and antioxigenic activities of onion (*Allium cepa* L.) oil. *Microbiological Research*, v. 150, n. 2, p. 167-172, May 1995.

Cap. 7 – Glicosinolatos

AGNOLI, C. et al. The associations between food, nutrition and physical activity and the risk of breast cancer and underlying mechanisms. *Food, nutrition, physical activity, and the prevention of cancer: a global perspective*. World Cancer Research Fund., 2005.

ARES, A. M.; NOZAL, M. J.; BERNAL, J. L.; BERNAL, J. Optimized extraction, separation and quantification of twelve intact glucosinolates in broccoli leaves. *Food Chemistry*, v. 152, p. 66-74, 2014.

BONES, A. M.; ROSSITER, J. T. The enzimic and chemically induced decomposition of glucosinolates. *Phytochemistry*, v. 67, n. 11, p. 1053-1067, 2006.

CAMPAS-BAYPOLI, O. N.; SÁNCHEZ-MACHADO, D. I.; BUENO-SOLANO, C.; RAMÍREZ-WONG, B.; LÓPEZ-CERVANTES, J. HPLC method validation for measurement of sulforaphane level in broccoli by-products. *Biomedical Chromatography*, v. 24, n. 4, p. 387-392, 2010.

CIÉSLIK, E.; LESZCZYNSKA, T.; FILIPIAK-FLORKIEWICZ, A.; SIKORA, E.; PISULEWSK, P. M. Effects of some technological processes on glucosinolate contents in cruciferous vegetables. *Food Chemistry*, v. 105, p. 976-981, 2007.

DINKOVA-KOSTOVA, A. T.; KOSTOV, R. V. Glucosinolates and isothiocyanates in health and disease. *Trends in Molecular Medicine*, v. 18, n. 6, p. 337-347, 2012.

HANSCHEN, F. S.; LAMY, E.; SCHREINER, M.; ROHN, S. Reactivity and stability of glucosinolates and their breakdown products in foods. *Angewandte Reviews*, v. 53, p. 11430-11450, 2014.

HASEGAWA, T.; NISHINO, H.; IWASHIMA, A. Isothiocyanates inhibit cell cycle progression of HeLa cells at G2/M phase. *Anti-Cancer Drugs*, v. 4, n. 2, p. 273-279, 1993.

HERR, I.; BUCHLER, M. W. Dietary constituents of broccoli and other cruciferous vegetables: implications for prevention and therapy of cancer. *Cancer Treatment Reviews*, v. 36, n. 5, p. 377-383, 2010.

HOLST, B.; WILLIAMSON, G. A critical review of the bioavailability of glucosinolates and related compounds. *Natural Product Reports*, v. 21, n. 3, p. 425-447, 2004.

KAPUSTA-DUCH, J.; KUSZNIEREWICZ, A.; LESZCZYNSKA, T.; BORCZAK, B. Effect of cooking on the contents of glucosinolates and their degradation products in selected Brassica vegetables. *Journal of Functional Foods*, v. 23, n. 412-422, 2016.

KORUS, A.; SŁUPSKI, J.; GEBCZYNSKI, P.; BANAS, A. Effect of preliminary processing and method of preservation on the content of glucosinolates in kale (*Brassica oleracea* L. var. *acephala*) leaves. *LWT - Food Science and Technology*, v. 59, p. 1003-1008, 2014.

LI, S. H. et al. Sulforaphane regulates self-renewal of pancreatic cancer stem cells through the modulation of Sonic hedgehog-GLI pathway. *Molecular and Cellular Biochemistry*, v. 373, n. 1-2, p. 217-227, 2013.

RUNGAPAMESTRY, V. et al. Effect of cooking Brassica vegetables on the subsequent hydrolysis and metabolic fate of glucosinolates. *Proceedings of the Nutrition Society*, v. 66, n. 1, p. 69-81, 2007.

SONG, L.; THORNALLEY, P. J. Effect of storage, processing and cooking on glucosinolate content of Brassica vegetables. *Food and Chemical Toxicology*, v. 45, p. 216-224, 2007.

TALALAY, P. et al. Biochemical studies on the mechanisms by which dietary antioxidants suppress mutagenic activity. *Advances in Enzyme Regulation*, v. 17, p. 23-36, 1978.

TIWARI, U.; SHEEHY, E.; RAI, D.; GAFFNEY, M.; EVANS, P.; CUMMINS, P. Quantitative human exposure model to assess the level of glucosinolates upon thermal processing of cruciferous vegetables. *LWT - Food Science and Technology*, v. 63, p. 253-261, 2015.

VIG, A. P. et al. Bio-protective effects of glucosinolates: a review. *Food Science and Technology*, v. 42, n. 10, p. 1561-1572, 2009.

WU, Q. J. et al. Cruciferous vegetables consumption and the risk of female lung cancer: a prospective study and a meta-analysis. *Annals of Oncology*, v. 24, n. 7, p. 1918-1924, 2013.

ZHANG, Y.; TANG, L.; GONZÁLEZ, V. Selected isothiocyanates rapidly induce growth inhibition of cancer cells. *Molecular Cancer Therapeutics*, v. 2, n. 10, p. 1045-1052, 2003.

Cap. 8 – Lignanas

ADAMS, L. S.; CHEN, S. Phytochemicals for breast cancer prevention by targeting aromatase. *Frontiers in Bioscience*, v. 14, p. 3846-3863, Jan. 2009.

ADLERCREUTZ, H. et al. Identification of lignans and phytoestrogens in urine of chimpanzees. *Clinica Chimica Acta*, v. 158, p. 147-154, 1986.

ADOLPHE, J. L. et al. Health effects with consumption of the flax lignan secoisolariciresinol diglucoside. *British Journal of Nutrition*, v. 103, n. 7, p. 929-938, Apr. 2010.

ALMARIO, R. U.; KARAKAS, S. E. Lignan Content of the flaxseed influences its biological effects in healthy men and women. *Journal of the American College of Nutrition*, v. 32, n. 3, p. 194-199, 2013.

BALUCHNEJADMOJARAD, T. et al. The sesame lignan sesamin attenuates vascular dysfunction in streptozotocin diabetic rats: Involvement of nitric oxide and oxidative stress. *European Journal of Pharmacology*, v. 698, n. 1-3, p. 316-321, Jan. 2013.

BANNWART, C. et al. Detection and identification of the plant lignans lariciresinol, isolariciresinol and secoisolariciresinol in human urine. *Clinica Chimica Acta*, v. 180, p. 293-302, 1989.

BARTKIENE, E.; JUODEIKIENE, G.; BASINSKIENE, L. *In vitro* fermentative production of plant lignans from cereal products in relationship with constituents of non-starch polysaccharides. *Food Technology and Biotechnology*, v. 50, n. 2, p. 237-245, Apr. 2012.

BLOEDON, L. T.; SZAPARY, P. O. Flaxseed and cardiovascular risk. *Nutrition Review*, v. 62, n. 1, p. 18-27, Jan. 2004.

CHEN, Y. M. et al. Soy isoflavones have a favourable effect on bone loss in Chinese postmenopausal women with lower bone mass: a double-blind, randomized, controlled trial. *Journal of Clinical Endocrinology and Metabolism*, v. 88, n. 10, p. 4740-4747, Oct. 2003.

CLAVEL, T.; DORÉ, J.; BLAUT, M. Bioavailability of lignans in human subjects. *Nutrition Research Reviews*, v. 19, n. 2, p. 187-196, Dec. 2006.

DABROSIN, C. et al. Flaxseed inhibits metastasis and decreases extracellular vascular endothelial growth factor in human breast cancer xenografts. *Cancer Letters*, v. 185, n. 1, p. 31-37, Nov. 2002.

DUPASQUIER, C. M. C. et al. Effects of dietary flaxseed on vascular contractile function and atherosclerosis during prolonged hypercholesterolemia in rabbits. *American Journal of Physiology Heart and Circulator Physiology*, v. 291, n. 6, p. H2987-H2996, Dec. 2006.

DUPASQUIER, C. M. C. et al. Dietary flaxseed inhibits atherosclerosis in the LDL receptor-deficient mouse in part through antiproliferative and anti-inflammatory actions. *American Journal of Physiology Heart and Circulator Physiology*, v. 293, n. 4, p. H2394-H2402, Oct. 2007.

FELMLEE, M. A. et al. Effects of the flaxseed lignans secoisolariciresinol diglucoside and its aglycone on serum and hepatic lipids in hyperlipidaemic rats. *British Journal of Nutrition*, v. 102, n. 3, p. 361-369, Aug. 2009.

HALL, A. V. et al. Abrogation of MRL/lpr lupus nephritis by dietary flaxseed. *American Journal of Kidney Disease*, v. 22, n. 2, p. 326-332, Aug. 1993.

HANHINEVA, K. et al. Identification of novel lignans in the whole grain rye bran by non-targeted LC-MS metabolite profiling. *Metabolomics*, v. 8, n. 3, p. 399-409, June 2012.

HANZAWA, F. et al. Dietary sesame seed and its lignan, sesamin, increase tocopherol and phylloquinone concentrations in male rats 1-3. *Journal of Nutrition*, v. 2, n. 7, p. 1067-1073, June 2013.

HAWORTH, R. D. Natural resins. *Annual Reports on the Progress of Chemistry*, v. 33, p. 266-279, 1936.

HIRATA, F. et al. Hypocholesterolemic effect of sesame lignan in humans. *Atherosclerosis*, v. 122, n. 1, p.135-136, Apr. 1996.

HIROSE, N. et al. Inhibition of cholesterol absorption and synthesis in rats by sesamin. *Journal of Lipid Research*, v. 32, n. 4, p. 629-638, Apr. 1991.

HU, C.; YUAN, Y. V.; KITTS, D. D. Antioxidant activities of the flaxseed lignan secoisolariciresinol diglucoside, its aglycone secoisolariciresinol and the mammalian lignans enterodiol and enterolactone in vitro. *Food and Chemical Toxicology*, v. 45, n. 11, p. 2219-2227, June 2007.

IKEDA, S.; TOHYAMA, T.; YAMASHITA, K. Dietary sesame seed and its lignans inhibit 2,7,8-trimethyl- 2(2'-carboxyethyl)-6-hydroxychro- man excretion into urine of rats fed gamma tocopherol. *Journal Nutrition*, v. 132, n. 5, p. 961-966, May 2002.

KILKKINEN, A. et al. Serum enterolactone concentration is not associated with breast cancer risk in a nested case-control study. *International Journal Cancer*, v. 108, n. 2, p. 277-280, Jan. 2004.

LANDETE, J. M. Plant and mammalian lignans: a review of source, intake, metabolism, intestinal bacteria and health. *Food Research International*, v. 46, n. 1, p. 410-424, Apr. 2012.

LIN, X.; SWITZER, B. R.; DEMARK-WAHNEFRIED, W. Effect of mammalian lignans on the growth of prostate cancer cell lines. *Anticancer Research*, v. 21, n. 6A, p. 3995-3999, Nov./Dec. 2001.

MABROK, H. B. et al. Lignan transformation by gut bacteria lowers tumor burden in a gnotobiotic rat model of breast cancer. *Carcinogenesis*, v. 33, n. 1, p. 203-208, Jan. 2012.

McCANN, S. E. et al. The risk of breast cancer associated with dietary lignans differs by CYP17 genotype in women. *Journal of Nutrition*, v. 132, n. 10, p. 3036-3041, Oct. 2002.

McCANN, S. E. et al. Dietary intakes of total and specific lignans are associated with clinical breast tumor characteristics. *American society for nutrition*, v. 142, n. 1, p. 91-98, Jan. 2012.

MILDER, I. E. J. et al. Lignan contents of Dutch plant foods: a database including lariciresinol, pinoresinol, secoisolariciresinol and matairesinol. *British Journal of Nutrition*, v. 93, n. 3, p. 393-402, Mar. 2005.

PAN, A. et al. An update on lignans: natural products and synthesis. *Natural Product Reports*, v. 26, n. 10, p. 1251-1292, Aug. 2009.

PENUMATHSA, S. V. et al. Secoisolariciresinol diglucoside: relevance to angiogenesis and cardioprotection against ischemia-reperfusion injury. *Journal of Pharmacology and Experimental Therapeutics*, v. 320, n. 2, p. 951-959, Feb. 2007.

PENUMATHSA, S. V. et al. Secoiso-lariciresinol diglucoside induces neovascularization-mediated cardioprotection against ischemia-reperfusion injury in hyper-cholesterolemic myocardium. *Journal of Molecular Cell Cardiology*, v. 44, n. 1, p. 170-179, Jan. 2008.

PETERSON, J. et al. Dietary lignans: physiology and potential for cardiovascular disease risk reduction. *Nutrition Reviews*, v. 68, n. 10, p. 571-603, Oct. 2010.

PILLER, R.; et al. CYP17 genotype modifies the association between lignan supply and premenopausal breast cancer risk in humans. *Journal of Nutrition*, v. 136, n. 6, p. 596-1603, June 2006.

PRASAD, K. Antioxidant activity of secoisolariciresinol diglucoside-derived metabolites, secoisolariciresinol, enterodiol, and enterolactone. *International Journal of Angiology*, v. 9, n. 4, p. 220-225, Oct. 2000.

PRASAD, K. Reduction of serum cholesterol and hypercholesterolemic atherosclerosis in rabbits by secoisolariciresinol diglucoside isolated from flaxseed. *Circulation*, v. 99, n. 10, p. 1355-1362, Mar. 1999.

RICKARD, S. E. et al. Dose effects of flaxseed and its lignan on N-methyl-N-nitrosourea-induced mammary tumorigenesis in rats. *Nutrition Cancer*, v. 35, n. 1, p. 50-57, 1999.

SAARINEN, N. M. et al. Hydroxymatairesinol, a novel enterolactone precursor with antitumor properties from coniferous tree (Picea abies). *Nutrition Cancer*, v. 36, n. 2, p. 207-216, 2000.

SANGHVI, A.; DIVVEN, W.; SELTMAN, H. Inhibition of rat liver cholesterol 7-alpha hydroxylase and acetyl CoA: cholesterol acetyl-transferase activities by enterodiol and enterolactone. In: KRITCHEVSKY, D. (Ed.) *Proceedings of the symposium on drugs affecting lipid metabolism*. New York: Plenum Press, 1984. p. 311-322.

TARSO, L. et al. Experimental model of gastric carcinogenesis with N-methyl-N-nitrosourea for F344 rats and C3H mices is valid for Wistar rats? *Arquivos Brasileiros de Cirurgia Digestiva*, v. 24, n. 1, p. 55-58, 2011.

TOU, J. C.; THOMPSON, L. U. Exposure to flaxseed or its lignan component during different developmental stages influences rat mammary gland structures. *Carcinogenesis*, v. 20, n. 9, p. 1831-1835, Sept. 1999.

WEBB, A. L.; McCULLOUGH, M. L. Dietary lignans: potential role in cancer prevention. *Nutrition and Cancer*, v. 37, n. 2, p. 37-41, Sept. 2009.

WILLFOR, S. M.; SMEDS, A. I.; HOLMBOM, B. R. Chromatographic analysis of lignans. *Journal of Chromatography A*, v. 1112, n. 1-2, p. 64-77, 2006.

WISEMAN, H. Phytoestrogens. In: SALTER A; WISEMAN H; TUCKER G. (Org.). *Phytonutrients*. West Sussex: Blackwell Publishing, 2012. p. 204-253.

WU, W. H. et al. Sesame ingestion affects sex hormones, antioxidant status, and blood lipids in postmenopausal women. *Journal of Nutrition*, v. 135, n. 5, p. 1270-1275, May 2006.

YAMASHITA, K.; IKEDA, S.; OBAYASHI, M. Comparative effects of flaxseed and sesame seed on vitamin E and cholesterol levels in rats. *Lipids*, v. 38, n. 12, p. 1249-1255, Dec. 2003.

YODER, S. et al. Gut microbial metabolism of plant lignans: influence on human health. In: DEL RIO, D.; TUOHY, K. (Ed.). *Diet microbe interactions in the gut*. Oxford, UK: Elsevier, 2015.

ZHANG, W. et al. Effects of dietary flaxseed lignan extract on symptoms of benign prostatic hyperplasia. *Journal of Medicinal Food*, v. 11, n. 2, p. 207-214, June 2008.

Cap. 9 – Alimentos probióticos, prebióticos e simbióticos

AIDA, F. M. N. A.; SHUHAIMI, M.; YAZID, M.; MAARUF, A.G. Mushroom as a potential source of prebiotics: a review. *Trends in Food Science & Technology*, Maryland Heights, v. 20, p. 567-575, 2009.

ANVISA - AGÊNCIA NACIONAL DE VIGILÂNCIA SANITÁRIA. Lista de alegações de propriedade funcional aprovadas. In: *Alimentos com alegações de propriedades funcionais e/ou de saúde, novos alimentos/ingredientes, substâncias bioativas e probióticos*. 2016. Disponível em: <http://portal.anvisa.gov.br/alimentos/alegacoes>. Acesso em: 30 set. 2016.

BENAVENTE, R. et al. Improving properties of a novel β-galactosidase from *Lactobacillus plantarum* by covalent immobilization. *Molecules*, v. 20, p. 7874-7889, 2015. doi:10.3390/molecules20057874.

BOONS, F.; SPEKKINK, W.; JIAO, W. A process perspective on industrial symbiosis: theory, methodology, and application. *Journal of Industrial Ecology*, v. 18, n. 3, p. 341-355, 2014.

BRASIL. Ministério da Saúde. Resolução n. 18, de 30 de abril de 1999. Aprova o regulamento técnico que estabelece as diretrizes básicas para análise e comprovação de propriedades funcionais e ou de saúde alegadas em rotulagem de alimentos. 1999.

BUDIÑO, F. E. L. *Probióticos e prebióticos na alimentação de leitões*. 2007. Disponível em: <http://www.infobibos.com/Artigos/2007_4/suinos/index.htm>. Acesso em: 10 dez. 2012.

BUTEL, M. J. Probiotics, gut microbiota and health. *Médecine et Maladies Infectieuses*, v. 44, p. 1-8, 2014.

CLAUSON, R. E.; CRAWFORD, P. What you must know before you recommend a probiotic. *The Journal of Family Practice*, v. 64, n. 3, 2015.

DALLAL, M. M. S. et al. Effects of probiotic *Lactobacillus acidophilus* and *Lactobacillus casei* on colorectal tumor cells activity (CaCo-2). *Archives of Iranian Medicine*, v. 18, n. 3, 2015.

FIOCCHI, A. et al. World Allergy Organization-McMaster University guidelines for allergic disease prevention (GLAD-P): probiotics. *World Allergy Organization Journal*, v. 8, p. 4, 2015.

FIORAMONTI, J.; THEODOROU, V.; BUENO, L. Probiotics: what are they? What are their effects on gut physiology? *Best Pract. Res. Clin. Gastroenterol.*, London, v. 17, p. 711-724, 2003.

FÖLSTER-HOLST, R.; OFFICK, B.; PROKSCH, E.; SCHREZENMEIR, J. Probiotics in treatment and/or prevention of allergies. *Nutrition and Health: Probiotics in Pediatric Medicine*, p. 243-268, 2009.

FRANCAVILLA, R. et al. Inhibition of *Helicobacter pylori* infection in humans by *Lactobacillus reuteri* ATCC 55730 and effect on eradication therapy: a pilot study. *Helicobacter*, v. 13, p. 127, 2008.

FREI, R. et al. Prebiotics, probiotics, synbiotics, and the immune system: experimental data and clinical evidence. *Curr Opin Gastroenterol.*, v. 31, 2015. doi:10.1097/MOG.0000000000000151.

GOMES, A. M. P.; MALCATA, F. X. *Bifidobacterium* spp. and *Lactobacillus acidophilus*: biological, biochemical, technological and therapeutical properties relevant for use as probiotics. *Trends in Food Science and Technology*, v. 10, p. 139-157, 1999.

GUARNER, F.; MALAGELADA, J. R. Gut flora in health and disease. *Lancet*, London, v. 360, p. 512-518, 2003.

HABIB, N. C.; HONORÉ, S. M.; GENTA, S. B.; SÁNCHEZ, S. S. Hypolipidemic effect of *Smallanthus sonchifolius* (yacon) roots on diabetic rats: biochemical approach. *Chemico-Biological Interactions*, v. 15, n. 194, p. 31-39, 2011.

HEYMAN, M.; MENARD, S. Probiotic microorganisms: how they affect intestinal pathophysiology. *Cell. Mol. Life Sci.*, v. 59, n. 7, p. 1151, 2002.

HUSEINI, H. F.; RAHIMZADEH, G.; FAZELI, M. R.; MEHRAZMA, M.; SALEHI, M. Evaluation of wound healing activities of kefir products. *Burns*, v. 38, n. 7, p. 19-23, 2012.

JURADO, E.; CAMACHO, F.; LUZÓN, G.; VICARIA, J. M. A new kinetic model proposed for enzymatic hydrolysis of lactose by a β-galactosidase from Kluyveromyces fragilis. *Enzyme and Microbial Technology*, Oxford, v. 31, n. 3, p. 300-309, 2002.

KARKOW, F. J. A.; FAINTUCH, J.; KARKOW, A. G. M. Probióticos: perspectivas médicas. *Rev AMRIGS*, Porto Alegre, v. 51, p. 38-48, 2007.

KAUR, I. P.; CHOPRA, K.; SAINI, A. Probiotics: potential pharmaceutical application. *European Journal of Pharmaceutical Sciences*, v. 15, p. 1-9, 2002.

KUMAR K. S.; SASTRY, N.; POLAKI, H.; MISHRA, V. Colon cancer prevention through probiotics: an overview. *J Cancer Sci Ther.*, v. 7, p. 81-92, 2015. doi:10.4172/1948-5956.1000329.

LODDI, M. M. *Probióticos e prebióticos na nutrição de aves*. 2008. Disponível em: <http://www.adip.com.br/ftp/Probprebaves.doc>. Acesso em: 7 dez. 2012.

MacFARLENE, G. T.; STEED, H.; MacFARLENE, S. Bacterial metabolism and health-related effects of galacto-oligosaccharides and other prebiotics. *Journal of Applied Microbiology*, London, v. 104, n. 2, p. 305-344, 2008.

MADDEN, J. A.; PLUMMER, S. F.; TANG, J. Effect of probiotics on preventing disruption of the intestinal microflora following antibiotic therapy: A double-blind, placebo controlled pilot study, *Int. Immunopharmacol.*, v. 5, p. 1091, 2005.

MAI, V.; DRAGANOV, P. V. Recents advances and reaming gaps in our knowledge of associations between gut microbiota and human health. *World Journal os Gastroenterology*, v. 15, n. 1, p. 81-85, 2009.

MARTINS, A. R.; BURKERT, C. A. V. Galacto-oligossacarídeos (GOS) e seus efeitos prebióticos e bifidogênicos. *Braz. J. Food Technol.*, v. 12, n. 3, p. 230-240, 2009.

MEGO, M.; HOLEC, M.; DRGONA, L.; HAINOVA, K.; CIERNIKOVA, S.; ZAJAC, V. Probiotic bacteria in cancer patients undergoing chemotherapy and radiation therapy. *Clinical Nutrition*, v. 21, n. 6, p. 712-723, 2013.

MENEZES, C. R.; DURRANT, L. R. Xilooligossacarídeos: produção, aplicações e efeitos na saúde humana. *Ciência Rural*, v. 38, n. 2, 2008.

MOURA, P. et al. In vitro fermentation of xylooligosaccharides from corn cobs autohydrolysis by Bifidobacterium and Lactobacillus strains. *LWT - Food Science and Technology*, v. 40, p. 963-972, 2007.

MULDER, D. J. et al. A tale of two diseases: The history of inflammatory bowel disease. *Journal of Crohn's and Colitis*, v. 8, n. 5, p. 341-348, 2014.

MUSSATTO, S. I.; MANCILHA, I. M. Non-digestible oligosaccharides: a review. *Carbohydrate Polymers*, v. 68, p. 587-597, 2007.

NABARLATZ, D. et al. Autohydrolysis of agricultural byproducts for the production of xylo-oligosaccharides. *Carbohydrate Polymers*, v. 69, p. 20-28, 2007.

NAIR, K. K.; KHARB, S.; THOMPKINSON, D. K. Inulin dietary fiber with functional and health attributes: a review inulin dietary fiber with functional and health attributes. *Food Reviews International*, London, v. 26, n. 2, p. 189-203, 2010.

NAKANDAKARE, I. V.; IWASHITA, M. K. P.; DIAS, D. C.; TACHIBANA, L.; RANZANI-PAIVA, M. J. P.; ROMAGOSA, E. Incorporação de probióticos na dieta para juvenis de tilápias-do-nilo: parâmetros hematológicos, imunológicos e microbiológicos. *Bol. Inst. Pesca*, São Paulo, v. 39, n. 2, p. 121-135, 2013.

NEETHU, M. J. et al. Comparison of microbiological and probiotic characteristics of Lactobacilli isolates from dairy food products and animal rumen contents. *Microorganisms*, v. 3, p. 198-212, 2015. doi:10.3390/microorganisms3020198.

OELSCHLAEGER, T. A. Mechanisms of probiotics actions: a review. *International Journal of Medical Microbiology*, v. 300, p. 57-62, 2010.

RAIZEL, R.; SANTINI, E.; KOPPER, A. M.; FILHO, A. D. R. Efeitos do consumo de probióticos, prebióticos e simbióticos para o organismo humano. *Revista Ciência & Saúde*, Porto Alegre, v. 4, n. 2, p. 66-74, jul./dez. 2011.

RENHE, I. R. T.; VOLP, A. C. P.; BARBOSA, K. B. F.; STRINGHETA, P. C. Prebióticos e os benefícios de seu consumo na saúde. *Revista Brasileira de Nutrição Clínica*, Porto Alegre, v. 23, n. 2, p. 119-126, 2008.

RIVERO-URGELL, M.; SANTAMARIA-ORLEANS, A.; SEUMA, M. R. P. La importancia de los ingredientes funcionales en las leches y cereales infantiles. *Nutrición Hospitalaria*, Madrid, v. 20, n. 2, p. 135-146, 2005.

SAAD, S. M. I. Probióticos e prebióticos: o estado da arte. *Revista Brasileira de Ciências Farmacêuticas*, São Paulo, v. 42, n. 1, p. 1-16, 2006.

SANTIAGO-LÓPEZ, L. et al. The effects of consuming probiotic-fermented milk on the immune system: a review of scientific evidence. *International Journal of Dairy Technology*, v. 68, n. 2, p. 153-165, May 2015.

SAXELIN, M.; KORPELA, R.; MÄYRÄ-MÄKINEN, A. Introduction: classifying functional dairy products. In: MATTILA-SANDHOLM, T.; SAARELA, M. (Ed.). *Functional dairy products*. Cambridge, UK: Woodhead, 2003. p. 1-16.

SCHAAFSMA, G.; SLAVIN, A. L. Significance of inulin fructans in the human diet. *Comprehensive Reviews in Food Science and Food Safety*. v. 14, n. 1, p. 37-47, 2015. doi:10.1111/1541-4337.12119.

SCHREZENMEIR, J.; VRESE, M. Probiotics, prebiotics and synbiotics: approaching a definition. *Am. J. Clin. Nutr.*, v. 73, p. 361-364, 2001. Disponível em: <http://www.ajcn.org/cgi/reprint/73/2/36

1S?maxtoshow=&HITS=10&hits=10&RESULTFORMAT=&fulltext=probiotics+prebiotics&andorexactfulltext=and&searchid=1088567181461_1526&stored_search=&FIRSTINDEX=0&sortspec=relevance&volume=73&resourcetype=1&journalcode=ajcn>. Acesso em: 20 out. 2012.

SCHRODER, O.; GERHARD, R.; STEIN, J. Antibiotic-associated diarrhea. *J. Gastroenterol.*, v. 44, p. 193, 2006.

SELINGER, C. P.; BELL, A.; CAIRNS, A.; LOCKETT, M.; SEBASTIAN, S.; HASLAM, H. Probiotic VSL#3 prevents antibiotic-associated diarrhoea in a double-blind, randomized, placebo-controlled clinical trial. *Journal of Hospital Infection*, v. 84, n. 2, p. 159-165, 2013.

SHAH, N. P. Functional cultures and health benefits. *International Dairy Journal*, v. 17, p. 1262-1277, 2007.

SWENNEN, K.; COURTIN, C. M.; DELCOUR, J. A. Non-digestible Oligosaccharides with Prebiotic Properties. *Critical Reviews in Food Science and Nutrition*, v. 46, p. 459-471, 2006.

VANDENBULCKE, L.; BACHERT, C.; CAUWENBERGE, P. V.; CLAEYS, S. The Innate immune system and its role in allergic disorders. *International Archives of Allergy and Immunology*, v. 139, p. 159-165, 2006.

VANDENPLAS, Y. Identification of probiotics by specific strain name. *Aliment Pharmacol Ther.*, v. 35, p. 860, 2012.

VANDENPLAS, Y. et al. Probiotics: an update. *Jornal de Pediatria*, v. 91, n. 1, p. 6-21, 2015.

WEBB, G. P. *Dietary supplements and functional foods*. 1st ed. Oxford: Wiley-Blackwell, 2006. p. 253.

WOLLOWSKI, I.; RECHKEMMER, G.; POOL-ZOBEL, B. L. Protective role of probiotics and prebiotics in colon cancer, *Am. J. Clin. Nutr.*, v. 73, p. 451s, 2001.

WORLD GASTROENTEROLOGY ORGANISATION. Practice guidelines: probiotics and prebiotics. *Arab Journal of Gastroenterology*, v. 10, p. 33-42, 2009.

Cap. 10 – Ácidos graxos essenciais

BANG, H. O.; DYERBERG, J. Lipid metabolism in Greenland eskimos. *Adv Nutr Res.*, v. 31, p. 1-32, 1980.

BANG, H. O.; DYERBERG, J.; NIELSEN, A. B. Plasma lipid and lipoprotein pattern in Greenlandic Westcoast eskimos, *Lancet*, v. 1, n. 7710, p. 1143-1145, 1971.

CLADIS, D. P.; KLEINER, A. C.; FREISER, H. H.; SANTERRE, C. R. Fatty acid profiles of commercially available finfish fillets in the United States. *Lipids*, v. 49, n. 10, p. 1005-1018, Oct. 2014.

DIN, J. N.; NEWBY, D. E.; FLAPAN, A. D. Omega 3 fatty acids and cardiovascular disease: fishing for a natural treatment. *BMJ*, p. 328-330, 2004.

DYERBERG, J.; BANG, H. O.; HJORNE, N. Fatty acid composition of plasma lipids in Greenland Eskimos. *Am J Clin Nutr.*, v. 28, p. 958-966, 1975.

FAY, M. P.; FREEDMAN L. S.; CLIFFORD C. K.; MIDTHUNE D. N. Effect of different types and amounts of fat on the development of mammary tumors in rodents: a review. *Cancer Res.*, v. 57, p. 3979-3988, 1997.

FDA - FOOD AND DRUG ADMINISTRATION. *Letter regarding dietary supplement health claim for omega-3 fatty acids and coronary heart disease.* 2000. 34 p.

NATIONAL HEALTH AND MEDICAL RESEARCH COUNCIL. *Nutrient reference values for Australia and New Zealand including recommended dietary intakes.* 2006. 332 p.

NISHIMURA, R. Y.; CASTRO, G. S. F. de; JORDAO JUNIOR, A. A.; SARTORELLI, D. S. Composição de ácidos graxos do leite materno em mulheres residentes em área distante da costa litorânea brasileira. *J. Pediatr.*, v. 89, n. 3, p. 263-268, 2013.

SCHERR, C.; GAGLIARDI, A. C. M.; MINAME, M. H.; SANTOS, R. D. Concentração de ácidos graxos e colesterol de peixes habitualmente consumidos no Brasil. *Arq Bras Cardiol.*, v. 104, n. 2, p. 152-158, 2015.

SHIBATA, R.; OUCHI, N.; ITO, M.; KIHARA, S.; SHIOJIMA, I.; PIMENTEL, D. R. Adiponectin-mediated modulation of hypertrophic signals in the heart. *Nat Med.*, v. 10, p. 1384-1389, 2004.

STRICKLAND, A. D. Prevention of cerebral palsy, autism spectrum disorder, and attention deficit-hyperactivity disorder. *Med Hypotheses*, v. 82, n. 5, p. 522-528, May 2014.